JN315846

呼吸器疾患
－最新の薬物療法－

1

悪性腫瘍

編　集：江口 研二　川名 明彦
編集協力：関 順彦　副島 研造

執筆者一覧

編集
江口研二　帝京大学医学部難治疾患支援学講座
川名明彦　防衛医科大学校感染症・呼吸器内科

編集協力
関　順彦　帝京大学医学部内科学講座腫瘍内科
副島研造　慶應義塾大学病院臨床研究推進センター

執筆者（執筆順）
古屋直樹　聖マリアンナ医科大学呼吸器内科
吉岡弘鎮　大原記念倉敷中央医療機構倉敷中央病院呼吸器内科
大泉聡史　国立病院機構北海道がんセンター呼吸器内科
横井　崇　関西医科大学内科学第一講座／附属病院呼吸器腫瘍内科
阪本智宏　国立研究開発法人国立がん研究センター先端医療開発センタートランスレーショナルリサーチ分野
松本慎吾　国立研究開発法人国立がん研究センター先端医療開発センタートランスレーショナルリサーチ分野
上月稔幸　国立病院機構四国がんセンター臨床研究センター
衣斐寛倫　金沢大学がん進展制御研究所腫瘍内科
竹村佳純　京都府立医科大学大学院医学研究科呼吸器内科学
髙山浩一　京都府立医科大学大学院医学研究科呼吸器内科学
小暮啓人　国立病院機構名古屋医療センター呼吸器科・臨床腫瘍科
堀田勝幸　岡山大学病院新医療研究開発センター臨床研究部
本田　健　帝京大学医学部内科学講座腫瘍内科
関　順彦　帝京大学医学部内科学講座腫瘍内科
間邊早紀　神奈川県立がんセンター呼吸器内科
横山太郎　横浜市立市民病院緩和ケア内科

はじめに

近年，多くの疾病における薬物療法に大きな変革が起こっている。

米国の大統領も言及した precision medicine が黎明期を迎えている。疾患の本態に係わる遺伝子変異などの知見から，シグナル伝達阻害作用を有する小分子化合物・生物学的製剤など新たな作用機序の薬剤を個人の病態に応じて選択する治療体系の進化が急速に進歩しつつある。臨床では，これらの分子標的に対する治療薬の効率的な選択には，適切な分子マーカー診断を確立することが重要となる。悪性腫瘍の領域では，従来の臓器癌別，病理組織別の薬物療法のみならず，生検組織で同じ遺伝子変異を認める腫瘍については，同じ薬剤が選択されることも多くなり，薬物療法のパラダイムシフトが起こっている。呼吸器疾患の薬物療法に関しても例外ではなく，多彩な分子標的薬・生物学的製剤が臨床に導入されつつある。

すでに米国では，バイデン副大統領の号令のもとに 2016 年から 60 年前のアポロ計画に匹敵する一大事業（the Cancer Moonshot）として，遺伝子解析を組み込んで疾患横断的な病態解明，それらを基盤とした統合的な新規薬剤の開発体系の構築という 10 億ドル規模の大変革事業を始めている。悪性腫瘍に関して Cancer LinQ という診療ビッグデータの集積と参照という米国臨床腫瘍学会（ASCO）による全米規模での事業も進んでいて，今後の日常診療体系が大きく変わることが示唆されている。

悪性腫瘍の薬物療法では，従来は難治癌とされていた悪性黒色腫，非小細胞肺癌などに対して免疫チェックポイント阻害薬という新たな免疫治療の領域が劇的な展開をみせ，ここ数年で，さまざまな悪性腫瘍に対して，腫瘍が生体内で免疫監視機構から逃れる機序を解除させる薬物が進行癌患者の延命に大きく寄与することが明らかとなった。適切な分子標的薬導入により向上した進行癌の治療成績は，これらの新規薬剤により，さらに従来よりも年単位で改善され延命効果は著しいものがある。ただし，新規薬剤により完治する症例は少なく，薬剤耐性の克服に関しても，感染症と抗菌薬との戦いのように繰り返す課題となっている。また，新規の作用機序を有する薬剤ということで，従来の殺細胞性抗癌薬ではみられなかったような副作用症状や薬剤誘発性の免疫関連疾患の出現などが新たに注意すべきものとなっている。さらに，先進国の医療制度の中で，新たな治療法は，高額薬価・医療費そして保険財源に与える莫大な負担など，社会的な課題として改めて向き合わざるを得ない状況になってきた。

本書は，呼吸器領域でもダイナミックな変革をみせる薬物療法の最新知見を網羅的に知り得る内容であると編集委員会一同自負している。

本書をまとめるにあたり，多忙の中，ご執筆いただいたすべての方々および克誠堂出版編集担当の方々に深謝する。

本書を活用するにあたり留意点を列記する。

1) 新規の分子標的薬・生物学的製剤などについて，呼吸器領域・腫瘍領域の専門医は当然これらの薬剤に習熟しておく必要がある。

また，これらの新規治療薬を使用している患者が，地元の医療機関を受診する機会は多く，地域の病院総合医や診療所医師などにとっても，これら新規薬剤の特異な副作用について，臨床知識として理解しておくことは有用である。

2) 本書の内容には，本邦未承認の薬剤についても，当該分野で近い将来使用可能となり，非常に重要な役割を成すと思われるものについては臨床試験成績などが記載されている。

3) 既承認薬でも，抗癌薬など基本的には専門領域の薬剤なので，実際の処方は当該領域の専門医，ないし専門医と緊密な連携を行っている医療機関で行われるものである。

4) 抗癌薬のレジメン内容としての薬剤の用法・用量に関しては，処方時に当該レジメン内容を再度確認すること。医療機関では電子カルテにおいて院内で審査承認されたレジメン登録，選択入力を実施している。

5) 新規薬剤の処方前には必ず添付文書，インタビューフォームで処方上の注意点などを確認しておく。副作用の早期把握なども重要である。一部の新規薬物はインターネットによるe-セミナーを処方医師に義務づけている。

2016年　初秋

編集
江口研二　川名明彦

編集協力
関　順彦　副島研造

目 次

第1章	細胞障害性抗癌薬（非小細胞肺癌） 古屋直樹	1
第2章	細胞障害性抗癌薬（小細胞肺癌） 吉岡弘鎮	10
第3章	EGFRチロシンキナーゼ阻害薬 大泉聡史	26
第4章	ALK阻害薬 横井 崇	45
第5章	RET/ROS1/BRAF阻害薬 阪本智宏／松本慎吾	51
第6章	抗体治療薬―抗VEGF/VEGFR抗体および抗EGFR抗体― 上月稔幸	65
第7章	免疫チェックポイント阻害薬 衣斐寛倫	81
第8章	骨転移治療薬 竹村佳純／髙山浩一	96
第9章	癌性胸膜炎に対する胸膜癒着術 小暮啓人	109
第10章	シスプラチン投与時のショートハイドレーション法 堀田勝幸	112
第11章	癌薬物療法中の制吐薬 本田 健／関 順彦	116
第12章	肺癌薬物療法中の好中球減少予防薬 間邊早紀	130
第13章	癌性疼痛治療薬 横山太郎	144

索引………160

第1章 細胞障害性抗癌薬（非小細胞肺癌）

古屋直樹

ポイント

- 細胞障害性抗癌薬の開発経緯。
- 現時点での組織型別のレジメン選択とその根拠。
- 代表的なレジメンの有害事象の一覧。
- 合併症（腎機能障害・ILD）のある患者へのレジメン選択。
- 現在進行中／計画中の臨床試験の情報。

はじめに

本邦におけるⅣ期非小細胞肺癌（non-small cell lung cancer：NSCLC）の化学療法は、上皮成長因子受容体（epidermal growth factor receptor：EGFR）遺伝子変異および未分化リンパ腫酸化酵素（anaplastic lymphoma kinase：ALK）遺伝子転座の有無により治療薬の選択が行われている。これら driver mutation が陽性であれば、初回治療は優先的に分子標的薬を投与していくことはすでに本邦の実地臨床に根付いている。しかし、いずれの分子標的薬も必ず耐性化し、その後の予後延長と生活の質（quality of life：QOL）の向上／維持に細胞障害性抗癌薬が重要な役割を果たしていることは変わりない。本章では NSCLC における細胞障害性抗癌薬治療の現状と課題について示すとともに、今後の細胞障害性抗癌薬の果たす役割と展望についても考察する。表1 にⅣ期非小細胞肺癌で投与される主な細胞障害性抗癌薬の一覧を示す。

総論

■Ⅳ期 NSCLC の治療開発背景

1995年のメタアナリシスで、シスプラチン（cisplatin：CDDP）併用化学療法が best supportive care（BSC）に比較して有意に生存期間を延長し、QOL を向上させることが初めて示された[1]。それ以降、細胞障害性抗癌薬はⅣ期 NSCLC の標準治療として確立した。さらに1990年以降、第三世代抗癌薬と呼ばれるパクリタキセル（paclitaxel：PTX）、ドセタキセル（docetaxel：DTX）、ビノレルビン（vinorelbine：VNR）、ゲムシタビン（gemcitabine：GEM）、イリノテカン（irinotecan（CPT-11）などが開発され、実地臨床におけるベストレジメンを決定すべく、いくつかの大規模な無作為化比較試験が行われた[2,3]。

■本邦における治療開発過程

Four-Arm Cooperative Study（FACS）は本邦で行われ、プラチナ製剤併用の細胞障害性抗癌薬

表1　主な細胞障害性抗癌薬の分類と投与量

分類	一般名	略号	投与量	主な併用療法	特記事項
プラチナ製剤					
	シスプラチン	CDDP	60mg/m² 75mg/m² 80mg/m²		S-1との併用時→60mg/m² PEMとの併用時→75mg/m² DTX, GEM, VNR, CPT-11との併用時→80mg/m²
	カルボプラチン	CBDCA	AUC 5 AUC 6		GEMと併用時→AUC 5
	ネダプラチン	nedaplatin	100mg/m²		
代謝拮抗薬					
葉酸代謝拮抗薬	ペメトレキセド	PEM	500mg/m²	CDDP+PEM CBDCA+PEM	
デオキシシチジン拮抗薬	ゲムシタビン	GEM	1,000mg/m²	CDDP+GEM	
フルオロピリミジン拮抗薬	テガフール・ギメラシル・オテラシルカリウム	S-1	40mg/m²	CDDP+S-1 CBDCA+S-1	S-1はDay1〜21 S-1はDay1〜14
天然物由来製剤					
タキサン系	ドセタキセル パクリタキセル	DTX PTX	60mg/m² 200mg/m²	CDDP+DTX CBDCA+PTX CBDCA+PTX+BEV	
	アルブミン懸濁型パクリタキセル	nab-PTX	100mg/m²	CBDCA+nab-PTX	nab-PTXはDay1, 8, 15
ビンカアルカロイド	ビノレルビン	VNR	25mg/m²	CDDP+VNR	VNRはDay1, 8
トポイソメラーゼI阻害薬	イリノテカン	CPT-11	60mg/m²	CDDP+CPT-11	CPT-11はDay1, 8, 15
トポイソメラーゼII阻害薬	アムルビシン	AMR	40〜45mg/m²	単剤投与	日本人では45mg/m²で発熱性好中球減少が頻発しており，40mg/m²以下の減量が推奨される

のレジメンを比較した最も重要な臨床試験(第Ⅲ相試験)である[4]。FACSでは対象患者を，CDDP+CPT-11，CDDP+GEM，CDDP+VNR，カルボプラチン(carboplatin：CBDCA)+PTXに無作為化されたが，4つのレジメンを比較する臨床試験ではないことに解釈の注意が必要である。FACSではCDDP+CPT-11を対照群(control arm)としているが，残りの3つの治療群はすべて試験治療群(reference arm)として，それぞれ試験治療群をCDDP+CPT-11群とそれぞれ比較して全生存期間(overall survival：OS)の非劣性を証明しようという計画であった。すなわち本来CDDP+CPT-11群を対象とした3つの臨床試験を1つの臨床試験にまとめた試験とも換言でき，表2に示す試験結果であった。しかしCDDP+CPT-11に対して3つのレジメンはいずれもOSの非劣性を証明できなかった。プライマリー・エンドポイントが証明できず臨床統計学的には明らかにnegative studyであるが，いずれのレジメンも生存期間中央値(median survival time：MST)や奏効率に大きな差はなく，いずれのレジメンも標準治療の一つとして考慮してもよいというのが当時の解釈であった。

またCDDP+DTX[4]やCDDP+テガフール・ギメラシル・オテラシルカリウム(S-1)[5]も本邦での第Ⅲ相試験での有効性が示されたレジメンであるが，これらの臨床試験以降の実地臨床では，有効性の差より有害事象の頻度や種類の差を考慮し

表2 本邦におけるFACSの結果

	治療レジメン	症例数	MST (months)	奏効率(%)	1年生存率(%)	2年生存率(%)
Control arm	CDDP+CPT-11	145	13.9	31.0	59.2	26.5
Reference arm	CDDP+GEM	146	14.0	30.1	59.6	31.5
	CDDP+VNR	145	11.4	33.1	48.3	21.4
	CBDCA+PTX	145	12.3	32.4	51.0	25.5

表3 各レジメンの主な有害事象

治療レジメン	脱毛	発熱性好中球減少	血小板減少	注意すべきAE
CDDP+PEM	少	少	少	薬剤性肺障害,肝機能障害,皮疹
CDDP+DTX	多	中	少	薬剤性肺障害,消化管障害(憩室炎,消化管穿孔)
CDDP+S-1	少	少	多	消化器症状
CDDP+CPT-11	多	中	少	下痢,薬剤性肺障害
CDDP+GEM	少	中	多	薬剤性肺障害
CDDP+VNR	少	中	少	静脈炎
CBDCA+PTX	多	中	中	末梢神経障害(主に感覚障害)
BEV併用レジメン				出血(喀血,鼻出血),血栓症,高血圧,蛋白尿

AE：adverse event.

たレジメン選択を行ってきたという背景がある。各レジメンの有害事象について表3にまとめて示す。

■組織型別による治療レジメンの選択

詳細は後述するが近年はペメトレキセド(pemetrexed：PEM)やベバシズマブ(bevacizumab：BEV)の出現により,細胞障害性抗癌薬の治療選択は,扁平上皮癌-非扁平上皮癌に分けて考慮していくことが確立している。2015年度版の日本肺癌学会の肺癌診療ガイドラインでもⅣ期NSCLCの治療選択には,まずは組織型で分類した後に遺伝子変異の有無を評価することを推奨している。

大規模臨床試験の結果の意義

臨床統計学の基本として大規模臨床試験から得られた結果で明らかに示されることは,主要評価項目のみである。多くの無作為化比較第Ⅲ相試験の場合,主要評価項目はOSの優越性もしくは非劣性を検証することである。第Ⅲ相試験の場合,試験結果の最重要ポイントは各治療成績の絶対値ではなく2群間の治療効果の差であることは明確である。しかしながら新規薬剤の登場によりNSCLCの予後自体が徐々に改善してきている現状では,第Ⅲ相試験で各治療群のOSの差を検出するために(検出力を上げるために)サンプルサイズを数百例に増やして計画する必要があり,また臨床試験期間も長期になっていくため,臨床試験自体の実施が困難になっていく可能性がある[6]。

しかし一方で米国臨床腫瘍学会(American Society of Clinical Oncology：ASCO)は,統計学的有意差が必ずしも臨床的有効性(clinically meaningful outcomes)に直結しないことを訴えている[7]。すなわち統計学的に有意差があっても,その差が「臨床的に意義のある差」として認められなければ実地臨床では受け入れられない。具体的には臨床的に意義のあるOS絶対値の改善は,非扁平上皮癌(Non-Sq)3.25～4カ月,扁平上皮癌(Sq)2.5～3カ月の改善を目安として示している(表4)。

そのような背景から,実際には前述のCDDP

表4 臨床試験における clinically meaningful outcomes

	従来のOS baseline	Primary endpoint 臨床的意義のあるOSの改善		Secondary endpoints	
		OS延長期間	目標とするHR	1年生存率の改善	PFSの改善
扁平上皮癌	10カ月	2.5〜3カ月	0.77〜0.8	44→53%	3カ月
非扁平上皮癌	13カ月	3.25〜4カ月	0.76〜0.8	53→61%	4カ月

+PEMがNon-Sqで標準治療として認識されているように，事前計画されたサブグループ解析で，かつ複数の臨床試験で再現性が確認された場合や，有害事象が明らかに軽度で患者利益がある治療薬の場合はサブグループ解析の結果をもって標準治療の一つになり得るとも考えられる。無作為化比較試験は数百人の患者の善意により成立していることが前提であり，得られた臨床試験データのごく一部のみ（主要評価項目のみ）に目を向けるのではなく，ほかのデータをどのように実地臨床に活かしていくべきか，真剣に検討していくべき時代になった。

依然として前向きの無作為化比較試験で検証すべき臨床的疑問（clinical question, unmet medical needs）は多くあるが，一方で無作為化比較試験の実施が現実的に困難な場合もある。そのような場合の明確な解決方法はいまだ見いだせていないが，最近では実地臨床から得られた大規模な観察研究も行われるようになってきている。前向き無作為化比較試験と観察研究との結果をうまく組み合わせながら臨床的疑問を解決していき，時には柔軟な姿勢で実地臨床を行っていくことが今後の肺癌診療においても重要となるだろう。また，新規の細胞障害性抗癌薬も高額化しており，費用対効果やQOLも重視して，"patient benefit (value)"を考慮した治療選択がなされる。

細胞障害性抗癌薬治療の現状

■非扁平上皮癌（non-squamous NSCLC：Non-Sq NSCLC）

●CDDP+PEM

PEMは複数の葉酸代謝酵素を同時に阻害する葉酸拮抗薬である。本邦では2009年5月にNSCLCに適応追加された。PEM併用レジメンの代表的な臨床試験はCDDP+GEMをコントロール群とし，CDDP+PEMのOS非劣性を証明すべく実施されたJMDB試験（第Ⅲ相試験）である[8]。試験対象はNSCLCであり，主要評価項目のOSの非劣性が証明され，有害事象は全体的にCDDP+PEM群で軽度であった。さらに組織型別のサブグループ解析においてNon-SqではCDDP+PEM群で有意にOSが良好であった。さらにPARAMOUNT試験（第Ⅲ相試験）において維持療法の有効性も確立した[9]。さらに近年ではショートハイドレーションの導入によりCDDP併用レジメンでも3〜4時間での投与が可能となったため，多くの施設において外来でも本レジメンを投与可能となってきている。現在本邦ではCDDP投与可能な75歳未満のNon-Sq症例においてCDDP+PEMは標準的治療薬としての中心的な役割を果たしている。

●CBDCA+PEM

前述のようにPEMはNon-Sqに有効性が高い薬剤であるが，推定GFR 60ml/min未満でCDDPが投与できない症例や75歳以上の高齢者にCDDP+PEMの投与は困難である。そのような際にCDBCA+PEMは有効な治療選択肢とな

り得る本邦では第Ⅱ相試験で有効性が示された[10]。しかしながら PEM は推定 GFR 45ml/min 未満の症例において安全性が確立しておらず，低腎機能症例や透析症例には投与を控えるべきである。

●CBDCA＋PTX＋BEV

詳細は別項（第 6 章）に譲るが，ECOG4599 試験（第Ⅲ相試験）において CBDCA＋PTX に BEV を上乗せすることで OS の有意な延長を示し CBDCA＋PTX＋BEV は標準治療の一つとして確立している[11]。一方，AVAiL 試験（第Ⅲ相試験）においては CDDP＋GEM に BEV を上乗せし OS の延長効果を示すことができなかった[12]。現在のところ BEV に併用するプラチナ製剤併用レジメンで有効性が明らかなのは CBDCA＋PTX のみであるが，末梢神経障害や脱毛など QOL 低下を招く有害事象も多くみられるため投与前には十分なインフォームド・コンセントが必要である。本邦で行われた第Ⅱ相試験においては本レジメンの奏効率が 60.7％ と非常に良好であるため[13]，高い腫瘍縮小効果を得たい症例には有望な治療選択肢でもある。

●DTX 単剤

初回治療で PEM 併用レジメンを投与した場合，二次治療レジメンとして多く選択されるのが DTX 単剤治療である。本邦における承認用量 60mg/m² での有効性が確認され（第Ⅱ相試験），奏効率 18.2％，MST7.8 カ月であった[14]。単剤治療でも発熱性好中球減少がしばしば起こり，脱毛などの QOL に関わる有害事象も高率に起こり得るため投与前の十分なインフォームド・コンセントが重要である。

■扁平上皮癌（Squamous cell carcinoma：Sq）

●nedaplatin＋DTX

対象症例を扁平上皮癌に限定した前向き無作為化比較試験は少ないが，2015 年に本邦から WJOG5208L（第Ⅲ相試験）が報告された[15]。CDDP＋DTX を対照としてネダプラチン（nedaplatin）＋DTX が OS の優越性を証明した。これまでに扁平上皮癌のみを対象とした無作為化臨床試験で OS の優越性を示したレジメンはなく，Non-Sq だけでなく Sq においても組織型別レジメン選択の可能性を示した意味で大変に意義深い臨床試験である。しかしながらネダプラチン特有の有害事象として血小板減少や末梢神経障害（特に感覚障害）などの有害事象には注意すべきである。

●CBDCA＋nab-PTX

ナノ粒子アルブミン結合パクリタキセル（nanoparticle albumin-bound paclitaxell：nab-PTX）は，PTX とヒト血清アルブミンからなる 130nm のナノ粒子製剤である。従来の PTX に比べ腫瘍微小環境への移行が良好であり，末梢神経障害やアレルギー反応が少ない PTX 製剤として本邦では 2013 年 2 月に NSCLC に対して適用追加された。CBDCA＋PTX をコントロール群とし CBDCA＋nab-PTX の奏効率（主要評価項目）を比較した CA031 試験（第Ⅲ相試験）で有効性が示された[16]。対象は NSCLC であったが，組織型別奏効率のサブグループ解析で Sq においては CBDCA＋PTX 群 24％ に対し，CBDCA＋nab-PTX 群 41％ と有意に良好であった。また CBDCA＋PTX 群よりも末梢神経障害は軽度であったため，Sq 症例で高い奏効率を求めつつも末梢神経障害に懸念がある場合は有効な治療選択肢となり得る。

●CBDCA＋S-1

S-1 はフッ化ピリミジン系の経口抗癌薬であり，本邦では 2004 年 12 月に NSCLC に対して適用追加された。CBDCA＋PTX をコントロール群とし CBDCA＋S-1 の OS の非劣性を証明する（主要評価項目）LETS study（WJTOG3605，第Ⅲ相試験）で有効性が示された[17]。LETS study の対象は NSCLC であったが，組織型別 MST のサ

表5 主な細胞障害性抗癌薬の代謝・排泄経路

主な排泄経路	抗癌薬	主な代謝経路	腎排泄率	腎排泄率(最終)
尿	CDDP	—	17〜21%(24時間)	100%
	CBDCA	—	57〜82%(24時間)	100%
	PEM	—	64〜82%(24時間)	82%
	GEM	血液,その他	99%(7日)	99%
	S-1(ギメラシル)	肝	52.8%(24時間)	7.8%
	NGT	—	60.0%(24時間)	不詳
尿・胆汁	AMR	—	17.5%(24時間)	2.7〜19.6%
	ETP	—	32〜65%(24時間)	60%
胆汁	DTX	肝	5%以下(24時間)	6%
	PTX	肝	6〜12%(75時間)	5%
	VNR	肝	5.8〜12.4%(24時間)	21%
	CPT-11	肝・各組織	不詳(24時間)	16.3〜21.1%

ブグループ解析でSqにおいてはCBDCA＋PTX群10.6カ月に対し，CBDCA＋S-1群14.0カ月であった。ハザード比0.713(95%信頼区間：0.476-1.068)とCBDCA＋S-1群で良好な傾向がみられ[18]，CBDCA＋PTXと比較し末梢神経障害はなく，脱毛の頻度も低いために実地臨床では治療選択肢の一つとして使用されているレジメンである。

合併症のある症例に対する細胞障害性抗癌薬治療

●腎機能低下のある症例に対する治療

低腎機能症例に対する細胞障害性抗癌薬のエビデンスは十分ではない。リスク・ベネフィットを考慮して十分なインフォームド・コンセントのもと化学療法を行うべきである。低腎機能症例では重篤な有害事象の発現リスクが上がる可能性があり慎重に経過観察する必要がある。前述のようにCDDPは推定GFR 60ml/min未満の症例には適応がなく，CBDCA併用レジメンもしくは単剤レジメンを選択する(表5)。引用文献[19][20]を参考にした低腎機能症例に対するレジメン例を表6に示す。またクレアチニンクリアランス(CCr)値による投与量調整が推奨されている薬剤もあり，投与量の決定は慎重に行うべきである(表7)。

●間質性肺疾患を合併している症例

重喫煙者に発症したNSCLCはしばしば間質性肺疾患(interstitial lung disease：ILD)を合併している。いずれの細胞障害性抗癌薬も薬剤性肺障害の発症リスクはあることに注意しなければならない。ILDを合併した症例に対して，特に添付文書で禁忌となっているのは，GEM，CPT-11，アムルビシン(amrubicin：AMR)でありこれらの抗癌薬は投与すべきではない。また比較的高リスクと考えられているのが，DTX，PEMであり可能な限りこれらも投与を控えることが望ましい。本邦ではILD合併NSCLCを対象としたCBDCA＋PTXの安全性をみる前向きパイロット・スタディが行われた[21]。ILDの急性増悪発症率は5.7%であったと報告されているが，少数例の検討であり今後もさらなる検討や再現性の確認が望まれる。

現在，進行中／計画中の臨床試験

■BEV併用レジメンの比較試験

●CLEAR study

本邦で75歳未満のEGFR遺伝子変異陰性症例を対象とし，標準治療であるCBDCA＋PTX＋

表6 腎機能低下症例に対する治療レジメン例

対象	治療レジメンン候補	用量調節
若年症例の初回治療	CBDCA+PTX	不要
	CBDCA+GEM	不要
	CBDCA+S-1	要
若年症例の再発治療 高齢者	DTX 単剤	不要
	VNR 単剤	不要
	GEM 単剤	不要

表7 腎機能による投与量調整が必要な薬剤

抗癌薬	CCr	投与量調節
PEM	45 ml/min 未満	中止
S-1※	50〜80 ml/min	20%減量
	30〜50 ml/min	30%減量
	30 ml/min 未満	中止
ETP	10〜50 ml/min	25%減量
	10 ml/min 未満	50%減量
NGT	20〜39 ml/min	50%減量
	20 ml/min 未満	中止

※ LETS study（CBDCA+S-1）では CCr60ml/min 以上を適格基準としていたため，CCr60ml/min 未満で CBDCA+S-1 併用療法の安全性データはないことに注意。

BEV に対する CDDP＋PEM＋BEV の無増悪生存期間（progression-free survival：PFS）非劣性をみる無作為化第Ⅱ相試験である。本試験で CDDP＋PEM＋BEV の有効性が示されれば，末梢神経障害による QOL 低下が懸念される症例で BEV 併用の恩恵にあずかりたい症例にとって CDDP＋PEM＋BEV は有効な治療選択肢となり得る可能性がある。

● COMPASS study（WJOG5610L）

本邦で 75 歳未満の EGFR 遺伝子変異陰性症例を対象とし，CBDCA＋PEM＋BEV で導入療法を行った後に，BEV 単剤での維持療法と PEM＋BEV 併用での維持療法を比較する第Ⅲ相試験である。本試験では費用対効果も検討される予定であり，本邦における高額な治療レジメンのあり方も検証される。

■ ILD 合併肺癌に対する臨床試験

現在本邦では，厚生労働省難治性疾患克服研究事業「びまん性肺疾患に関する調査研究」から研究費提供を受け ILD 合併 NSCLC に対する CBDCA＋nab-PTX の安全性を検証する多施設共同試験が進行中である。主要評価項目は，プロトコール治療終了後 28 日までの無増悪割合である。症例数は 90 例と ILD 合併 NSCLC を対象とした試験としてはこれまでにない症例数の前向き試験であり，非常に結果がまたれる試験である。

■ 高齢者に対する臨床試験

● JCOG1210/WJOG7813L

75 歳以上の高齢者 Non-Sq を対象とし，本邦で高齢者の標準的な一次治療レジメンである DTX 単剤に対して CBDCA＋PEM 併用療法の OS 非劣性をみる第Ⅲ相試験である。本試験は比較的認容性に高いプラチナ併用レジメンである CBDCA＋PEM を高齢者に行う意義を問う臨床試験である。

今後の細胞障害性抗癌薬の展望

■ ほかの薬剤（分子標的薬／免疫チェックポイント阻害薬）との併用療法

2000 年代前半までは細胞障害性抗癌薬がⅣ期 NSCLC に対する薬物治療の中心であった。しかし driver mutaion の有無による個別化治療が進み，分子標的薬による長期的な病勢制御が可能となってきた。さらには免疫チェックポイント阻害薬も有効性が示され，長期予後を期待するのであれば，これらすべての薬剤を効率的に使い切ることが重要であることが明白である。しかしいずれの薬剤でも単独ではⅣ期 NSCLC を根治させることはいまだ困難であり，細胞障害性抗癌薬とほかの薬剤との併用療法の有効性検討が進んでいくで

あろう．実際に，細胞障害性抗癌薬とEGFRチロシンキナーゼ阻害薬の併用試験（NEJ009，AGAIN試験），細胞障害性抗癌薬と免疫チェックポイント阻害薬の併用試験（WJOG8615L）が進行中であり結果がまたれる．

■Ⅳ期肺癌への集学的治療

これまではⅣ期NSCLCの治療目標は，予後延長とQOLの維持・改善であった．薬物療法が発展してきた現在では，症例によっては根治可能なⅣ期症例もあるかもしれない．全身療法（細胞障害性抗癌薬，分子標的薬，免疫療法）と局所療法（放射線療法，手術）を組み合わせ，根治（もしくは10数年以上の長期予後）が達成できた症例を集積していくことで，Ⅳ期でも根治可能な患者背景や治療戦略についても検討していくことが望まれる．

おわりに

本稿でまとめたように，細胞障害性抗癌薬はこの15年で目覚ましい進歩を遂げてきた．われわれ臨床医は，新規の細胞障害性抗癌薬に目を奪われがちであるが，同時に制吐薬などの支持療法の発展や緩和ケアの充実も予後改善には影響していると考えられる．一方で，細胞障害性抗癌薬は分子標的薬の奏効率やPFSのような劇的な効果は期待しにくい印象がある．しかし，より長期予後や根治を目指した場合，細胞障害性抗癌薬は必須の薬剤であり，おそらく今後もその位置づけは変わらないであろうと考えられる．

利益相反なし．

●文献

1） Non-small Cell Lung Cancer Collaborative Group. Chemotherapy in non-small cell lung cancer：a meta-analysis using updated data on individual patients from 52 randomised clinical trials. BMJ 1995；311：899-909.
2） Schiller JH, Harrington D, Belani CP, et al. Comparison of four chemotherapy regimens for advanced non-small cell lung cancer. N Engl J Med 2002；346：92-8.
3） Ohe Y, Ohashi Y, Kubota K, et al. Randomized phase III study of cisplatin plus irinotecan versus carboplatin plus paclitaxel, cisplatin plus gemcitabine, and cisplatin plus vinorelbine for advanced non-small-cell lung cancer：Four-Arm Cooperative Study in Japan. Ann Oncol 2007；18：317-23.
4） Kubota K, Watanabe K, Kunitoh H, et al. Phase III randomized trial of docetaxel plus cisplatin versus vindesine plus cisplatin in patients with stage IV non-small-cell lung cancer：The Japanese Taxotere Lung Cancer Study Group. J Clin Oncol 2004；22：254-61.
5） Kubota K, Sakai H, Katakami N, et al. A randomized phase III trial of oral S-1 plus cisplatin versus docetaxel plus cisplatin in Japanese patients with advanced non-small-cell lung cancer：TCOG0701 CATS trial. Ann Oncol 2015；26：1401-8.
6） Sacher AG, Le LW, Leighl NB. Shifting patterns in the interpretation of phase III clinical trial outcomes in advanced non-small-cell lung cancer：the bar is dropping. J Clin Oncol 2014；32：1407-11.
7） Ellis LM, Bernstein DS, Voest EE, et al. Raising the bar for clinical trials by defining clinically meaningful outcomes. J Clin Oncol 2014；32：1277-80.
8） Scagliotti GV, Parikh P, Pawel J, et al. Phase III study comparing cisplatin plus gemcitabine with cisplatin plus pemetrexed in chemotherapy-naïve patients with advanced-stage non-small-cell lung cancer. J Clin Oncol 2008；26：3543-51.
9） Paz-Ares L, de Marinis F, Dediu M, et al. Maintenance therapy with pemetrexed plus best supportive care versus placebo plus best supportive care after induction therapy with pemetrexed plus cisplatin for advanced non-squamous non-small-cell lung cancer（PARAMOUNT）：a double-blind, phase 3, randomized controlled trial. Lancet Oncol 2012；13：247-55.
10） Okamoto I, Aoe K, Kato T, et al. Pemetrexed and carboplatin followed by pemetrexed maintenance therapy in chemo-naive patients with advanced nonsquamous non-small-cell lung cancer. Invest New Drugs 2013；31：1275-82.
11） Sandler A, Gray R, Perry MC, et al. Paclitaxel-carboplatin alone or with bevacizumab for non-small-cell lung cancer. N Engl J Med 2006；355：2542-50.
12） Reck M, von Pawel J, Zatloukal P, et al. Overall survival with cisplatin-gemcitabine and bevacizumab or placebo as first-line therapy for nonsquamous non-small-cell lung cancer：results from a randomised phase III trial（AVAiL）. Ann Oncol 2010；21：1804-9.
13） Niho S, Kunitoh H, Nokihara H, et al. Randomized phase II study of first-line carboplatin-paclitaxel with or without bevacizumab in Japanese patients with advanced non-squamous non-small-cell lung cancer. Lung Cancer 2012；76：362-7.
14） Mukohara T, Takeda K, Miyazaki M, et al. Japanese experience with second-line chemotherapy with low-dose（60mg/m^2）docetaxel in patients with advanced non-small-cell lung cancer. Cancer Chemother Pharmacol 2001；48：356-60.
15） Syukuya T, Yamanaka T, Seto T, et al. Nedaplatin plus docetaxel versus cisplatin plus docetaxel for advanced or relapsed squamous cell carcinoma of the lung（WJOG 5208L）：a randomised, open-label, phase 3 trial. Lancet Oncol 2015；16：1630-8.

16) Socinski MA, Bondarenko I, Karaseva NA, et al. Weekly nab-paclitaxel in combination with carboplatin versus solvent-based paclitaxel plus carboplatin as first-line therapy in patients with advanced non-small-cell lung cancer: final results of a phase III trial. J Clin Oncol 2012; 30: 2055-62.
17) Okamoto I, Yoshioka H, Morita S, et al. Phase III trial comparing oral S-1 plus carboplatin with paclitaxel plus carboplatin in chemotherapy-naïve patients with advanced non-small-cell lung cancer: results of a west Japan oncology group study. J Clin Oncol 2010; 28: 5240-6.
18) Yoshioka H, Okamoto I, Morita S, et al. Efficacy and safety analysis according to histology for S-1 in combination with carboplatin as first-line chemotherapy in patients with advanced non-small-cell lung cancer: updated results of the West Japan Oncology Group LETS study. Ann Oncol 2013; 24: 1326-31.
19) 陶山浩一. 2腎障害時の化学療法. 高橋利実, 編. ハイリスクがん患者の化学療法ナビゲーター. 東京：メジカルビュー社, 2013: 14-23.
20) 峯岸裕司. Part 6合併症のある患者に対するモディフィケーション. 弦間昭彦, 編. 肺癌化学療法レジメン：実践と工夫. 東京：中外医学社, 2013: 125-9.
21) Minegishi Y, Sudoh J, Kuribayashi H, et al. The safety and efficacy of weekly paclitaxel in combination with carboplatin for advanced non-small cell lung cancer with idiopathic interstitial pneumonias. Lung Cancer 2011; 71: 70-4.

第2章
細胞障害性抗癌薬
（小細胞肺癌）

吉岡弘鎮

ポイント

- 小細胞肺癌の薬物療法の中心は，依然として細胞障害性抗癌薬である。
- 本邦では，シスプラチンとエトポシドに加えてイリノテカンおよびアムルビシンがキードラッグである。
- 再燃した場合には，前治療の効果から sensitive relapse と refractory relapse に分けて抗癌薬の選択が行われる。
- 免疫チェックポイント阻害薬が小細胞肺癌にも期待されている。

はじめに

　小細胞肺癌（small-cell lung cancer：SCLC）は，肺癌全体の10～15％を占め，男性に多く，喫煙と関係が深いことが知られている。近年は禁煙の浸透に伴いその発生割合は減少傾向である。SCLCの悪性度は非常に高く，早期から遠隔転移を来すため，発見時にすでに進行している症例も多い。一方，化学療法や放射線治療に対する感受性は良好である。

　SCLCの治療は，歴史的に治療方法および予後の面から，限局型（limited disease：LD）と進展型（extensive disease：ED）の2つに分けて開発されてきた。LDの定義は，従来，根治的放射線照射が可能な範囲に病変が限局していることとされ，言い換えると病変が一側胸郭内で，リンパ節転移が同側肺門リンパ節，両側縦隔リンパ節，両側鎖骨上窩リンパ節の範囲内にとどまることである。しかしながら，対側鎖骨上窩リンパ節，悪性胸水，悪性心囊水の取り扱いについては統一されておらず，臨床試験などでも試験毎にLDとEDのどちらに分類するかは異なっている。日本肺癌学会の診療ガイドラインでは，対側鎖骨上窩リンパ節はLDの範囲とし，一方，悪性胸水，悪性心囊水はEDの範囲としている。世界肺癌会議肺癌病期分類委員会では，SCLCの病期を評価する際には，従来の定義に加えて，TNM分類の使用を推奨している[1]。本章では，Ⅳ期のSCLCの薬物療法について解説を行うが，日本肺癌学会が定義するED-SCLC（悪性胸水症例や悪性心囊水症例を含む）の薬物療法と読み替えていただいて差し支えない。

　Ⅳ期SCLCの薬物療法は，初回化学療法としてプラチナを含む併用療法が標準的治療として行われ，高い奏効率が得られる。しかし，ごく一部の例外を除き，ほぼ全例が再燃することもよく知られている。再燃したSCLCの二次化学療法は，多くの場合アムルビシン（amrubicin：AMR）やノギテカン（nogitecan：NGT）などの単剤が投与されるが，特に後述する refractory relapse のケースでは治療効果が得られず治療に難渋することも

表　1994年以降に発売・保険適用追加になった抗癌薬剤

一般名および略語	種類	発売年度	適応	開発
イリノテカン(CPT-11)	細胞障害性抗癌薬	1994	NSCLC, **SCLC**	日本
パクリタキセル(PTX)	細胞障害性抗癌薬	1997	NSCLC	米国
ドセタキセル(DTX)	細胞障害性抗癌薬	1997	NSCLC	仏国
ビノレルビン(VNR)	細胞障害性抗癌薬	1999	NSCLC	仏国
ゲムシタビン(GEM)	細胞障害性抗癌薬	1999	NSCLC	米国
ノギテカン(トポテカン) NGT(TOP)	細胞障害性抗癌薬	2001	**SCLC**	英国
アムルビシン(AMR)	細胞障害性抗癌薬	2002	NSCLC, **SCLC**	日本
ゲフィチニブ	分子標的治療薬	2002	NSCLC(2012より*EGFR*遺伝子変異陽性NSCLC)	英国
テガフール・ギメラシル・オテラシルカリウム(S1)	細胞障害性抗癌薬	2004	手術不能または再発NSCLC	日本
エルロチニブ	分子標的治療薬	2007	切除不能な再発・進行性で，癌化学療法施行後に増悪したNSCLC	米国
ペメトレキセド(PEM)	細胞障害性抗癌薬	2007 (肺癌拡大2009)	切除不能な進行・再発NSCLC(基本的に非扁平上皮癌)	米国
ベバシツマブ(BEV)	分子標的治療薬	2007 (肺癌拡大2009)	扁平上皮癌を除く切除不能な進行・再発NSCLC	米国
クリゾチニブ	分子標的治療薬	2012	*ALK*融合遺伝子陽性の切除不能な進行・再発NSCLC	米国
Nab-パクリタキセル	細胞障害性抗癌薬	2013	NSCLC	米国
アファチニブ	分子標的治療薬	2014	*EGFR*遺伝子変異陽性NSCLC	ドイツ
アレクチニブ	分子標的治療薬	2014	*ALK*融合遺伝子陽性の切除不能な進行・再発NSCLC	日本
ニボルマブ	免疫チェックポイント阻害薬	2015	切除不能な進行・再発NSCLC	日本
オシメルチニブ	分子標的治療薬	2016	T790M陽性の*EGFR*遺伝子変異陽性の再発NSCLC	米国
ラムシルマブ	分子標的治療薬	2016	切除不能な進行・再発NSCLC(ドセタキセルと併用)	英国
ジカディア	分子標的治療薬	2016	クリゾチニブに抵抗性または不耐容の*ALK*融合遺伝子陽性の切除不能な進行・再発の非小細胞肺癌	米国

SCLC：small-cell lung cancer, NSCLC：non-small-cell lung cancer, EGFR：epidermal growth factor receptor, ALK：anaplastic lymphoma kinase.
1994年のイリノテカン発売以降，SCLCに保険適用のある薬剤の発売はトポテカンとアムルビシンのみである．

しばしば経験され，さらなる治療法の開発が強く望まれている．

しかしながら，近年分子標的治療薬の発展が著しい非小細胞肺癌(non-small cell lung cancer：NSCLC)とは異なり，SCLCでは画期的な進歩はここ10年以上みられていない．実際に日本では1994年にイリノテカン(irinotecan：CPT-11)がSCLCに保険適用を取得したあとは，2001年のNGTと2002年のAMRの2薬剤の承認を最後に現在(2016年5月)までSCLCに対して新規に適用を取得した薬剤は皆無である(**表**)．またここ10年で行われたほとんどの臨床試験がよい結果を出せずに失敗に終わっている．そういった状況ではあるが，少しずつ新しい知見も得られており，NSCLCで2015年に有用性が証明された免疫チェックポイント阻害薬のSCLCでの検討も進んでおり，有望な結果が報告されつつある．

本章では，Ⅳ期SCLCの薬物療法の実際につ

いて最新の知見および今後の展望も含めて述べる。

IV期SCLCの薬物療法

■使用される抗癌薬

IV期SCLCに現在使用される主な抗癌薬は，プラチナ製剤〔シスプラチン(cisplatin：CDDP)，カルボプラチン(carboplatin：CBDCA)〕，トポイソメラーゼI阻害薬(CPT-11およびNGT)，トポイソメラーゼII阻害薬〔エトポシド(etoposide：ETP〕，AMR)の6薬剤である。NGTは，米国ではトポテカン(topotecan：TOP)と呼称されるが，本稿ではNGTに統一させていただく。2000年以前によく使われていた薬剤として，シクロホスファミド(cyclophosphamide：CPA)，ドキソルビシン(doxorubicin：DXR)，ビンクリスチン(vincristine：VCR)などがあるが，現在の実地臨床ではほとんど使用されることはない。NSCLCに使用されるパクリタキセル(paclitaxel：PTX)，ドセタキセル(docetaxcel：DTX)，ゲムシタビン(gemcitabine：GEM)，ビノレルビン(vinorelbine：VNR)などの抗癌薬は既治療SCLCに一定の効果を示すことが報告されているが[2]，現状では保険適用ではない。

■再燃形式とre-challenge療法

SCLCでは化学療法が無効であった場合や，いったん有効性を示したがその後再燃した場合に，sensitive relapseとrefractory relapseに分けて次の化学療法の治療戦略を考えることが一般的である。それらの定義は厳密には決まっていないが，多くの場合は，直前の化学療法が無効であった場合やいったん治療効果を認めるも化学療法終了後2〜3カ月(60〜90日)以内に再燃した場合はrefractory relapseとされ，化学療法終了後2〜3カ月(60〜90日)を超えて再燃した場合はsensitive relapseとされる。Sensitive relapseの方が再発時の化学療法の効果が高く，生存期間も長いことが知られている[3]。

Refractory relapseの場合は，その時点で化学療法の適応になる場合は化学療法レジメンの変更が推奨されるが，sensitive relapseの場合は直前の化学療法レジメンを再度投与するre-challenge療法が治療選択肢として考慮される。National Comprehensive Cancer Network(NCCN)のガイドラインでは，6カ月を超えたsensitive relapseの場合には直前に行ったレジメンを再投与するように推奨されている[4]。Re-challenge療法は肺癌診療ガイドライン2015ではプラチナを含む初回化学療法と同じレジメンを再燃時に再投与することとされているが，広義にはプラチナを別のプラチナに変えて投与する場合や，プラチナもプラチナと併用する薬剤も異なる別のプラチナを含む化学療法レジメンを投与する場合(CDDP+CPT-11併用療法後の再燃時にCBDCA+ETP併用療法を投与するなど)も含む。また実地臨床では文字通り投与したことがある化学療法とまったく同じ化学療法を再燃時に再投与することを含んで幅広く用いられている。

Re-challenge療法は，実地臨床ではしばしば行われているが，いわゆるエビデンスには乏しい治療である。1980年代に小規模な検討がいくつか行われ，奏効率は50〜62%と報告されているが，それ以降のエビデンスに乏しく，標準的治療とは言い難い状況である[5,6]。最近，本邦より第II相試験ではあるが，初めて無作為化されたre-challenge療法の試験(NJLCG0702)の結果が報告された[7]。本試験はAMR単剤療法とre-challenge療法の無作為化試験であり，re-challenge群は主要評価項目(奏効率)を統計学的に満たすことはできなかったが，一定の有効性〔奏効率43%，無増悪生存期間(progression-free survival：PFS)中央値5.1カ月〕を示した。一方，AMR群は発熱性好中球減少症が19%と高頻度であったが，奏効率67%，PFS中央値5.4カ月で主要評価項目を満たし，re-challengeより有望とされた。しかし，本試験でもサブグループ解析で

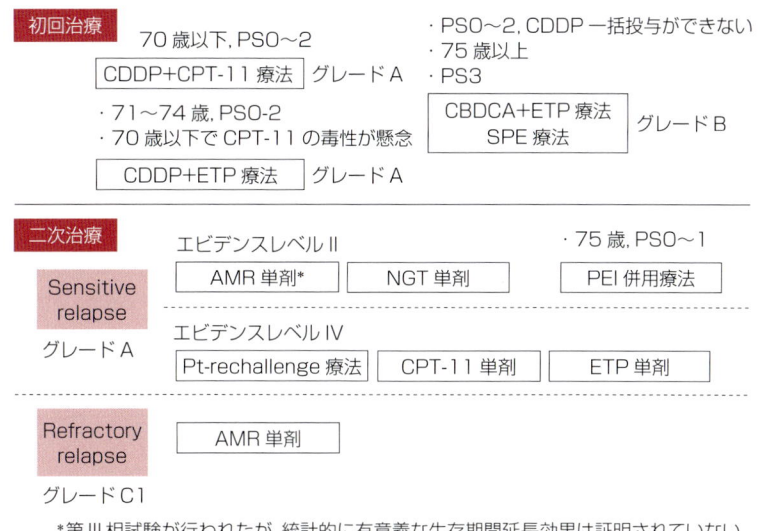

図1 Ⅳ期SCLCの薬物療法のまとめ
肺癌診療ガイドラインに基づく。SPEは分割（Split）PE。
〈エビデンスレベル〉
Ⅰ システマティックレビュー／無作為化比較試験のメタアナリシス
Ⅱ 一つ以上の無作為化比較試験
Ⅲ 非無作為化比較試験
Ⅳ コホートや症例対象研究，横断研究
Ⅴ 症例報告
Ⅵ 専門委員会や個人的な意見

は再燃までの期間が6カ月を超えて長い場合にはre-challenge群の効果がより高いことが示唆されており，NCCNのガイドラインと合致する結果であった。

■未治療Ⅳ期SCLCに対する化学療法（初回化学療法）（図1）

●標準的化学療法

日本肺癌学会の肺癌診療ガイドライン2015に基づいたⅣ期SCLCの薬物療法のまとめを図1に示す。Ⅳ期SCLCに対する化学療法は，これまでの多数の臨床試験で単剤および多剤併用化学療法の抗腫瘍効果および生存延長効果が確認されており，2000年以降はCDDP+ETP併用療法が世界の標準的治療と位置づけられている[9)~11)]。

一方，2002年に本邦からCDDP+CPT-11併用療法を世界標準のCDDP+ETP併用療法と比較した第Ⅲ相試験JCOG9511の結果が報告された（図2）[12)]。本試験は70歳以下でPS 0~2の未治療ED-SCLC患者を対象として行われ，全生存期間（overall survival：OS）中央値はCDDP+CPT-11群が12.8カ月でCDDP+ETP群の9.4カ月を統計学的に有意に上回る結果となった（p=0.002）。この結果にもとづいて日本肺癌学会の肺癌診療ガイドラインでは，70歳以下，PS 0~2の患者には，CDDP+CPT-11併用療法が第一選択として推奨されており，またCDDP+ETP併用療法は71~74歳でPS 0~2や70歳以下でCPT-11の毒性が

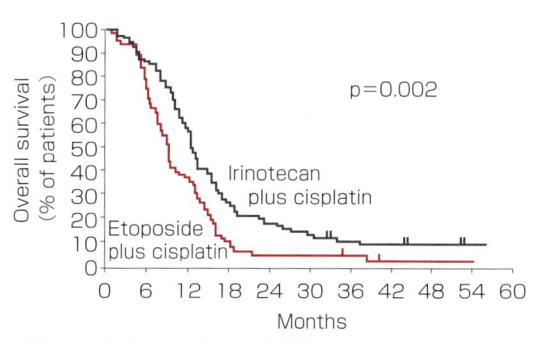

図2 JCOG9511 全生存期間
（Noda K, Nishiwaki Y, Kawahara M, et al. Irinotecan plus cisplatin compared with etoposide plus cisplatin for extensive small-cell lung cancer. N Engl J Med 2002；346：85-91 より引用）

懸念される場合に推奨されている．毒性による使い分けについてより具体的にいうと，下痢の発症が懸念される場合や間質性肺炎を合併している場合にはCDDP＋ETP併用療法が選択されるが，それ以外の場合にはCDDP＋CPT-11併用療法が第一選択として推奨される．

CDDP＋CPT-11併用療法は，世界でも注目され，欧米でも複数の追試が行われた[13]．いずれの試験もCDDP＋CPT-11群がCDDP＋ETP群と比べておおむね優れた傾向を示し，Zatloukalらの試験では非劣性が証明されたが，JCOG9511試験が示したCDDP＋CPT-11併用療法のCDDP＋ETP併用療法に対するOSにおける優越性を統計学的な有意差をもって再現するには至らなかった．その原因として，日本人と欧米人における人種差（代謝酵素の遺伝子多型など）の存在が推定されており，グローバル試験が当たり前となった昨今では，ほかの抗癌薬も含めて引き続き検討すべき課題である．一方，試験ベースで行われたメタアナリシスでは，プラチナ＋ETP併用療法と比較してプラチナ＋CPT-11併用療法のOSの延長効果（ハザード比0.87, 95％信頼区間0.78－0.97, p＝0.02）が示されている[13]．プラチナ＋CPT-11併用療法の有用性が高い患者群の同定ができれば，プラチナ＋CPT-11併用療法が欧米においてもその患者群での標準的治療となる可能性は十分にある．

● CPT-11 と UGT1A1

CPT-11は，肝臓で活性代謝物のSN-38に代謝される．SN-38はCPT-11の約1,000倍の抗腫瘍活性を持ち，CPT-11の主な効果はSN-38によるものである．SN-38は再度肝臓でグルクロン酸抱合を受け，胆汁中に排泄される．このグルクロン酸抱合における主な代謝酵素は，UDP-グルクロン酸転移酵素（UDP-glucuronosyltransferase：UGT）であり，最も代謝に関与するものはUGT1A1である．このUGT1A1には遺伝子多型が存在し，CPT-11の副作用（重篤な好中球減少や下痢）と関連することが報告されている．

UGT1A1*6やUGT1A1*28のいずれかをホモ接合体，または両者のヘテロ接合体である患者は，SN-38のグルクロン酸抱合能が低下し胆汁からの排泄が遅延し，CPT-11を使用した際には重篤な好中球減少が発現する可能性が高いことが示されている[14]．実地臨床においても命にかかわるような重篤な発熱性好中球減少症や下痢を発症した患者ではUGT1A1の遺伝子多型がホモ接合体（*6もしくは*28）もしくは複合ヘテロ接合体（*6と*28）であることがしばしば経験される．しかしながら，肺癌で使用されるCPT-11の投与量は，大腸癌の投与量と比較すると低用量であり，現状ではUGT1A1の遺伝子多型に応じて投与量を変更する明確なエビデンスはなく，前向きな検討が今後の課題である．

● 高齢者もしくはPS不良症例に対する初回化学療法

SCLCでは初回化学療法に対する感受性が比較的高いために，化学療法により腫瘍が縮小することで全身状態の改善が見込まれる場合には，performance status（PS）が不良でも，また高齢者であっても積極的に化学療法が考慮される．本邦では，PS 0～2で70歳以上，もしくは70歳未満でPS 3の患者を対象に投与を分割したCDDP＋ETP（split PE：SPE）併用療法とCBDCA＋ETP併用療法を比較する第Ⅲ相試験JCOG9702試験が行われた[15]．SPE群とCBDCA＋ETP群の奏効率，PFS中央値および全生存期間中央値（median survival time：MST）は，それぞれ73％と73％，4.7カ月と5.2カ月，および9.9カ月と10.6カ月であり，統計学的に有意な差は認めなかった．副作用は，grade3以上の血小板減少がSPE群で高頻度(56％)に認められたが，ほとんどが自覚症状や臨床症状を伴わないpaper toxicityであり，また，それ以外には目立った差はないために両者はほぼ同等と考えられている．肺癌診療ガイドラインでは，74歳以下の患者はNSCLCの臨床試験の経験からCDDP＋CPT-11併用療法に忍容性があると考えており[16]，

SPE併用療法およびCBDCA+ETP併用療法は，75歳以上（またはPS 3）の患者に推奨されている。実地臨床では，SPE併用療法と比較して投与が簡便であるCBDCA+ETP併用療法が好んで用いられており，community standardとなっている。

PS 4の患者に対する化学療法は，これまで前向き試験での評価がほぼ行われておらず，現状ではエビデンスがない状態である。

● 維持療法

現在までに維持療法の明らかな有用性は示されておらず，勧められない[17]。また，多くの初回化学療法の比較試験が4コースで治療を終了しており，実地臨床においても投与コースは4コースが推奨される[18]。

● 予防的全脳照射（PCI）

予防的全脳照射（prophylactic cranial irradiation：PCI）は，2014年までは初回化学療法で完全奏功（complete response：CR）もしくは良好な部分奏功（partial response：PR）を得たSCLCに追加することで生存期間延長効果があるとされ[19]，標準的治療として行われてきた。しかし，2014年に本邦よりプラチナ併用初回化学療法後に奏効した脳転移のないED-SCLCに対するPCI施行群とPCI未施行群を比較する第Ⅲ相試験の中間解析結果が報告され，主要評価項目であるOSがPCI施行群で劣る可能性（PCI施行群10.1カ月 vs. PCI未施行群15.1カ月，p=0.091）が報告された[20]。本試験は早期無効中止となったが，従来の報告と反対の結果になった理由としてPCI開始前の頭部画像検査（造影MRI検査など）の施行率の大きな差が考えられている。頭部画像検査を十分に行うことが可能な本邦では，この試験結果からED-SCLCにおいてはPCIを施行しないことが推奨される。

● 初回化学療法におけるAMRの位置づけ
● CDDP+AMR併用療法

AMRは，アントラサイクリン系に属するドキソルビシンの誘導体でトポイソメラーゼⅡ阻害薬である。ED-SCLCに対して良好な抗腫瘍効果を持つことが，単剤もしくはシスプラチンとの併用療法において報告されており，その結果に基づいてCDDP+AMR併用療法の有用性を検証する第Ⅲ相試験JCOG0509が行われた[21]。本試験では中間解析でCDDP+AMR群の発熱性好中球減少症の頻度が非常に高い（37.0%）ため，66%の症例が集積された時点でAMRの1回投与量が40mg/m^{2}から35mg/m^{2}に変更され，変更後のCDDP+AMR群の発熱性好中球減少症の頻度は22.9%であった。CDDP+AMR群の全症例でみると最終的に発熱性好中球減少症が32.1%という結果であった。主要評価項目であるOS（非劣性）では，CDDP+AMR群のMSTが15.0カ月，CDDP+CPT-11群のMSTが17.7カ月であり，統計学的に非劣性を証明できなかっただけでなく，CDDP+AMR群がCDDP+CPT-11群に有意に劣る結果（ハザード比1.43，95%信頼区間1.10－1.85）であった（図3）。以上よりCDDP+AMR併用療法はⅣ期SCLCの初回治療の選択肢とはなり得ないと結論された。

本試験の結果において注目される点として，CDDP+AMR群においては，AMRを減量した後のほうが，生存期間が長い傾向がみられていることである。AMR 40mg/m^{2}群のMSTは14.9カ月であったが，AMR 35mg/m^{2}群のMSTは20.7カ月に延長していた。これはSCLCの治療において無理に高用量の抗癌薬を使うのではなく効果と毒性のバランスが重要であることを示唆している。また後治療に着目すると，CDDP+CPT-11群では後治療としてAMR単剤がかなり高頻度で使用されている。このことがCDDP+CPT-11群において，CDDP+AMR群と奏効率やPFSが変わらないにもかかわらず，OSが延長した結果につながった可能性が示唆されている。以上から，後治療も十分に入るような投与の順番（シークエ

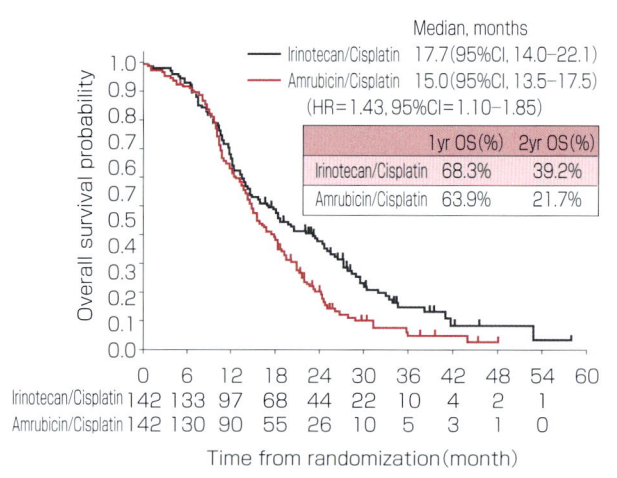

図3 JCOG0509 全生存期間
(Satouchi M, Kotani Y, Shibata T, et al. Phase III study comparing amrubicin plus cisplatin with irinotecan plus cisplatin in the treatment of extensive-disease small-cell lung cancer: JCOG0509. J Clin Oncol 2014; 32: 1262-9 より引用)

ンス)を意識した治療戦略を考えることが今後必要になってくるかもしれない。

- 高齢者を対象とした初回治療における AMR 単剤の市販後臨床試験[22]

　高齢者 ED-SCLC の初回化学療法として AMR 単剤と CBDCA+ETP 併用療法を比較する第Ⅲ相試験が市販後臨床試験として実施された。解析された症例では有効性に大きな差は認めなかったが，AMR 群で有意に毒性が強かったために試験は途中で中止となった。特に発熱性好中球減少症および薬剤性肺障害が AMR 群でそれぞれ 34.4% および 12.5% 認められた。JCOG0509 試験と同様に AMR の投与量が多かったことが重い毒性につながった理由の一つと思われる。最終的に高齢者においても AMR は初回治療での位置づけを見いだすことはまだできていない。

■既治療 SCLC に対する化学療法(二次化学療法以降)

● 標準的化学療法(図1)

　肺癌診療ガイドライン 2015 に基づいて作成したⅣ期 SCLC の標準的な二次化学療法を図1にまとめて示す。「再燃形式と re-challenge 療法」で述べたように再燃形式が sensitive relapse か refractory relapse かで化学療法の効果が大きく変わるため sensitive relapse では化学療法を行うことは grade A(強く推奨)で推奨され，一方，refractory relapse では化学療法を行うこと自体が grade C(考慮される)となっている。

　Sensitive relapse では，推奨されるレジメンとして第Ⅲ相試験のエビデンスがあるものは，NGT 単剤，AMR 単剤，PEI 併用療法[23]の3レジメンがあるが，それぞれ問題点がある。まず NGT 単剤は一番古くから二次化学療法以降に使用され，現在ガイドライン上は最も標準的とされる薬剤であるが，緩和治療(best supportive care: BSC)や古いレジメンである CPA などとの比較試験で OS 延長が証明されているだけであり，かつ試験全体の症例数が少ない検討であったために現状においては十分なエビデンスがあるとはされていない[24]。次に AMR 単剤は，唯一の第Ⅲ相試験である ACT-1 試験で NGT 単剤と直接比較が行われ，奏効率，PFS，OS などの有効性の指標において NGT 単剤よりもよい傾向を示したが，主要評価項目である OS における統計学的な優越性は検証されなかった[25]。最後に PEI 療法は，次項で詳しく述べるが，毒性が強く入院が必須であるために誰でも使用できるレジメンではない。

　これら3つのレジメンを俯瞰的に眺めると，

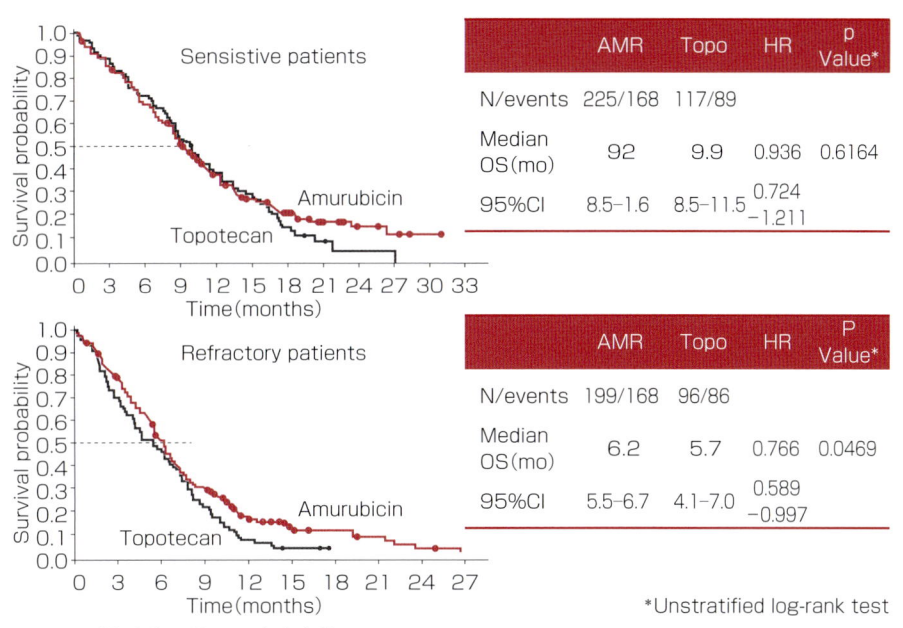

図4 再燃形式で分けた全生存期間
Refractory relapse で有意差。肺癌診療ガイドラインの refractory relapse の grade C1 付与の根拠となった。
(von Pawel J, Jotte R, Spigel DR, et al. Randomized phase III trial of amurubicin versus topotecan as second-line treatment for patients with small-cell lung cancer. J Clin Oncol 2014；32：4012-9 より引用)

sensitive relapse においては，NGT とほぼ同等もしくは優れた傾向にあることが示され，かつ点滴日数など利便性も優れる AMR が最も有望な二次化学療法の薬剤と考えられる。先述した初回化学療法の JCOG0509 試験[23]の標準治療群である CDDP+CPT-11 併用療法の後治療で使用された薬剤のデータをみてもわかるように，実地臨床においては多くの場合 AMR が NGT より優先的に使用されており，二次治療の community standard は AMR 単剤であるといっても過言ではないが，AMR 単剤の有用性を改めて検証する臨床試験が行われることが望ましい。

その他に第Ⅱ相試験のエビデンスがある re-challenge 療法，CPT-11 単剤，ETP 単剤などのレジメンがあるが，エビデンスレベルから考えると AMR 単剤，NGT 単剤，PEI 併用療法のいずれもが使用できない場合や，三次治療以降の選択肢と考えるべきであろう。ただし re-challenge 療法については「再燃形式と re-challenge の療法」でも述べているが，再燃までに半年以上の期間が開いた場合，特に1年以上経過した場合には，二次治療として選択してもよいかもしれない。

Refractory relapse ではさまざまな試験において NGT の有用性が乏しいことはよく知られ，現在高いエビデンスレベルをもって積極的に推奨されるレジメンは存在しない。しかしながら，ACT-1 試験のサブグループ解析では，refractory relapse において NGT 群と比べて AMR 群の OS が有意に延長しており，AMR 単剤が有望である可能性が示されている（図4）[25]。また第Ⅱ相試験ではあるが，refractory relapse 症例を対象に AMR 単剤の有用性を検討した JCOG0901 試験において，奏効率 32.9％，MST 8.9 カ月と有望なデータが示されている[26]。これらのことから，refractory relapse においては AMR 単剤を治療選択肢と考えてよいであろう。

なお，AMR 単剤はアントラサイクリン系の薬剤であり，蓄積心毒性について懸念されてきたが，第Ⅲ相試験 ACT-1 試験[25]では累積投与量にかかわらず，心毒性の明らかな増加は示されていない。もちろん注意は必要であるが，長期投与の症例においても過度に神経質になる必要はないと

思われる．

● **二次化学療法における前治療レジメンの影響**

Refractory relapse 症例を対象に AMR 単剤の有用性を検討した JCOG0901 試験のサブグループ解析において興味深いデータが示されている[26]．図5 は前治療の ETP 投与歴の有無で分けた PFS と OS のデータであるが，ETP 投与歴がない群では，ETP 投与歴のある群と比較して有意に PFS および OS の延長が示されている．その理由の一つとして ETP も AMR もトポイソメラーゼⅡ阻害薬であるために ETP 投与歴がある患者に AMR を投与した場合にある程度の交差耐性を示した可能性が考えられている．欧米では初回化学療法で CDDP+ETP 併用療法が頻用されているが，先述の ACT-1 試験[25]において AMR 単剤が NGT 単剤に対して OS 延長効果を統計学的に検証できなかったのは，登録症例の大半が前治療（初回化学療法）に ETP を使用していたため AMR に対してある程度の交差耐性を有していたからかもしれない．一方，本邦の初回化学療法は主に CDDP+CPT-11 併用療法のため，二次治療に AMR 単剤を選択することは理に適っているかもしれない．なお，この JCOG0901 試験のサブグループ解析の注意点として ETP 使用歴のある群の OS と PFS はこれまでの refractory relapse 症例の報告から考えると決して悪いデータではなく，むしろ ETP 使用歴のない群の成績が際立ってよいだけである．治療のシークエンスを考えるときに交差耐性の有無は重要な可能性があり，今後のさらなる検討が望まれる．

■ **NGT の特徴に着目した使用方法**

プラチナを除いた SCLC の主要4薬剤（CPT-11，NGT，AMR，ETP）の中で腎排泄の薬剤は NGT のみであり，ほかの3薬剤は肝代謝・胆汁排泄である．この点に着目すると，ED-SCLC で散見される多発肝転移の急激な進行により血清ビリルビンの上昇傾向など肝不全が生じつつある状況においては，腎排泄の NGT の使用が考慮される．NGT の治療効果により肝転移が縮小し肝機能が改善した場合には，ほかの3薬剤が再び治療

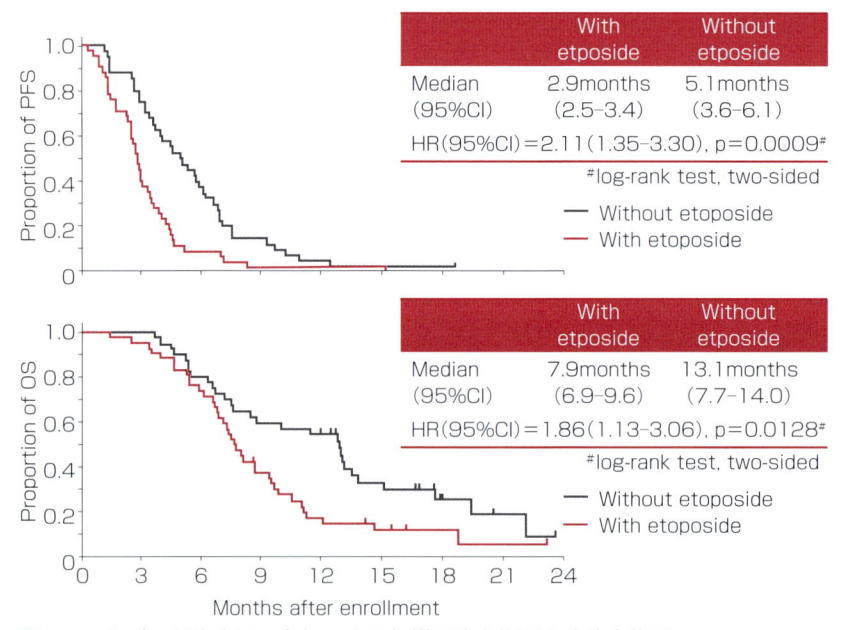

図5 エトポシド治療歴の有無による無増悪生存期間と全生存期間
ORR はエトポシド治療歴あり群で 21%，エトポシド治療歴なし群で 45%．
〔Murakami H, Yamamoto N, Shibata T, et al. A single-arm confirmatory study of amrubicin in patients with refractory small-cell lung cancer : Japan Clinical Oncology Group Study (JCOG0901). Lung Cancer 2014 ; 84 : 67-72 より引用〕

	With etoposide	Without etoposide
Median (95%CI)	2.9months (2.5-3.4)	5.1months (3.6-6.1)
HR(95%CI)=2.11(1.35-3.30), p=0.0009[#]		

[#]log-rank test, two-sided

	With etoposide	Without etoposide
Median (95%CI)	7.9months (6.9-9.6)	13.1months (7.7-14.0)
HR(95%CI)=1.86(1.13-3.06), p=0.0128[#]		

[#]log-rank test, two-sided

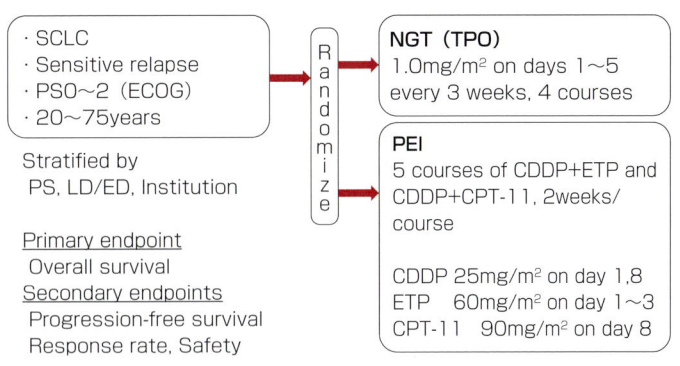

図6 JCOG 0605：試験概要
PEI：CDDP＋ETP＋CPT-11, ECOG：Eastern Cooperative Oncology Group.

選択肢となることもあり，予後の改善が見込める。著者の経験でも，未治療 ED-SCLC の患者が多発肝転移で血清ビリルビンが 5mg/dl を超えていたために NGT を 4 コース投与したところ，著明な腫瘍縮小により肝機能が改善し，さらに次治療として CDDP+VP-16 を使用可能となった症例を経験した。

図7 PEI(CDDP＋ETP＋CPT-11)療法治療スケジュール
G-CSF は，Day 9 以降の抗癌薬投与のない日には連日投与された。

新規治療レジメン

■PEI 併用療法(JCOG0605)

本邦で sensitive relapse を対象に行われた第Ⅲ相試験 JCOG0605 の結果が 2016 年に Lancet Oncolgy 誌に報告された[23]。本試験は，再発 SCLC の標準的治療の一つとされる NGT 単剤療法に対する CDDP+ETP+CPT-11(PEI)併用療法の OS 延長効果を検証した試験である(図6)。PEI 群の MST は 18.2 カ月(95% 信頼区間 15.7-20.6)であり，NGT 群の MST の 12.5 カ月(95% 信頼区間 10.8-14.9)に対して，ハザード比 0.67 (95% 信頼区間 0.51-0.88, p=0.0079)と統計学的有意に生存期間延長を証明した。また PFS 中央値および奏効率もそれぞれ PEI 群で良好な結果であった〔PFS 中央値：5.7 カ月(95% 信頼区間 5.2-6.2) vs. 3.6 カ月(3.0-4.4), p＜0.0001，奏効率：84% vs. 27%, p＜0.0001〕。PEI 併用療法は再発 SCLC(sensitive relapse)において併用療法としては初めて生存期間延長を証明したレジメンとなった。

単純にこの結果だけを聞くと PEI 併用療法を sensitive relapse の標準的治療としてもよいかと思われるかもしれないが，PEI 併用療法を実地臨床で標準的治療とするにはいくつかの制限がある。まず，本試験には非常に状態のよい患者が選択されて登録されており，そのことは年齢中央値が 64 歳で，97% の症例が PS 0～1 であることや，初回化学療法から再発までの期間が中央値で 5～6 カ月であることからもわかる。次に PEI 併用療法は図7からもわかるように顆粒球コロニー刺激因子(granulocyte-colony stimulating factor：G-CSF)を含むと 10 週間の治療期間のうちの大半をなんらかの薬物投与を受けて過ごすレジメンであり，入院ベースになると思われる。本試験は生活の質に関する調査は行われていない

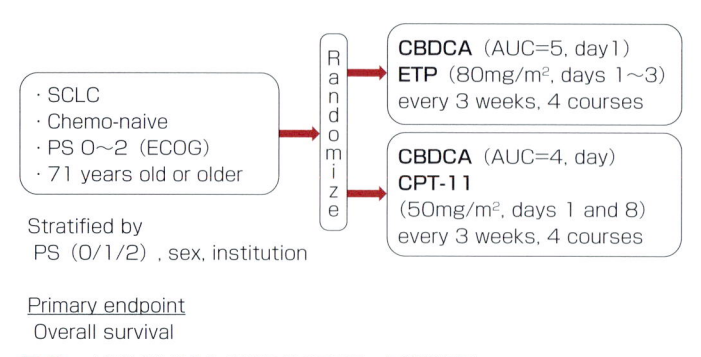

図8 JCOG1201/TORG1528：試験概要
ECOG：Eastern Cooperative Oncology Group.
（プロトコールより著者作成）

が，少なくとも治療期間中は日常生活を送ることは難しく，生活が制限されてしまう。最後にPEI併用療法はG-CSFの連日投与にもかかわらず発熱性好中球減少症が31％も生じている。また50％が減量を要し，22％が治療途中中止となっている。これらからPEI併用療法は体の負担の強い治療であることがわかる。よって現時点ではPEI併用療法は一部の若くて元気な限られた患者への治療選択肢の一つと位置付けられる。

実地臨床でわれわれが治療していく患者は高齢であったり，重喫煙による各種合併症を有したりと状態がよくないことが多く，本試験の対象となった患者とは状態が大きく異なっている可能性がある。副作用や治療スケジュールも十分に考慮したうえでPEI併用療法を選択する必要がある。

■JCOG1201/TORG1528，高齢者を対象としたCBDCA+CPT-11併用療法

70歳以上の高齢者の初回標準的治療は，JCOG9702試験にもとづくCBDCA+ETP併用療法が中心であることは先述したが，日本の初回化学療法の標準レジメンであるCDDP+CPT-11併用療法のCPT-11を高齢者の治療に組み込むことで治療効果の向上を図るべく，CBDCA+CPT-11を試験治療として標準的治療CBDCA+ETPと比較する第Ⅲ相試験JCOG1201/TORG1528が進行中である（図8）。高齢者においてもCPT-11が初回化学療法の標準的治療に組み込まれるかどうか

が注目される試験である。

今後期待される新しい薬物療法

■免疫チェックポイント阻害薬

2015年にこれまでの薬物療法とはまったく異なる作用機序をもつ免疫チェックポイント阻害薬ニボルマブ（nivolumab）の既治療進行NSCLCに対する生存期間延長効果がCheckMate 017試験およびCheckMate 057試験において検証された[27)28)]。2015年12月には本邦でも適用拡大により「切除不能な進行・再発のNSCLCの患者」に保険適用となっている。

免疫チェックポイント阻害薬は，抗PD-1抗体，抗PD-L1抗体，抗CTLA-4抗体などが知られており，いずれもT細胞に対する抑制性シグナルを阻害することでT細胞の活性を維持し抗腫瘍効果を発揮する薬剤である。ニボルマブは抗PD-1抗体であり，T細胞上のPD-1受容体とニボルマブが結合することでPD-1受容体と腫瘍細胞上のPD-L1/PD-L2の結合を阻害し，その結果，抑制性シグナルが減弱しT細胞は活性を維持し，抗腫瘍効果を発揮する（図9）。ニボルマブは既治療進行NSCLCの従来の標準的治療であったDTXと比べて統計学的有意に生存期間延長効果を示したため，DTXよりも優先される標準的治療の選択肢と位置づけられ，現在，実地臨床で

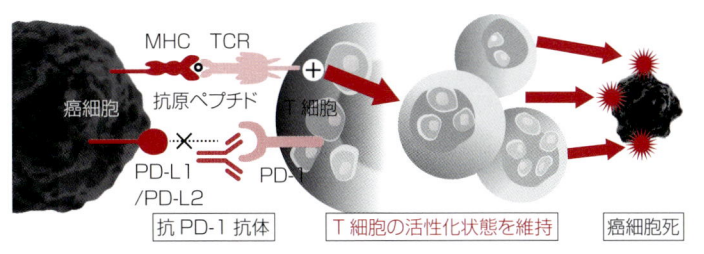

図9 抗PD-1抗体の作用機序
(ニボルマブ製品情報概要より一部改変)

多くのNSCLC患者への投与が行われている。

ニボルマブは，NSCLCの亜分類である非扁平上皮肺癌(CheckMate057)および扁平上皮肺癌(CheckMate017)の両方において生存期間延長効果が証明されているが，特に扁平上皮肺癌での有用性が顕著に認められている[27)28)]。DTXと比べた場合の生存延長効果は，扁平上皮肺癌でハザード比0.59(95%信頼区間0.44-0.79, $p<0.001$)，非扁平上皮肺癌でハザード比0.73(96%信頼区間0.59-0.89, $p=0.002$)であった。免疫チェックポイント阻害薬の有効性を予測する可能性のある指標の一つとして，免疫原性と関係する遺伝子変異の多様性(mutational burden)が挙げられている[29)]。この報告では扁平上皮肺癌および非扁平上皮肺癌を代表する肺腺癌では各癌種の中でも高度なmutational burdenをもつことが示されており，さらに肺腺癌と比べると扁平上皮肺癌では個々の患者の多様性のばらつきの幅が少なく，おしなべてmutational burdenが高いことがわかる。このことが全体でみた場合の非扁平上皮肺癌(CheckMate057)と扁平上皮肺癌(CheckMate017)におけるDTXと比べた場合の有効性の違いの原因かもしれない。扁平上皮肺癌患者では高率に喫煙歴を有するが，非扁平上皮肺癌の患者では一定数の非喫煙者が含まれており，喫煙率に違いがみられる。肺癌の組織型によるmutational burdenの違いについては発癌物質を数千種類含むタバコが影響している可能性が高い[29)]。またニボルマブの治療効果に対する喫煙の影響として，非扁平上皮肺癌が対象であるCheckMate057試験のサブグループ解析においてはDTXと比べた場合のニボルマブの全生存におけるハザード比は喫煙者で0.70(95%信頼区間0.56-0.86)，非喫煙者で1.02(0.64-1.61)と報告されており，ニボルマブは喫煙者に有効であることが強く示唆されている。これらのことから考えると，ほとんどの患者が喫煙者であり，またmutational burdenが高いことが報告されている小細胞肺癌に対してニボルマブをはじめとする免疫チェックポイント阻害薬が少なくとも一部の患者には有効性を示す可能性は十分にあると考えられる[30)]。

2015年の世界肺癌学会議において抗PD-1抗体であるペンブロリズマブ(pembrolizumab)の小細胞肺癌に対する有効性を示唆する第Ⅰ相試験(KEYNOTE-028)の結果が報告された[31)]。免疫染色でPD-L1が陽性である既治療小細胞肺癌に対して奏効率が29%であった。また2016年には既治療小細胞肺癌に対するニボルマブ単剤およびニボルマブと抗CTLA-4抗体イピリムマブの併用療法の有効性を示唆する第Ⅰ/Ⅱ相試験(CheckMate032)の中間解析結果がLancet Oncology誌に報告された[32)]。ニボルマブ単剤の奏効率は10%，ニボルマブとイピリムマブの併用療法は19〜23%(投与量により多少異なる)であった。これらの結果は，AMRの奏効率と比べると治療効果は一見顕著ではないが，免疫チェックポイント阻害薬の特徴である長期にわたる奏功が小細胞肺癌の患者にも同様にみられており，一部の患者には高い有効性が期待される。

これらの有望な結果を受けて，現在，SCLCを対象に免疫チェックポイント阻害薬の第Ⅲ相試験が複数進行中である。ニボルマブとイピリムマブについては，ED-SCLCを対象に初回化学療法を完遂した後の維持療法としてニボルマブ単剤，ニ

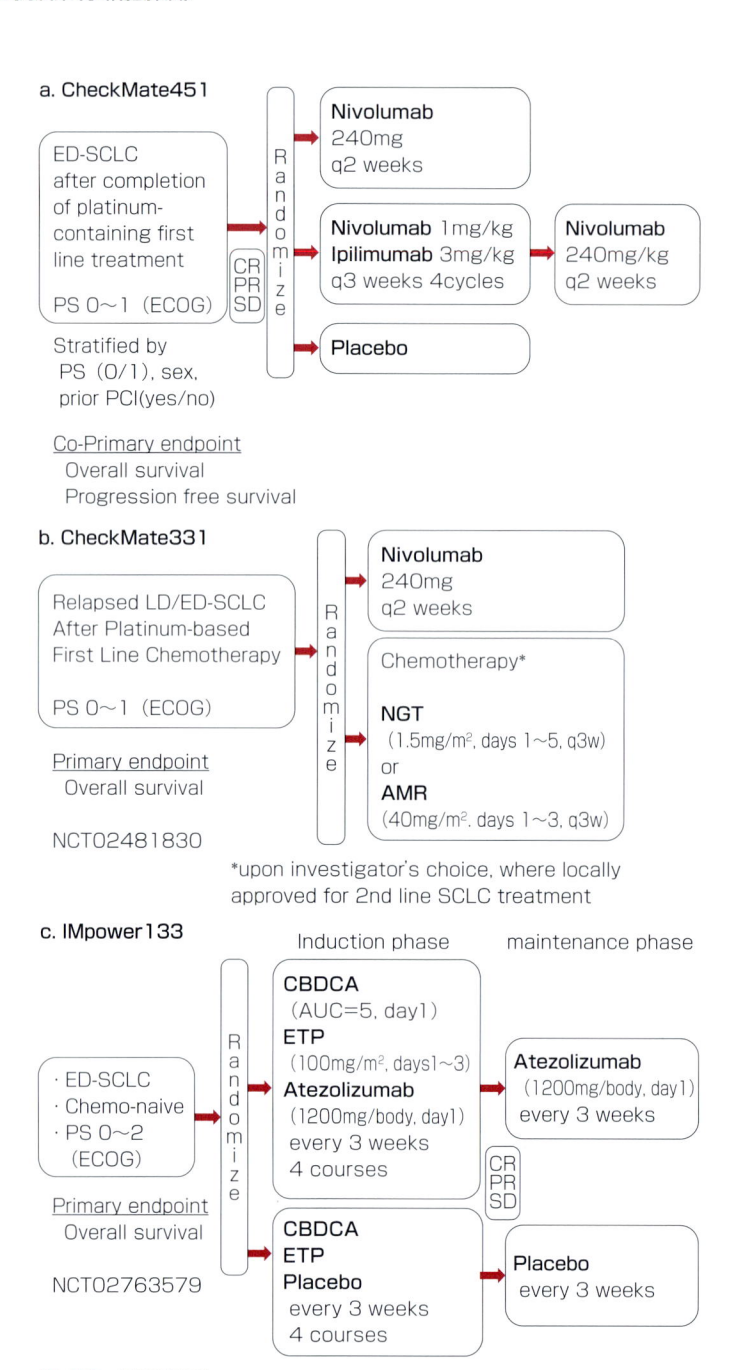

第2章 ●細胞障害性抗癌薬(小細胞肺癌)

a. CheckMate451

ED-SCLC after completion of platinum-containing first line treatment

PS 0〜1 (ECOG)

Stratified by
 PS (0/1), sex,
 prior PCI(yes/no)

Randomize (CR/PR/SD)
→ Nivolumab 240mg q2 weeks
→ Nivolumab 1mg/kg Ipilimumab 3mg/kg q3 weeks 4cycles → Nivolumab 240mg/kg q2 weeks
→ Placebo

Co-Primary endpoint
　Overall survival
　Progression free survival

b. CheckMate331

Relapsed LD/ED-SCLC After Platinum-based First Line Chemotherapy

PS 0〜1 (ECOG)

Randomize
→ Nivolumab 240mg q2 weeks
→ Chemotherapy*
　NGT (1.5mg/m², days 1〜5, q3w)
　or
　AMR (40mg/m², days 1〜3, q3w)

Primary endpoint
　Overall survival

NCT02481830

*upon investigator's choice, where locally approved for 2nd line SCLC treatment

c. IMpower133

・ED-SCLC
・Chemo-naive
・PS 0〜2 (ECOG)

Primary endpoint
　Overall survival

NCT02763579

Randomize

Induction phase
→ CBDCA (AUC=5, day1)
　ETP (100mg/m², days1〜3)
　Atezolizumab (1200mg/body, day1) every 3 weeks 4 courses
→ CBDCA
　ETP
　Placebo
　every 3 weeks 4 courses

maintenance phase (CR/PR/SD)
→ Atezolizumab (1200mg/body, day1) every 3 weeks
→ Placebo every 3 weeks

図10　試験概要
ECOG：Eastern Cooperative Oncology Group.

ボルマブとイピリムマブ(ipilimumab)の併用療法，プラセボの3群にランダム化して生存延長効果を比較検証する第Ⅲ相試験(CheckMate 451；NCT02538666)が行われている(図10a)。またプラチナ既治療SCLCを対象として，ニボルマブ単剤と化学療法(AMRもしくはNGT)にランダム化し，ニボルマブの生存期間延長効果を検証する第Ⅲ相試験(CheckMate331；NCT02481830)も行われている(図10b)。抗PD-L1抗体のアテゾリズマブ(atezolizumab)においては，未治療ED-SCLCを対象にCBDCA＋ETPにアテゾリズマブの上乗せ効果を検証する第Ⅲ相試験(IMpower133；NCT02763579)が進行中である(図10c)。

免疫チェックポイント阻害薬の毒性については，細胞障害性抗癌薬と比べた場合，全体的にみると有害事象の発生頻度は低く重症度も軽いが，従来の細胞障害性抗癌薬や分子標的治療薬では認められない免疫関連の有害事象が生ずることが知られている。頻度はさほど高くないが重篤になることがあり，薬剤性肺障害を含む致死的な有害事象も報告されている。先述のCheckMate032試験でもニボルマブとイピリムマブの併用療法で重症筋無力症，腎機能障害，薬剤性肺臓炎による死亡がそれぞれ1例ずつ認められた[25]。その他にも，1型糖尿病，甲状腺機能低下などの内分泌系の障害，大脳炎，肝機能障害，脳炎など多彩な有害事象が報告されている。将来，小細胞肺癌に免疫チェックポイント阻害薬が承認された場合には免疫関連の有害事象に十分に注意して使用する必要があると思われる。

免疫チェックポイント阻害薬は従来の抗癌薬と比べて桁違いに高価であるために保険診療で多数の患者に使用された場合には，国民皆保険制度に影響するのではないかと心配されている。免疫チェックポイント阻害薬は現時点では投与してみないと有効か無効かわからないために，結果として実際は無効である患者に対しても投与が行われることになる。無効であるのに投与することは金銭面の損失だけでなく，患者を腫瘍進行による状態悪化や副作用の危険にさらすことになる。コストの面でも安全性の面でも有効性を示す患者を選択可能にするバイオマーカーの発見が喫緊の課題である。

■抗体薬物複合体(antibody-drug conjugate：ADC)

2016年の米国臨床腫瘍学会年次総会で新しい抗体薬物複合体rovalpituzumab tesirineの再発・難治性SCLCに対する第Ⅰ相試験の結果が報告された[33]。このタイプの薬剤はほかの悪性腫瘍では承認されているが，肺癌では最初の有効性を示唆する報告である。Rovalpituzumab tesirineは，抗デルタ様タンパク3(DLL3)に対するヒト化モノクローナル抗体と細胞障害性抗癌作用を有するpyrrolobenzodiazepineの二量体毒素を結合させた薬剤である。DLL3は神経内分泌腫瘍に高発現しており，小細胞癌では約80％に発現がみられている。今回の報告では，既治療小細胞肺癌患者において全体で18％の奏効率が得られ，さらにDLL3が50％以上の腫瘍細胞に発現している患者では，奏効率39％，1年生存率32％と既治療症例としては有望な結果であった。有害事象としては倦怠感(35％)や四肢の浮腫(27％)のほかに胸水貯留(31％)がみられ，grade3以上の血小板減少(12％)や体腔液貯留(11％)もあったと報告された。現時点ではまだ小数例の報告であり，有効性および安全性において不明な点が多く，今後の臨床試験の結果を待たなければならないが，DLL3の発現をバイオマーカーとした薬剤開発が大いに期待される結果であった。

おわりに

現在，肺癌の薬物療法は，NSCLCにおいては治療のターゲットとなる遺伝子変異が次々と発見され，その変異に対応する分子標的治療薬が開発されるなど分子レベルでの個別化医療が発展中である。一方，小細胞肺癌においては，有効な分子

標的治療薬はまだ開発されておらず，現時点では従来から使用されてきた細胞障害性抗癌薬がキードラッグである。SCLCではNSCLCと比べて承認されている薬剤が少ないため，re-challengeの戦略も含めて限られた薬剤を安全に使いこなし，目の前にいる患者の生存期間延長と生活の質の向上を最大限目指していただきたい。

最近，NSCLCで有用性が証明され，本邦でも承認されている免疫チェックポイント阻害薬がSCLCでも期待されている。SCLCでも有用性が認められ，国から承認を得られた場合には，十数年ぶりにSCLCに新しい治療選択肢をもたらし，SCLCの標準的治療のアルゴリズムを変えることになるため引き続き注目していきたい。

関連するCOI（2014～2015年）：講演料（日本化薬）。

●文献
1) Nicholson AG, Chansky K, Crowly J, et al. The international association for the study of lung cancer staging project: proposals for the revision of the clinical and pathologic staging of small cell lung cancer in the forthcoming eighth edition of the TNM classification for lung cancer. J Thorac Oncol 2015；11：300-11.
2) Tiseo M, Ardizzoni A. Current status of second-line treatment and novel therapies for small cell lung cancer. J Thorac Oncol 2007；2：764-72.
3) Kim YH, Goto K, Yoh K, et al. Performance status and sensitivity to first-line chemotherapy are significant prognostic factor in patients with recurrent small cell lung cancer receiving second-line chemotherapy. Cancer 2008；113：2518-23.
4) Kalemkerian GP, Loo BW, Akerley W, et al. NCCN Clinical Practice Guidelines in Oncology. Small Cell Lung Cancer, version 1. 2016. URL: http://www.nccn.org/professionals/physician_gls/pdf/sclc.pdf (accessed 20/June/2016).
5) Postmus PE, Berendsen HH, van Zandwijk N, et al. Retreatment with the induction regimen in small cell lung cancer relapsing after an initial response to short term chemotherapy. Eur J Cancer Clin Oncol 1987；23：1409-11.
6) Giaccne G, Ferrati P, Donadio M, et al. Reinduction chemotherapy in small cell lung cancer. Eur J Cancer Clin Oncol 1987；23：1697-9.
7) Inoue A, Sugawara S, Maemondo M, et al. Randomized phase II trial comparing amrubicin with re-challenge of platinum doublet in patients with sensitive-relapsed small-cell lung cancer: North Japan Lung Cancer Study Group trial 0702. Lung Cancer 2015；89：61-5.
9) Green RA, Humphrey E, Close H, et al. Alkylating agents in bronchogenic carcinoma. Am J Med 1969；46：516-25.
10) Pujol JL, Carestia L, Daures JP, et al. Is there a case for cisplatin in the treatment of small-cell lung cancer? A meta-analysis of randomized trials of a cisplatin-containing regimen versus a regimen without this alkylating agent. Br J Cancer 2000；83：8-15.
11) Baka S, Califano R, Ferraldeschi R, et al. Phase III randomized trial of a doxorubicin-based chemotherapy compared with platinum-based chemotherapy in small-cell lung cancer. Br J Cancer 2008；99：442-7.
12) Noda K, Nishiwaki Y, Kawahara M, et al. Irinotecan plus cisplatin compared with etoposide plus cisplatin for extensive small-cell lung cancer. N Engl J Med 2002；346：85-91.
13) Jiang J, Liang X, Zhou X, et al. A meta-analysis of randomized controlled trials comparing irinotecan/platinum with etoposide/platinum in patients with previously untreated extensive-stage small cell lung cancer. J Thorac Oncol 2010；5：867-73.
14) Minami H, Sai K, Saeki M, et al. Irinotecan pharmacokinetics/pharmacodynamics and UGT1A genetic polymorphisms in Japanese: roles of UGT1A1*6 and *28. Pharmacogenet Genomics 2007；17：497-504.
15) Okamoto H, Watanabe K, Kunikane H, et al. Randomized phase III study of carboplatin plus etoposide vs split doses of cisplatin plus etoposide in elderly or poor-risk patients with extensive disease small-cell lung cancer: JCOG9702. Br J Cancer 2007；97：162-9.
16) Ohe Y, Ohashi Y, Kubota K, et al. Randomized phase III study of cisplatin plus irinotecan versus carboplatin plus paclitaxel, cisplatin plus gemcitabine, and cisplatin plus vinorelbine for advanced non-small-cell lung cancer: Four Arm Cooperative Study in Japan. Ann Oncol 2007；18：317-23.
17) Han JY, Kim HT, Lim KY, et al. Randomized phase II study of maintenance irinotecan therapy versus observation following induction chemotherapy with irinotecan and cisplatin in extensive disease small cell lung cancer. J Thorac Oncol 2008；3：1039-45.
18) Zhou H, Zeng C, Wei Y, et al. Duration of chemotherapy for small cell lung cancer: a meta-analysis. PLoS One 2013；8：e73805.
19) Slotman B, Faivre-Finn C, Kramer G, et al；EORTC Radiation Oncology Group and Lung Cancer Group. Prophylactic cranial irradiation in extensive small-cell lung cancer. N Engl J Med 2007；357：664-72.
20) Seto T, Takahashi T, Yamanaka T, et al. Prophylactic cranial irradiation (PCI) has a detrimental effect on the overall survival (OS) of patients (pts) with extensive disease small cell lung cancer (ED-SCLC): results of a Japanese randomized phase III trial. J Clin Oncol 2014；32：suppl. abstract 7503.
21) Satouchi M, Kotani Y, Shibata T, et al. Phase III study comparing amrubicin plus cisplatin with irinotecan plus cisplatin in the treatment of extensive-disease small-cell lung cancer: JCOG0509. J Clin Oncol 2014；32：1262-9.
22) Sekine I, Okamoto H, Horai T, et al. A randomized phase III study of single-agent amrubicin vs carboplatin/etoposide in elderle patients with extensive-disease small cell lung cancer. Clin Lung Cancer 2014；15：96-102.
23) Goto K, Ohe Y, Shibata T, et al. Combined chemotherapy with cisplatin, etoposide, and irinotecan

23) versus topotecan alone as second-line treatment for patients with sensitive relapse small-cell lung cancer (JCOG0605): a multicentre, open-label, randomised phase 3 trial. Lancet Oncol 2016 Jun13. doi: 10. 1016/S1470-2045 (16) 30104-8.
24) O'brien ME, Ciuleanu TE, Tsekov H, et al. Phase III trial comparing supportive care alone with supportive care with oral topotecan in patients with relapsed small-cell lung cancer. J Clin Oncol 2006; 24: 5441-7.
25) von Pawel J, Jotte R, Spigel DR, et al. Randomized phase III trial of amurubicin versus topotecan as second-line treatment for patients with small-cell lung cancer. J Clin Oncol 2014; 32: 4012-9.
26) Murakami H, Yamamoto N, Shibata T, et al. A single-arm confirmatory study of amurubicin in patients with refractory small-cell lung cancer: Japan Clinical Oncology Group Study (JCOG0901). Lung Cancer 2014; 84: 67-72.
27) Brahmer J, Reckamp KL, Baas P, et al. Nivolumab versus docetaxel in advanced squamous-cell non-small-cell lung cancer. N Engl J Med 2015; 373: 123-35.
28) Borghaei H, Paz-Ares L, Horn L, et al. Nivolumab versus docetaxel in advanced nonsquamous non-small-cell lung cancer. N Engl J Med 2015; 373: 1627-39.
29) Lawrence MS, Stojanov P, Polak P, et al. Mutational heterogeneity in cancer and searc2h for new cancer-associated genes. Nature 2013; 499: 213-8.
30) Peifer M, Fernández-Cuesta L, Sos ML, et al. Integrative genome analyses identify key somatic driver mutations of small-cell lung cancer. Nat Genet 2012; 44: 1104-10.
31) Ott PA, Elez E, Hiret S, et al. Pembrolizumab for ED SCLC: efficacy and relationship with PD-L1 expression (NCT02054806). J Thorac Oncol 2015; 10: S193.
32) Antonio SJ, López-Martin JA, Bendell J, et al. Nivolumab alone and nivolumab plus ipilimumab in recurrent small-cell lung cancer (CheckMate 032): a multicentre, open-label, phase 1/2 trial. Lancet Oncol 2016; 17: 883-95.
33) Rudin CM, Pietanza MC, Bauer TM, et al. Safety and efficacy of single-agent rovalpituzumab tesirine (SC16LD6.5), a delta-like protein 3 (DLL3)-targeted antibody-drug conjugate (ADC) in recurrent of refractory small cell lung cancer (SCLC). J Clin Oncol 2016; 34 (suppl; abstr LBA8505).

第3章

EGFR チロシンキナーゼ阻害薬

大泉聡史

ポイント

- EGFR遺伝子変異陽性非小細胞肺癌において，EGFRチロシンキナーゼ阻害薬(EGFR-TKI)は従来の標準治療であるプラチナ併用療法を凌駕する高い治療効果をもたらす。
- よってEGFR遺伝子変異陽性の非小細胞肺癌においては，EGFR-TKIによる初回治療が標準治療として確立している。
- 実地臨床でのEGFR-TKIの使い分けは決して「明確に線引き」できず，患者の状態から治療効果と毒性のバランスを十分に考えて決めていくべきである。
- EGFR-TKI耐性時の治療戦略としては，T790M陽性耐性例に対する第三世代TKIの開発が進み，すでにオシメルチニブが本邦でも認可されている。
- 新たな治療戦略として，EGFR-TKIとプラチナ療法あるいは血管新生阻害薬との併用の治療戦略が現在検証されている。

はじめに

癌薬物療法は，従来の殺細胞性抗癌薬のみではなく，分子標的薬が使用されるようになった近年大きく変貌を遂げている。ドライバー遺伝子異常をもつ癌には，分子標的薬で著明な効果がもたらされることが報告された。本章では，特に上皮成長因子受容体(epidermal growth factor receptor：EGFR)遺伝子変異陽性の進行期非小細胞肺癌におけるEGFRチロシンキナーゼ阻害薬(EGFR-TKI)による治療について，これまでの臨床試験の成績などをレビューしながら，最新の知見も交えて考察していきたい。

非小細胞肺癌におけるEGFR遺伝子変異とEGFR-TKIの治療効果

非小細胞肺癌における重要なドライバー遺伝子異常は，やはりEGFR遺伝子変異である。本邦では2002年にゲフィチニブが承認されて臨床応用できることになったが，症例によっては従来の細胞障害性薬剤による治療では経験し得ないような劇的な治療効果が得られることがわかっていた。2004年になってEGFRチロシンキナーゼ部位に遺伝子変異をもつ症例では，EGFR-TKIによる著明な治療効果が得られるというまさにブレイクスルーが報告された(図1)[1)2)]。

この結果を受けて，本邦でもEGFR遺伝子変異陽性肺癌におけるEGFR-TKI，特にその時点で認可されていたゲフィチニブの治療効果を検証

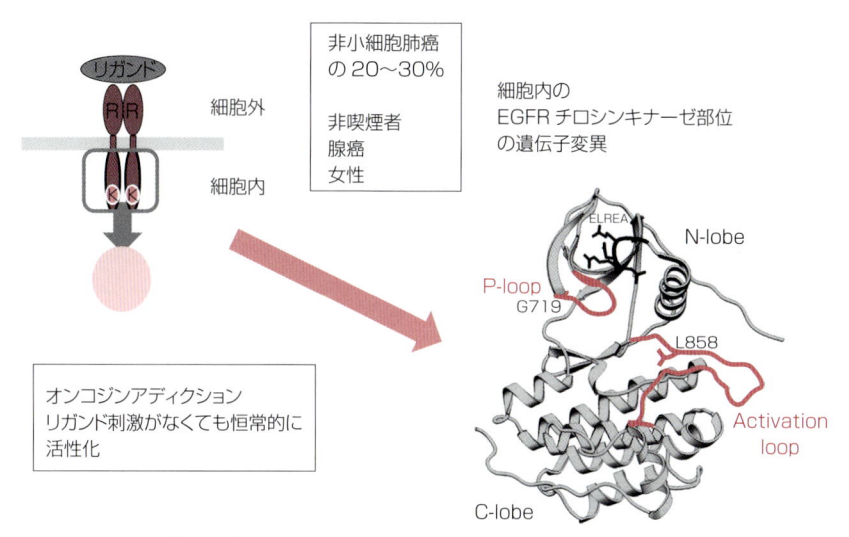

図1 *EGFR* 遺伝子変異とオンコジンアディクション
(Paez JG, Janne PA, Lee JC, et al. EGFR mutations in lung cancer : correlation with clinical response to gefitinib therapy. Science 2004 ; 304 : 1497-500 より引用)

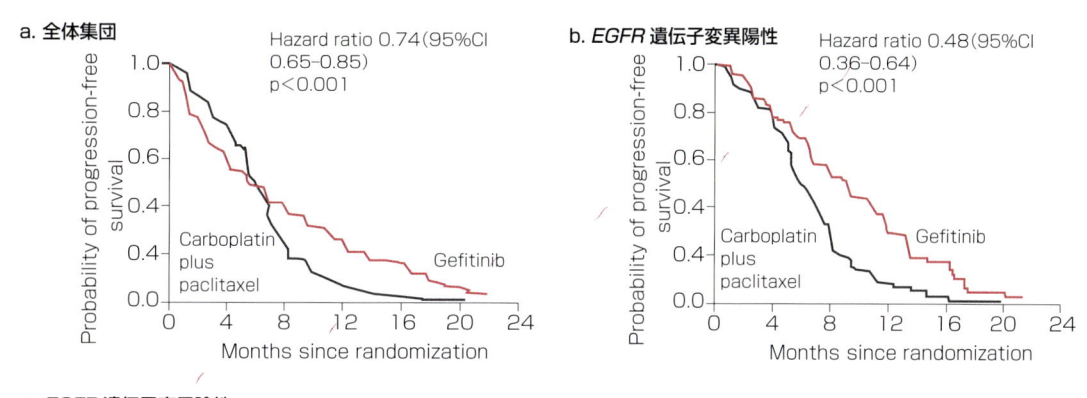

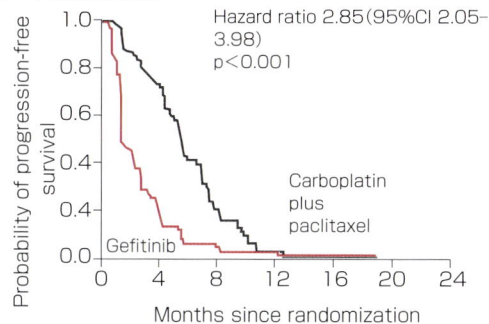

図2 IPASS 試験における PFS の成績
(Mok TS, Wu YL, Thongprasert S, et al. Gefitinib or carboplatin-paclitaxel in pulmonary adenocarcinoma. N Engl J Med 2009 ; 361 : 947-57 より引用)

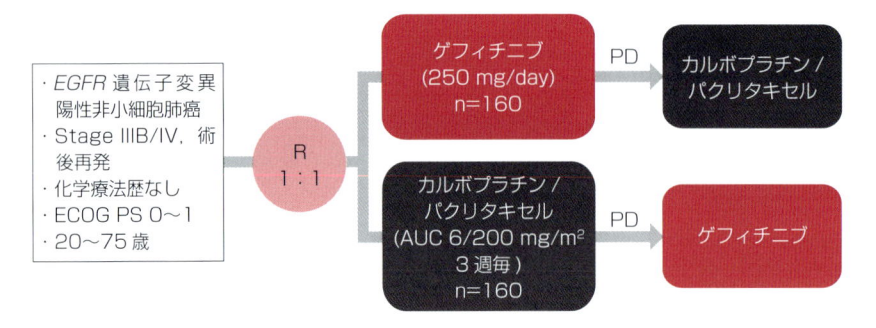

図3 NEJ002試験の試験デザイン
(Maemondo M, Inoue A, Kobayashi K, et al. Gefitinib or chemotherapy for non-small-cell lung cancer with mutated EGFR. N Engl J Med 2010；362：2380-8 より引用)

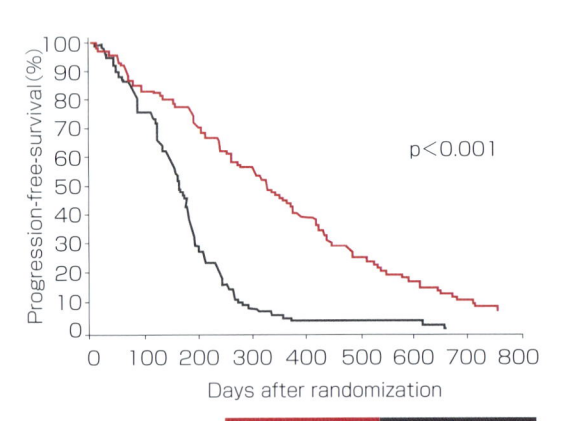

	ゲフィチニブ	プラチナ療法
PFS(中央値)	10.8 カ月	5.4 カ月
奏効率	73.7%	30.7%

図4 NEJ002試験におけるPFSと奏効率
〔Maemondo M, Inoue A, Kobayashi K, et al. Gefitinib or chemotherapy for non-small-cell lung cancer with mutated EGFR. N Engl J Med 2010；362：2380-8. Inoue A, Kobayashi K, Maemondo M, et al. Updated overall survival results from a randomized phase III trial comparing gefitinib with carboplatin-paclitaxel for chemo-naive non-small cell lung cancer with sensitive EGFR gene mutations（NEJ002）. Ann Oncol 2013；24：54-9 より引用〕

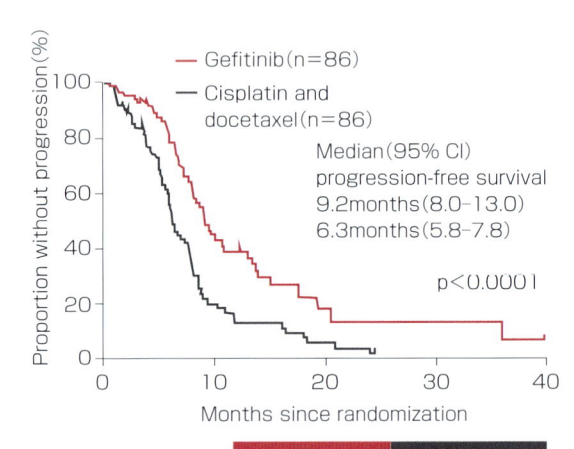

	ゲフィチニブ	プラチナ療法
PFS(中央値)	9.2 カ月	6.3 カ月
奏効率	62.1%	32.2%

図5 WJTOG3405試験におけるPFSと奏効率
〔Mitsudomi T, Morita S, Yatabe Y, et al. Gefitinib versus cisplatin plus docetaxel in patients with non-small-cell lung cancer harbouring mutations of the epidermal growth factor receptor（WJTOG3405）：an open label, randomised phase 3 trial. Lancet Oncol 2010；11：121-8 より引用〕

する複数の第Ⅱ相試験が行われた。どの臨床試験においても*EGFR*遺伝子変異をもつ非小細胞肺癌では高い治療効果がもたらされることが報告されている。この本邦で行われた7つの第Ⅱ相試験をまとめた結果がI-CAMPとして報告されているが，無増悪生存期間(progression-free survival：PFS)中央値9.7カ月，全生存期間(overall survival：OS)中央値24.3カ月，奏効率76.4%と従来の初回プラチナ併用療法の治療成績を凌駕するものであった[3]。

その後に東アジアで非〜軽喫煙者の進行期肺腺癌を対象にして，初回治療としてのゲフィチニブとプラチナ併用療法(カルボプラチン/パクリタキセル)を比較した第Ⅲ相試験がIressa® Pan-Asia Study(IPASS)試験である[4]。全体集団において，ゲフィチニブのプラチナ併用療法に対する主評価項目であるPFSの非劣性および優越性は証明されたが，無増悪生存曲線が交差しておりゲ

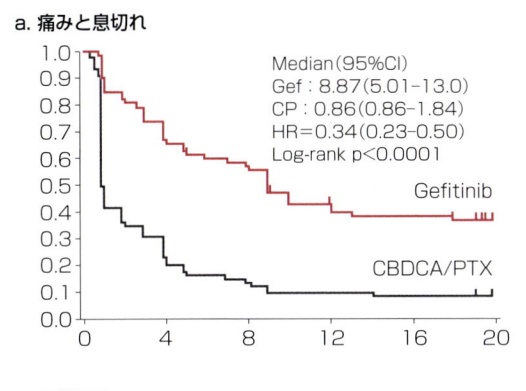

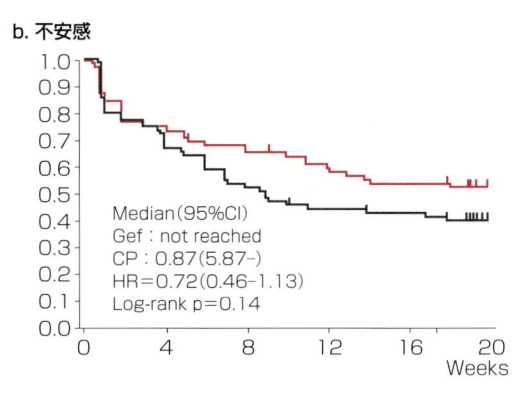

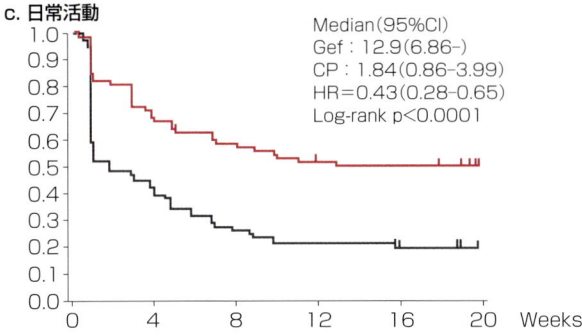

図6 NEJ002試験 QOL低下までの時間の比較
(Oizumi S, Kobayashi K, Inoue A, et al. Quality of life with gefitinib in patients with EGFR-mutated non-small cell lung cancer: quality of life analysis of North East Japan Study Group 002 Trial. Oncologist 2012; 17: 863-70 より引用)

フィチニブ群において早期に増悪している集団が存在する一方，長く治療効果のある集団も存在することが推察された（図2a）。その観点から本試験で最も重要であった知見は，*EGFR*遺伝子変異陽性グループと陰性グループにおけるサブグループ解析であった。すなわち*EGFR*遺伝子変異陽性グループではゲフィチニブの方がプラチナ併用療法群より有意にPFSが長かったが（ハザード比0.48，p＜0.001），*EGFR*遺伝子変異陰性グループではまったく逆の結果になっていた（ハザード比2.85，p＜0.001）（図2b, c）。本試験の結果より，あらためてドライバー遺伝子異常である*EGFR*遺伝子変異をもつ非小細胞肺癌症例に対する適切な分子標的治療，すなわちEGFR-TKIによる治療の重要性が再認識されたわけである。

IPASS試験ではあくまでサブグループとして*EGFR*遺伝子変異陽性集団の解析が行われたが，本邦を中心として*EGFR*遺伝子変異陽性非小細胞肺癌のみを対象とした第Ⅲ相試験が遂行された。そのランドマーク的な臨床研究が，北東日本研究機構（NEJ）002試験[5]および西日本胸部腫瘍臨床研究機構（WJTOG）3405試験である[6]。ともに主評価項目はPFSであったが，NEJ002試験ではゲフィチニブ群で10.8カ月，カルボプラチン／パクリタキセルで5.4カ月（ハザード比0.36，p＜0.001）（図3, 4），またWJTOG3405試験ではゲフィチニブ群で9.2カ月，シスプラチン／ドセタキセルで6.3カ月（ハザード比0.489，p＜0.0001）であり（図5），初回治療においてゲフィチニブがプラチナ併用療法を凌駕する高い治療効果をもたらすことが報告された。同じようなコンセプトの第Ⅲ相臨床試験がゲフィチニブと同じ第一世代であるエルロチニブ，あるいは第二世代の不可逆的チロシンキナーゼ阻害薬アファチニブを試験治療群として行われ，同様の結果が報告されている（表1）[7]〜[10]。

ただしゲフィチニブやエルロチニブを採用したこれらの第Ⅲ相臨床試験では，初回プラチナ併用

第3章 ● EGFR チロシンキナーゼ阻害薬

表1 *EGFR* 遺伝子陽性の非小細胞肺癌における EGFR-TKI の効果：第Ⅲ相試験のまとめ

	奏効率 % EGFR-TKI	PFS（中央値）月 EGFR-TKI	PFS（中央値）月 化学療法	PFS HR（95%CI）
NEJ002（ゲフィチニブ）n=228, 114 G	73.7	10.8	5.4	0.30（0.22-0.41）
WJTOG3405（ゲフィチニブ）n=172, 86 G	62.1	9.2	6.3	0.49（0.34-0.71）
IPASS（ゲフィチニブ）n=261, 132 G	71.2	9.5	6.3	0.48（0.36-0.64）
OPTIMAL（エルロチニブ）n=154, 82 E	82.9	13.1	4.6	0.16（0.10-0.26）
EURTAC（エルロチニブ）n=174, 86 E	58.0	9.7	5.2	0.37（0.25-0.54）
LUX-Lung3（アファチニブ）n=345, 230 A	61.0	11.1 *(13.6)	6.9 *(6.9)	0.58（0.43-0.78） 0.47（0.34-0.65）
LUX-Lung6（アファチニブ）n=364, 242 A	67.0	11.0	5.6	0.28（0.20-0.39）

＊メジャー遺伝子変異集団のみでの成績。

（化学療法の適応にならない）PS 不良の *EGFR* 遺伝子変異陽性例に対するゲフィチニブの効果

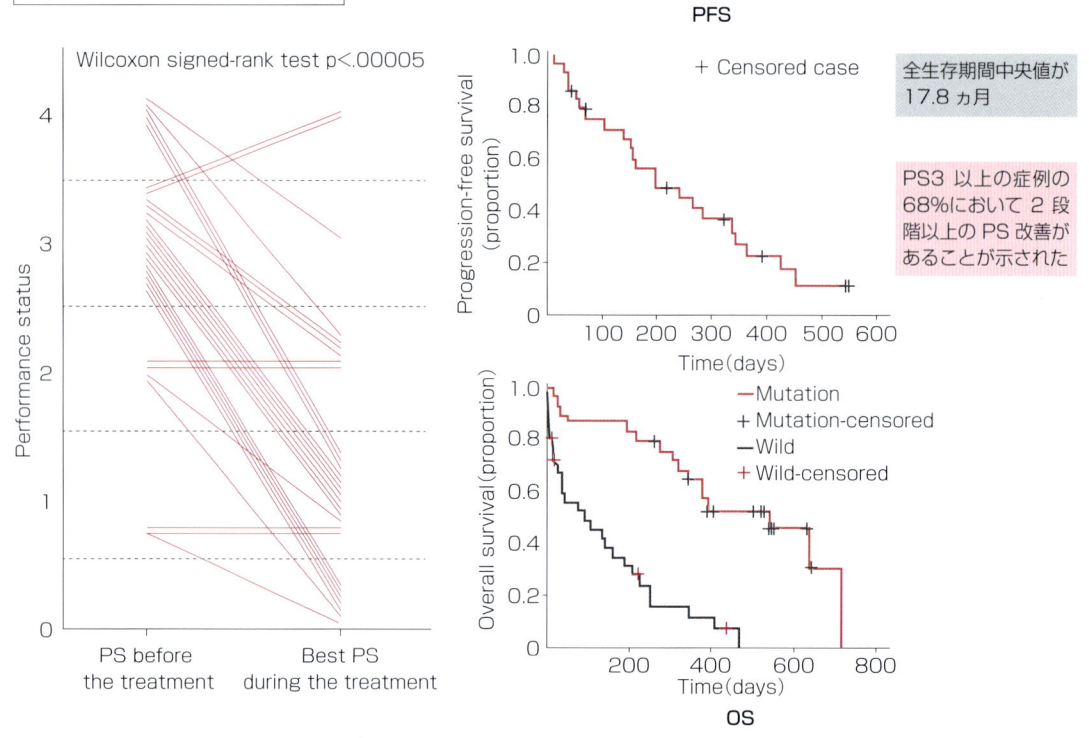

全生存期間中央値が 17.8ヵ月

PS3 以上の症例の 68%において 2 段階以上の PS 改善があることが示された

図7 NEJ001 試験 ゲフィチニブ治療による PS 改善
（Inoue A, Kobayashi K, Usui K, et al. First-line gefitinib for patients with advanced non-small-cell lung cancer harboring epidermal growth factor receptor mutations without indication for chemotherapy. J Clin Oncol 2009；27：1394-400 より引用）

療法群においても二次治療でEGFR-TKIが投与されることによって，初回EGFR-TKI群と比較してOSの成績に有意差を認めなかった[11]。この結果より，特に本邦では*EGFR*遺伝子変異陽性非小細胞肺癌において初回治療はEGFR-TKIにすべきか，それとも従来のプラチナ併用療法にすべきかが活発に議論された。

前述の第Ⅲ相試験において，EGFR-TKI群の方がプラチナ併用療法群よりも生活の質（quality of life：QOL）が保たれていたこと（図6）[12]，また第Ⅱ相試験の結果ではあるが早期の腫瘍縮小効果よりperformance status（PS）も68％の症例において2段階以上改善したこと（図7）[13]，そしてシンプルに考えても一番効果の高い治療から遂行していくべきであることなどから，現在は本邦でも*EGFR*遺伝子変異陽性非小細胞肺癌の初回治療としてEGFR-TKI治療が積極的に導入されている。

よって*EGFR*遺伝子変異陽性の非小細胞肺癌においては，EGFR-TKIによる初回治療が標準治療として確立しているということができる。さらに①実地臨床でのEGFR-TKIの使い分け，②EGFR-TKI耐性時の治療戦略について，③さらなる治療成績の向上のために，初回治療としてEGFR-TKIとの併用療法などを考えていくことなどが，今後の課題として挙げられる。

実地臨床でのEGFR-TKIの使い分け

現在，実地臨床では第一世代EGFR-TKIのゲフィチニブおよびエルロチニブ，さらに第二世代不可逆的チロシンキナーゼ阻害薬であるアファチニブを使用することができる。実地臨床において，これらの3つのEGFR-TKIをどのように使い分けていくかが現在の課題である。

まずは最近になって，*EGFR*遺伝子変異型，すなわちエクソン19欠失とL858RによってEGFR-TKIを使い分けるべきであるという考え方が出てきた。その礎になったのが，LUX-Lung3試験とLUX-Lung6試験の統合解析である。LUX-Lung3試験は国際共同研究としてアファチニブとシスプラチン/ペメトレキセド療法，LUX-Lung6試験はアジアで行われアファチニブとシスプラチン/ゲムシタビン療法が比較された。両試験の主評価項目であるPFSにおいては，やはりアファチニブ群のプラチナ併用療法群における優越性が証明されている[9,10]。なおこれらの臨床試験では，初回化学療法後に（まだ未認可であった）アファチニブへのクロスオーバーは許容されておらず，ゲフィチニブあるいはエルロチニブが投与されている。

両試験の統合解析では，エクソン19欠失/L858Rを有する集団におけるOSは初回アファチニブ群で27.3カ月，プラチナ併用療法群で24.3カ月と，初回アファチニブ群において有意に延長した（ハザード比0.81，p=0.037）。さらに興味深いことに，変異型別の解析でエクソン19欠失を有する集団ではアファチニブ群の優越性が示されたのに対し（ハザード比0.59，p=0.0001），L858Rを有する集団では有意差はなかったものの，アファチニブ群で短縮し逆の傾向が認められた（ハザード比1.25，p=0.16）（図8）[14]。したがってこの報告以降はエクソン19欠失を有する場合は初回治療でアファチニブを使用すべきとされ，L858Rを有する場合はアファチニブ投与よりはゲフィチニブあるいはエルロチニブを考慮すべきとされた。

このような状況の中，EGFR-TKIの使い分けを考えていくうえで，やはり*EGFR*遺伝子変異陽性症例を対象とした初回治療としてのEGFR-TKI同士の比較試験が重要になってくる。

LUX-Lung7試験は，アファチニブとゲフィチニブを直接比較した，初の国際共同第Ⅱ相比較試験である。主要評価項目あるPFSの中央値はアファチニブ群11.0カ月，ゲフィチニブ群10.9カ月であったが，生存曲線自体は追跡期間後半で差がついており（ハザード比0.73，p = 0.0165），アファチニブ群で有意に延長したことが明らかになった。サブグループ解析では，エクソン19欠失群においてアファチニブ群で有意にPFSが延長していたが（ハザード比0.76），L858R群においても

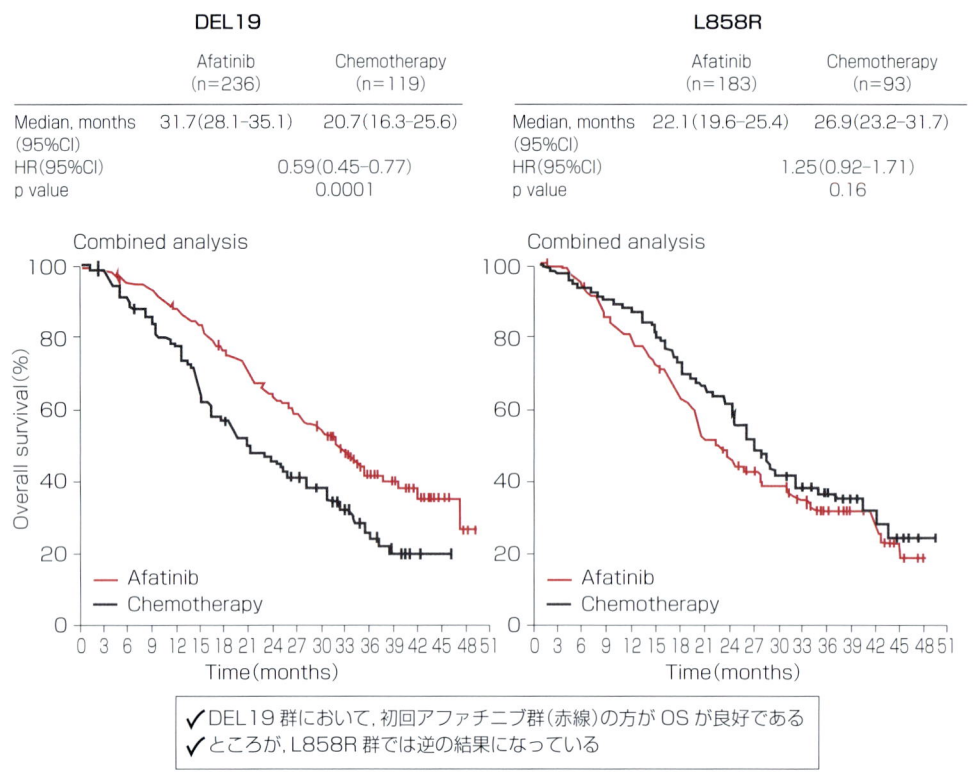

	DEL19			L858R	
	Afatinib (n=236)	Chemotherapy (n=119)		Afatinib (n=183)	Chemotherapy (n=93)
Median, months (95%CI)	31.7(28.1-35.1)	20.7(16.3-25.6)	Median, months (95%CI)	22.1(19.6-25.4)	26.9(23.2-31.7)
HR(95%CI)		0.59(0.45-0.77)	HR(95%CI)		1.25(0.92-1.71)
p value		0.0001	p value		0.16

✓ DEL19群において,初回アファチニブ群（赤線）の方がOSが良好である
✓ ところが,L858R群では逆の結果になっている

図8　LUX-Lung3とLUX-Lung6の統合解析：変異型別のOSの解析結果

〔Yang JC, Wu YL, Schuler M, et al. Afatinib versus cisplatin-based chemotherapy for EGFR mutation-positive lung adenocarcinoma（LUX-Lung 3 and LUX-Lung 6）：analysis of overall survival data from two randomised, phase 3 trials. Lancet Oncol 2015；16：141-51 より引用〕

DEL19	Afatinib	Gefitinib
Median PFS (months)	12.7	11.0
HR(95% CI)	0.76(0.55-1.06)	
p value	0.1071	

L858R	Afatinib	Gefitinib
Median PFS (months)	10.9	10.8
HR(95% CI)	0.71(0.47-1.06)	
p value	0.0856	

DEL19とL858Rの両方のサブグループ解析において,アファチニブのPFSの成績の方が良好である

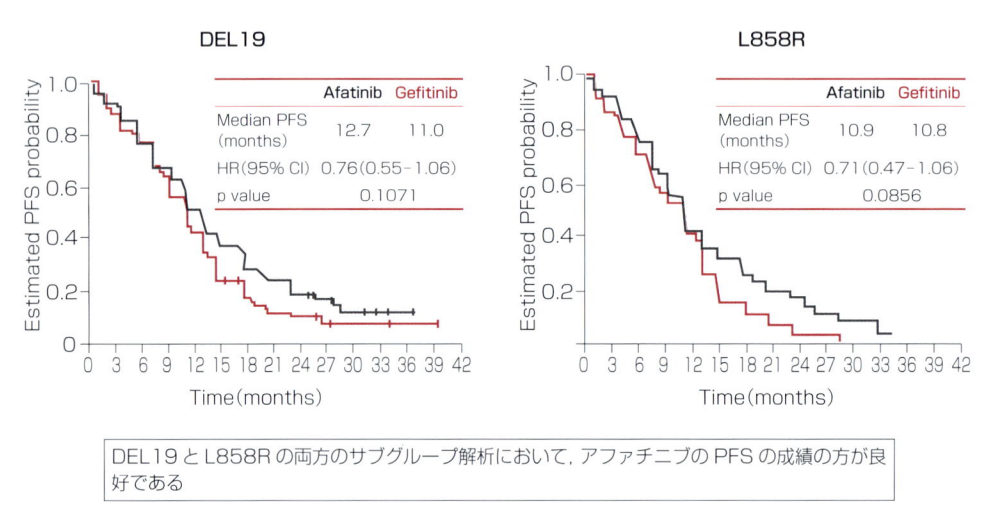

図9　LUX-Lung7における変異型別のPFSの解析結果

〔Park K, Tan EH, O'Byrne K, et al. Afatinib versus gefitinib as first-line treatment of patients with EGFR mutation-positive non-small-cell lung cancer（LUX-Lung 7）：a phase 2B, open-label, randomised controlled trial. Lancet Oncol 2016 Apr 12（Epub ahead of print）より引用〕

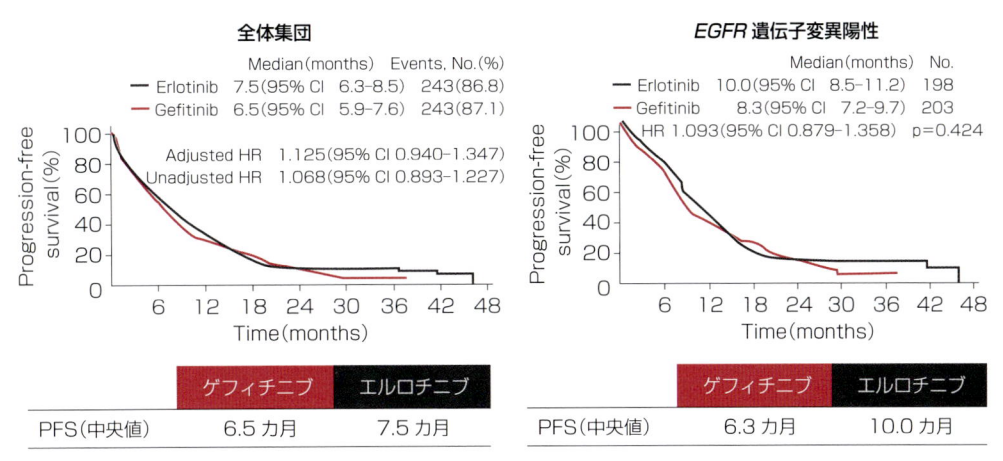

図10 WJOG5108L試験におけるPFSの解析結果
〔Urata Y, Katakami N, Morita S, et al. Randomized phase III study comparing gefitinib with erlotinib in patients with previously treated advanced lung adenocarcinoma：WJOG 5108L. J Clin Oncol 2016 Mar 28（Epub ahead of print）より引用〕

エクソン19欠失と同様に延長していた（ハザード比0.71）（図9）[15]。

両群で観察された有害事象のプロファイルや頻度は過去の報告とほぼ一致していた。Grade3の有害事象で多かったのは，アファチニブ群では下痢，発疹/ざ瘡，倦怠感，口内炎など，ゲフィチニブ群ではASTおよびALT上昇，発疹/ざ瘡などであった。有害事象による減量はアファチニブ群の41.9％，ゲフィチニブ群の1.9％で行われた。またゲフィチニブ群では間質性肺疾患が発現した4人（2.5％）で治療が中止されたが，アファチニブ群では間質性肺疾患による治療中止は認めなかった。

したがって，第III相試験の統合解析によるOSと第II相試験におけるPFSについて，エクソン19欠失/L858R間で解離した結果が得られたと解釈することもできる。これについてはいろいろな考え方があり，現時点で決して一定の決まった治療方法があるわけではない。EGFR遺伝子変異型によって，EGFR-TKIをどう使い分けていくかは今後の課題である。

同じようにEGFR-TKI同士を比較した重要な臨床試験として，ゲフィチニブとエルロチニブを比較した本邦のWJOG5108L試験がある[16]。本試験はEGFR遺伝子変異陽性例のみには対象を絞っておらず，陰性例や不明例も含まれている。全体集団においては，主要評価項目のPFS（中央値）はゲフィチニブ群で6.5カ月，エルロチニブ群で7.5カ月（ハザード比1.125，p=0.257），EGFR遺伝子変異陽性集団では8.3カ月，エルロチニブ群で10.0カ月であった（ハザード比1.093，p=0.424）（図10）。よってEGFR遺伝子変異陽性のコホートはサブグループ解析になっているが，両TKIの間に明らかな治療効果の差は認められていない。両群で観察された有害事象のプロファイルや頻度は過去の報告とほぼ一致していた。

したがって若年者PS良好例における実地臨床でのEGFR-TKIの使い分けは，筆者の理解では決して「明確に線引き」できないと考えている。前述したEGFR遺伝子変異型による使い分け，患者状態から治療効果と毒性のバランスなどを担当医がよく考えて，患者と十分に相談しながら決めていくべきであろう。

高齢者における臨床試験としては，75歳以上のEGFR遺伝子変異陽性非小細胞肺癌を対象とした本邦でのゲフィチニブ単剤の第II相試験において，奏効率74％，PFS中央値は12.3カ月と若年者と同等の有効性と安全性が示されている（図11）[17]。またエルロチニブ単剤については第II相試験において，75歳以上と75歳以下で同等の有効性が報告された[18]。ただしアファチニブ単剤に関しては75歳以上の高齢者における安全性の検

表2 マイナーEGFR遺伝子変異症例におけるアファチニブの治療効果

	Mutation	Objective response	PFS (months)	OS (months)
Gly719Xaa (n = 18)	Gly719Xaa(n = 8) Gly719Xaa+Thr790Met(n = 1) Gly719Xaa+Ser768Ile(n = 5) Gly719Xaa+Leu861Gln(n = 3) Gly719Xaa+Thr790Met+Leu858Arg(n = 1) (n = 1)	14(77.8%, 52.4-93.6)	13.8(6.8-NE)	26.9 (16.4-NE)
Leu861Gln (n = 16)	Leu861Gln(n = 12) Leu861Gln+Gly719Xaa(n = 3) Leu861Gln+Del19(n = 1)	9(56.3%, 29.9-80.2)	8.2(4.5-16.6)	17.1 (15.3-21.6)
Ser768Ile (n = 8)	Ser768Ile(n = 1) Ser768Ile+Gly719Xaa(n = 5) Ser768Ile+Leu858Arg(n = 2)	8(100.0%, 63.1-100.0)	14.7(2.6-NE)	NE (3.4-NE)

Data are n(%, 95%CI) or median(95%CI). NE = not estimable. Uncommon mutation categories overlap for those with compound mutations, so individual patients might appear in more than one category.

症例数が少ないことが limitation であるが，G719X，L861G，S768L などの症例によく効いていることがわかる。
〔Yang JC, Wu YL, Schuler M, et al. Afatinib versus cisplatin-based chemotherapy for EGFR mutation-positive lung adenocarcinoma (LUX-Lung 3 and LUX-Lung 6)：analysis of overall survival data from two randomised, phase 3 trials. Lancet Oncol 2015；16：141-51 より引用〕

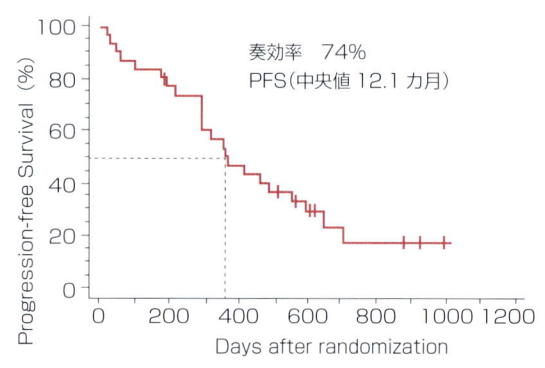

図11 NEJ003試験 高齢者のEGFR遺伝子変異陽性非小細胞肺癌におけるゲフィチニブの治療効果

75歳以上のEGFR遺伝子変異陽性の初回治療31例。
(Maemondo M, Minegishi Y, Inoue A, et al. First-line gefitinib in patients aged 75 or older with advanced non-small cell lung cancer harboring epidermal growth factor receptor mutations：NEJ 003 study. J Thorac Oncol 2012；7：1417-22 より引用)

に奏効率は66%，OS中央値は17.8カ月，PFS中央値は6.5カ月と良好な治療効果が報告されている(図7)[13]。よって実地臨床ではPS不良例での治療オプションとして，ゲフィチニブ使用が十分に考慮されるべきである。ただしPS不良は薬剤性肺障害の危険因子であることなどが示されており，十分な同意説明をしておくことはいうまでもない。

またG719X，L861G，S768Lなどのマイナー EGFR遺伝子変異においては，少数例での検討ではあるがアファチニブによって良好な奏効率，PFSが示されており，EGFR-TKIの中ではアファチニブ投与が考慮される(表2)[19]。

証はいまだ十分ではない[9)10]。PS良好な75歳以上の高齢者に対しては，現時点ではゲフィチニブまたはエルロチニブの使用が勧められる。

さらに前述しているが EGFR 遺伝子変異陽性でPS3～4が大多数を占める予後不良群を対象としてゲフィチニブの治療効果が検証されている。80%近くの症例でPSが改善し，68%において2段階以上改善したことが示された。さら

EGFR 遺伝子変異陰性の非小細胞肺癌における EGFR-TKI の使用について

従来はEGFR遺伝子変異陰性の非小細胞肺癌においても，SATURN試験の結果などから[20]，初回プラチナ療法後の二次治療以降でEGFR-TKI，特にエルロチニブを使用してもいいとされていた。しかし最近になってEGFR遺伝子変異陰性のコホートにおいては，細胞障害性薬剤のド

セタキセルの治療効果がエルロチニブより優れていたことが報告されている。

　欧州で行われたTAILOR試験では，*EGFR*遺伝子変異陰性集団のプラチナ併用療法後の二次治療において，主評価項目のOS中央値はドセタキセル群で8.2カ月，エルロチニブ群で5.4カ月（ハザード比0.73，p=0.05），PFSはドセタキセルで2.9カ月，エルロチニブ群で2.4カ月（ハザード比0.71，p=0.02）と，ドセタキセル群で治療成績が良好であった（図12a）[21]。また本邦で行われたDELTA試験では，二次または三次治療の*EGFR*遺伝子変異陰性集団におけるPFS（中央値）はドセタキセルで2.9カ月，エルロチニブ群で1.3カ月（ハザード比1.45，p=0.01）とやはりドセタキセルの方が優れていた（図12b）[22]。

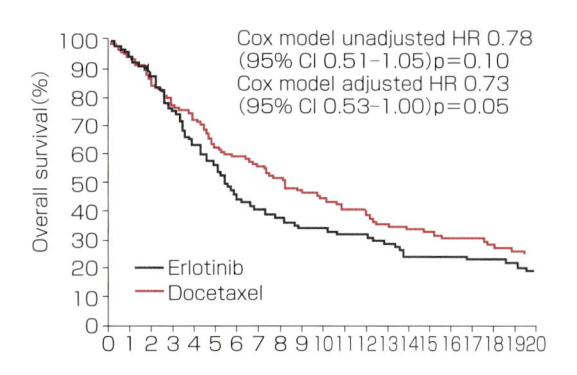

　また進行期肺扁平上皮癌において第二世代のアファチニブとエルロチニブを比較したLUX-Lung8試験の結果が報告された[23]。主評価項目のPFS中央値はアファチニブ群で2.4カ月，エルロチニブ群で1.9カ月であり，アファチニブ群の優越性が証明されている（ハザード比0.82，p=0.0427）。しかし既述したように，*EGFR*遺伝子変異陰性のコホートではエルロチニブ自体がドセタキセルより治療効果がないと考えられるようになっており，*EGFR*遺伝子変異陽性頻度が非常に低い進行期肺扁平上皮癌でのアファチニブとエルロチニブの比較検討はあまり意味をなさないと筆者は考えている。

　以上より*EGFR*遺伝子変異陰性の非小細胞肺癌において，基本的にはEGFR-TKIを使用すべきでないと考えられる。

EGFR-TKIへの耐性時の治療戦略について

　EGFR-TKIで劇的な治療効果が得られた症例であっても，表1のPFS中央値でわかるように約1年程度でEGFR-TKIへの耐性を獲得することが臨床上問題になっていた。*EGFR*遺伝子変異陽性の非小細胞肺癌では，EGFR-TKIの耐性細

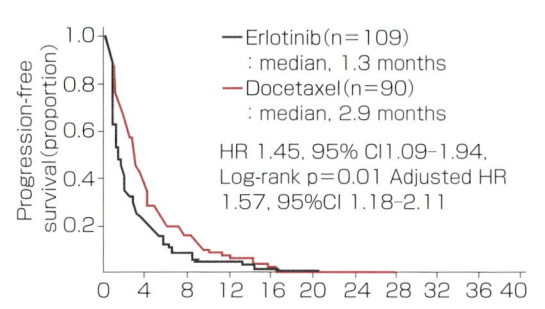

図12　TAILORおよびDELTA試験　*EGFR*遺伝子変異陰性コホートにおけるドセタキセルとエルロチニブの比較
〔Garassino MC, Martelli O, Broggini M, et al. Erlotinib versus docetaxel as second-line treatment of patients with advanced non-small-cell lung cancer and wild-type EGFR tumours (TAILOR): a randomised controlled trial. Lancet Oncol 2013；14：981-8. Kawaguchi T, Ando M, Asami K, et al. Randomized phase III trial of erlotinib versus docetaxel as second- or third-line therapy in patients with advanced non-small-cell lung cancer: Docetaxel and Erlotinib Lung Cancer Trial (DELTA). J Clin Oncol 2014；32：1902-8より引用〕

胞が優勢になってもまだ感受性のある細胞が残存しているという考え方が存在する[24]。よってEGFR-TKIへの耐性時（progression disease：RECIST PD）の治療戦略については，これまで①PD後のTKI継続，②細胞障害性薬剤を用いた化学療法へのスイッチ，③TKI継続に化学療法の追加などの治療法が検証されてきた。さらに最近では耐性機序に基づき，T790M特異的な第三世代EGFR-TKIが開発されてすでに臨床応用が開始されている（図13）。

■耐性機序によらない治療戦略

　PD後のEGFR-TKIの継続については，ASPIRATION試験で前向きに検証された[25]。こ

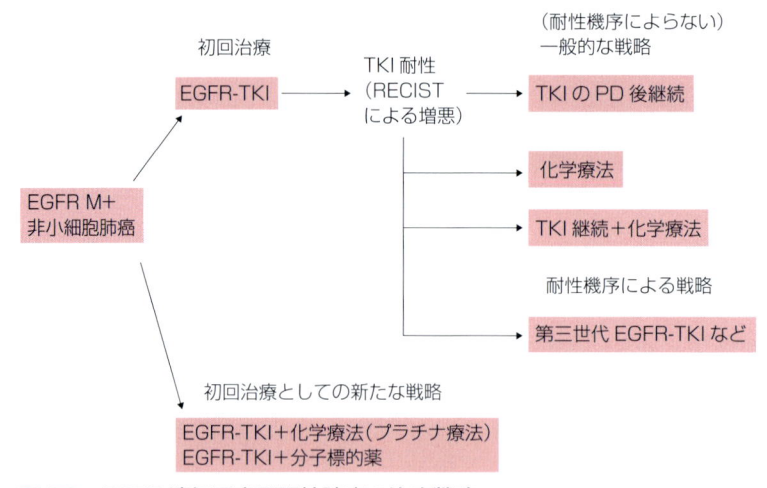

図13 *EGFR*遺伝子変異陽性肺癌の治療戦略

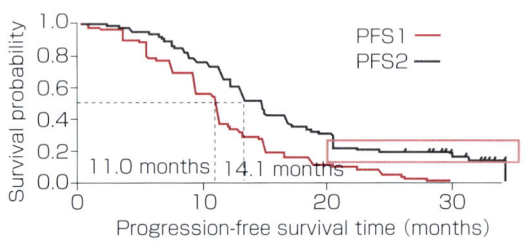

図14 ASPIRATION試験のエルロチニブ治療によるRECIST PDとclinical PD
75歳以上のEGFR遺伝子変異陽性の初回治療31例。
(Park K, Yu CJ, Kim SW, et al. First-line erlotinib therapy until and beyond response evaluation criteria in solid tumors progression in Asian patients with epidermal growth factor receptor mutation-positive non-small-cell lung cancer : the ASPIRATION study. JAMA Oncol 2016 ; 2 : 305–12 より引用)

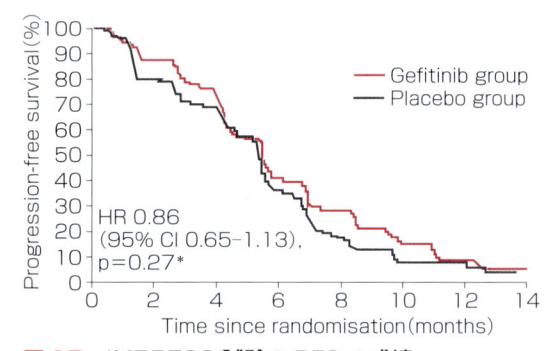

図15 IMPRESS試験のPFSの成績
主評価項目のPFS(中央値はともに5.4カ月)において両群で差は認めなかった。
(Soria JC, Wu YL, Nakagawa K, et al. Gefitinib plus chemotherapy versus placebo plus chemotherapy in EGFR-mutation-positive non-small-cell lung cancer after progression on first-line gefitinib (IMPRESS) : a phase 3 randomised trial. Lancet Oncol 2015 ; 16 : 990–8 より引用)

れは比較試験ではなかったが，RECIST PD (PFS1)後にエルロチニブを継続して，主治医が中止としたいわゆるclinical PDまでの期間(PFS2)が検証された。207名の症例のうち，97例のみがRECIST PD後もエルロチニブを継続することができたが，PFS1の中央値は11.0カ月，またPFS2の中央値は14.1カ月であり，その差は3.1カ月であった。ただしclinical PDまで，すなわちPFS2の生存曲線を参照すると，長くエルロチニブを使用しながらも無増悪を継続できている集団(打ち切り症例)も存在していた(図14)。RECIST PD後にTKIを継続したときに非常に緩徐な経過をたどる症例は，実際に実地臨床でも経験される。

また「EGFR-TKIの継続に化学療法の追加」のコンセプトを検討したIMPRESS試験の結果が報告されている[26]。進行期*EGFR*遺伝子変異陽性例を対象として，初回ゲフィチニブに安定(stable disease : SD)以上の効果がありRECIST PDになったときに，ゲフィチニブを継続しながらシスプラチン／ペメトレキセドを追加する群とプラセボ＋シスプラチン／ペメトレキセドの群を比較して，EGFR-TKI継続の意義が検証された。しかし主評価項目のPFSは両群で差がなく(図15)，*EGFR*遺伝子変異陽性例において少なくともゲフィチニブでPDになったときには，いまだ化学療法単独への切り替えが標準治療であると解釈された。

ASPIRATION試験は比較試験ではなかったので，本試験の結果から直接的にRECIST PD後もEGFR-TKIを継続すべきという結論を導くことはできない。さらにIMPRESS試験においては，PD後にTKIを継続しながらプラチナ療法を追加しても効果がなかったのに，TKI単剤の継続が許容されるのかという疑問が生じ得る。確かに臨床試験としては，IMPRESS試験のEGFR-TKIを継続した集団はPFSの延長効果がなかったわけであるが，前述のようにRECIST PD後も腫瘍量はまだ少ないうえに非常に緩徐な経過をたどる症例は経験される。実地臨床ではRECIST PD後のEGFR-TKI継続の戦略は十分に活用できると筆者は考えている。

■耐性機序による治療戦略

耐性機序については，分子レベルでその機序が明らかになってきている。耐性を獲得したときに検体の解析では，①EGFRの二次的な変異（T790M遺伝子変異），②MET遺伝子増幅，③肝細胞増殖因子（hepatocyte growth factor：HGF）の過剰発現，④ phosphatase and tensin homolog deleted from chromosome 10（PTEN）発現低下などが報告されている。その他に上皮間葉転換（epithelial-mesenchymal transition：EMT）や小細胞癌への形態変化を来すことが知られている。これらの耐性機序のうち約5～6割の耐性原因となり最も頻度が高いものが，T790M遺伝子変異である。これはEGFR遺伝子のエクソン20の790番目のスレオニンがメチオニンに変わる点突然変異である。T790M遺伝子変異が出現するとEGFRとアデノシン三リン酸（ATP）の親和性が高まるため，相対的にEGFRとEGFR-TKIが結合しにくくなり耐性を獲得すると考えられている。

当初は第二世代の不可逆的チロシンキナーゼ阻害薬アファチニブがT790M遺伝子変異も含めた耐性獲得例に治療効果があることが期待された。しかし第一世代EGFR-TKIに治療効果を認めた後に増悪した非小細胞肺癌症例を対象にしたLUX-Lung1試験では，PFSはアファチニブ群で延長していたものの，主評価項目でOSの優越性を証明することはできなかった[27]。本試験の結果が公表されて以降，アファチニブは第一世代EGFR-TKI同様にEGFR遺伝子変異陽性例の初回治療における開発研究が進み，先に述べたようにEGFR遺伝子変異陽性例の初回治療の選択肢の位置づけになっている。またアファチニブと抗EGFR抗体薬セツキシマブの併用がT790M遺伝子変異を含めた耐性獲得例に著明な腫瘍縮小効果をもたらすことが報告され注目された[28]。ただし皮疹などの有害事象の頻度は増加することが予想される。

現時点において最も有望で臨床開発が進んでいるのが，T790M特異的第三世代EGFR-TKIである。第三世代EGFR-TKIは，変異型EGFRやT790Mをもつ EGFRチロシンキナーゼに対する親和性が強く，野生型EGFRチロシンキナーゼに対する阻害作用が少ない。先行して開発が進んできた薬剤としてオシメルチニブ（osimertinib）やロシレチニブ（rociletinib）が挙げられる。ともにEGFR-TKIによる治療中あるいは治療後に病勢が進行しT790M遺伝子変異陽性と診断された非小細胞肺癌のコホートにおける有効性が検証されている。

オシメルチニブに関する開発研究では，T790M陽性集団においてAURA延長試験〔国際共同第Ⅰ/Ⅱ相試験（AURA試験）の第Ⅱ相部分〕および国際共同第Ⅱ相試験（AURA2試験）の併合成績で奏効率66%，病勢制御率91%であった（図16）[29]。また併合成績におけるPFSの中央値は11.0カ月と報告されている（図17）。2つの試験を併せたときの代表的な副作用は，発疹・ざ瘡など（41%），下痢（38%），皮膚乾燥・湿疹など（30%），爪の障害（爪周炎を含む）（29%）などであったが，grade3以上の重篤な有害事象はほぼ認めなかった。ただし本邦の80例における薬剤性肺障害（すべてのgrade）の発現率は6.3%であり，今後留意していく必要がある。一方でロシレチニブについてもほぼ同様の成績が報告されており，

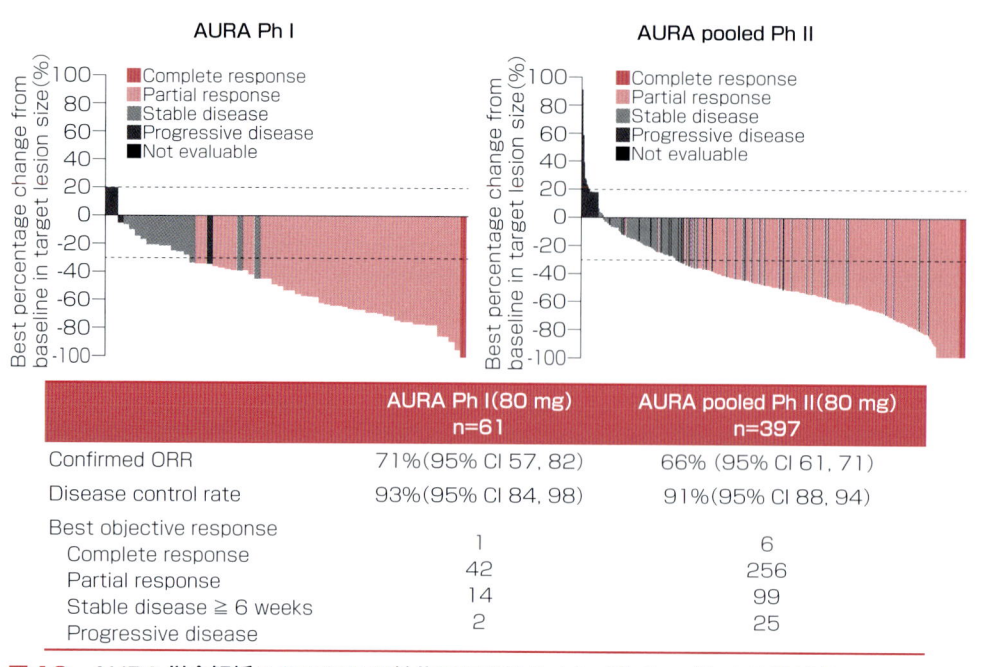

	AURA Ph I (80 mg) n=61	AURA pooled Ph II (80 mg) n=397
Confirmed ORR	71%(95% CI 57, 82)	66%(95% CI 61, 71)
Disease control rate	93%(95% CI 84, 98)	91%(95% CI 88, 94)
Best objective response		
Complete response	1	6
Partial response	42	256
Stable disease ≧ 6 weeks	14	99
Progressive disease	2	25

図 16　AURA 併合解析の T790M 陽性集団におけるオシメルチニブによる奏効率
〔Yang JC, Ramalingam SS, Jänne PA, et al. Osimertinib（AZD9291）in pre-treated patients with T790M-positive advanced NSCLC：updated Phase 1（P1）and pooled Phase 2（P2）results. The 6th IASLC/ESMO European Lung Cancer Conference 2016：LBA2_PR より引用〕

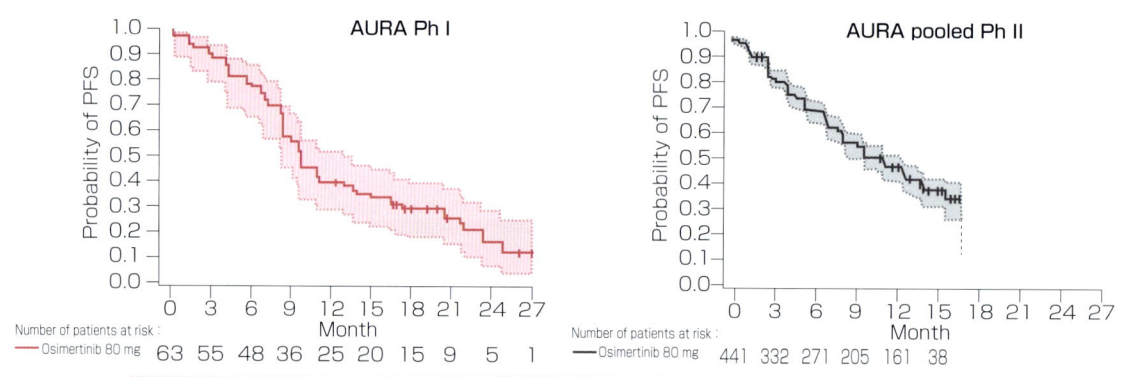

	AURA Ph I (80 mg) n=63	AURA pooled Ph II (80 mg) n=411
Median PFS, months (95% CI)	9.7(8.3, 13.6)	11.0(9.6, 12.4)
Remaining alive and progression-free, % (95% CI)		
12 months	41(29, 53)	48(42, 53)
18 months	29(18, 41)	NC
24 months	17(8, 30)	NC

図 17　AURA 併合解析の T790M 陽性集団におけるオシメルチニブによる PFS
〔Yang JC, Ramalingam SS, Jänne PA, et al. Osimertinib（AZD9291）in pre-treated patients with T790M-positive advanced NSCLC：updated Phase 1（P1）and pooled Phase 2（P2）results. The 6th IASLC/ESMO European Lung Cancer Conference 2016：LBA2_PR より引用〕

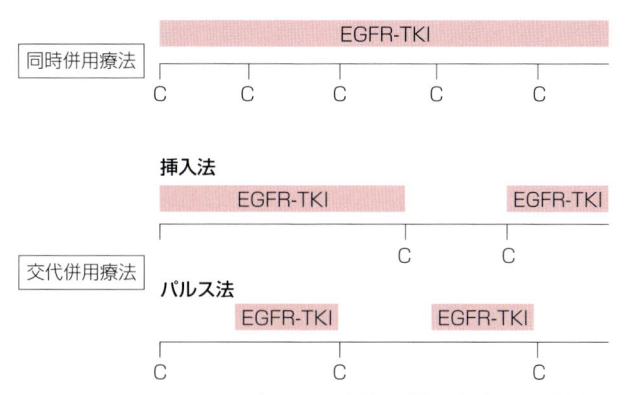

図18 EGFR-TKIとプラチナ療法の併用療法：同時併用療法と交代併用療法
C：プラチナ併用療法。

T790M陽性のコホートにおける奏効率は59%であった[30]。なおロシレチニブについては22%においてgrade3以上の高血糖の有害事象が報告されている。

初回EGFR-TKI耐性後のT790M陽性例を対象に，二次治療としてオシメルチニブとプラチナ製剤／ペメトレキセド療法を比較する臨床研究，あるいはEGFR遺伝子変異陽性例を対象として初回治療で第一世代と第三世代のEGFR-TKIを直接比較する臨床研究などが現在進行中である。2016年4月現在，本邦においてオシメルチニブが認可されており，T790M陽性耐性例に対する新たな治療として期待されている。ただしliquid biopsyを含めて，T790Mチェックのための再生検を実地臨床でどのように実践していくかが議論されており，今後の課題である。

EGFR遺伝子変異陽性非小細胞肺癌におけるEGFR-TKIとほかの薬剤の併用の試み

■EGFR-TKIと細胞障害性薬剤の併用：理論的根拠と臨床試験の成績

既述のようにIMPRESS試験の結果からはEGFR-TKI耐性後のEGFR-TKIとプラチナ療法の併用は現時点で有効性が証明されていないが，まだ耐性になっていない時点，すなわち初回治療からの併用は有望である可能性がある（図13）。実際NEJ002試験でもWJTOG3405試験でも全治療期間を通じて，EGFR-TKIとプラチナ療法の両方が施行された群が，EGFR-TKIのみの群よりも，生存成績がよくなっている[11]。これらのデータにはもちろんlimitationがあるが，本集団においてEGFR-TKIはキードラッグであるものの，プラチナ療法の施行も重要であることを示唆している。さらに初回のEGFR-TKI治療にしろ，プラチナ療法にしろ，二次治療で必ず残された治療にクロスオーバーすることは不可能であり，初回から両治療が同時に施行されることは，単純にして最も有効な治療戦略である可能性がある。

EGFR-TKIとプラチナ療法を併用するときには，同時併用法，交代併用法などのいくつかの投与スケジュールが今までに検討されてきた（図18）。このうち同時併用法については，早くからEGFR遺伝子非選択を対象として検討されてきた。しかし，どの試験もEGFR-TKIとプラチナ療法の併用についてプラチナ療法単独と比較して，OSのベネフィットを証明できていない。この理由として，EGFR-TKIがG1 cell cycle arrestを誘導するので，細胞周期依存性の細胞障害性薬剤の効果を妨げるという報告が以前よりある。交代投与法を採用した臨床試験では，FASTACT-II試験が代表的である[31]。全体集団のみならず，

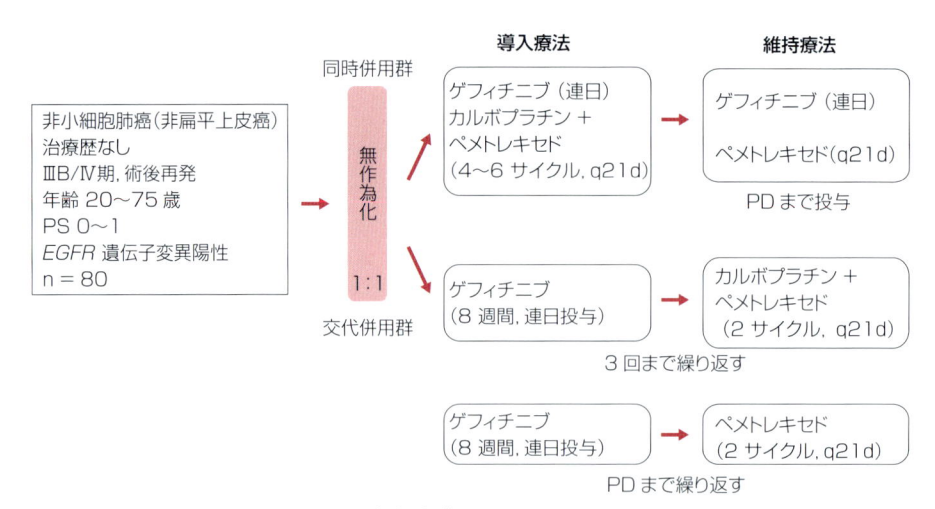

図19 NEJ005/TCOG0902 試験デザイン

ゲフィチニブ 250 mg/日，カルボプラチン AUC 6，ペメトレキセド 500mg/m²．
(Sugawara S, Oizumi S, Minato K, et al. Randomized phase II study of concurrent versus sequential alternating gefitinib and chemotherapy in previously untreated non-small cell lung cancer with sensitive EGFR mutations : NEJ005/TCOG0902. Ann Oncol 2015 ; 26 : 888-94 より引用)

EGFR 変異陽性サブグループ解析でも OS の優越性が証明された．また EGFR-TKI を休止してまた再開すると，再び腫瘍サイズの縮小や PET 集積の低下などの治療効果が得られたとの報告もある．

さらに EGFR-TKI とプラチナ療法の併用をするときに，どの薬剤をプラチナ療法に採用するかを考える必要がある．ゲフィチニブやラパチニブなどの EGFR-TKI が，肺癌をはじめとして胃癌や乳癌細胞のチミジル酸合成酵素(thymidylate synthase：TS)のレベルを低下させると報告されている．これらの結果は，TS をターゲットとするペメトレキセドが EGFR-TKI との併用レジメンの候補になり得ることを示唆している．さらにペメトレキセド維持療法の有用性が示されて，すでに非扁平上皮癌において標準治療となっており，さらなる予後の改善のために維持療法を採用することも考慮できる．

これらの理論的根拠を検証するために施行されたのが，筆者が主任研究者を務めた NEJ005/TCOG0902 試験(*EGFR* 遺伝子変異陽性の非小細胞肺癌における初回の EGFR-TKI とプラチナ療法の併用療法)である[32]．本試験では，同時併用療法と交代併用療法の2群を設定して比較検討した(図19)．主評価項目の PFS では同時併用群で中央値 18.3 カ月，交代併用群で 15.3 カ月(図20)，さらに奏効率はそれぞれ 87.8% と 84.6% であった．OS は immature であるが，同時併用群で中央値 41.9 カ月，交代併用群で 30.3 カ月であった(図20)．直接比較ではないものの，ゲフィチニブ単剤での従来の成績と比較して(表1)，さらに良好な PFS や奏効率が得られている．また毒性は予測可能であり，薬剤性肺炎を含めて相乗効果で増強することはないと考えられた．このほかにも本邦を中心として初回治療からの EGFR-TKI と細胞障害性薬剤の併用療法を検証した臨床試験の結果が報告されているが，やはり主評価項目の PFS の中央値ではおおよそ 15〜19 カ月の成績が得られている(表3)．現時点ではあくまで推察であるが，*T790M* 遺伝子変異や *BIM* 多型などの EGFR-TKI に対する初期耐性をプラチナ療法が補うことによってさらなる効果をもたらした可能性がある．このように，ドライバー遺伝子異常をもつ集団において分子標的薬と殺細胞性抗癌薬がそれぞれの弱点を補い合えば，併用によってさらなる高い治療効果を達成できるかもしれない．よって *EGFR* 遺伝子変異陽性例において，初回からの EGFR-TKI と細胞障害性薬剤，

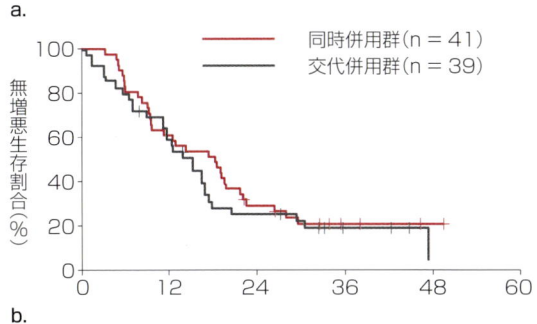

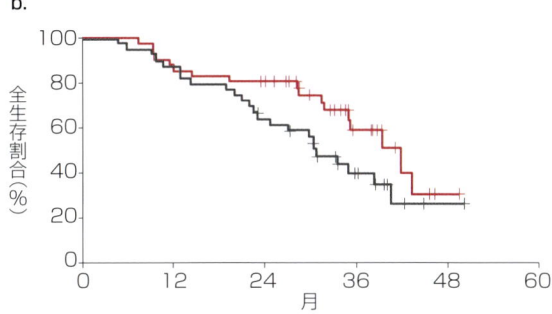

図20 NEJ005/TCOG0902試験におけるPFS(a)およびOS(b)の結果
(Sugawara S, Oizumi S, Minato K, et al. Randomized phase II study of concurrent versus sequential alternating gefitinib and chemotherapy in previously untreated non-small cell lung cancer with sensitive EGFR mutations : NEJ005/TCOG0902. Ann Oncol 2015 ; 26 : 888-94 より引用)

表3 ゲフィチニブ＋細胞障害性薬剤の併用試験のまとめ

Clinical trial	Therapy	PFS (median)	Response
NEJ005/TCOG0902	CBDCA+PEM+G Concurrent	18.3m	87.8%
	G→CBDCA+PEM Sequential(Repeat)	15.3m	84.6%
NCCH Study (Kabda S, et al)	G→CDDP+DOC→G	19.5m	69.7% (with first G)
Tamiya A, et al	CBDCA+S-1+G	17.6m	85.7%
Yoshimura N, et al	PEM+G	18.0m	84.6%
JMIT Study	PEM+G	15.8m	80.2%

CBDCA：carboplatin, CDDP：cisplatin, G：gefitinib, PEM：pemetrexed.
(Sugawara S, et al. Ann Oncol 2015 ; 26 : 888-94. Kanda S, et al. Lung Cancer 2015 ; 89 : 287-93. Tamiya A, et al. Med Oncol 2015 ; 32 : 40. Yoshimura N, et al. Lung Cancer 2015 ; 90 : 65-70. Cheng Y, et al. WCLC 2015 ; LBA2_PR より引用)

特にプラチナ療法との併用は有望な治療戦略と考えられる。

この併用療法の治療効果を検証する第Ⅲ相試験が本邦で進行中である。まずNEJ009試験(UMIN000006340)では、標準治療であるゲフィチニブ単剤治療と同時併用療法(ゲフィチニブとカルボプラチン／ペメトレキセド)が比較検証されている。目標症例数は340例に設定されたが2014年9月末で登録が完了して、現在追跡期間に入っている。また日本臨床腫瘍研究グループ(Japan Clinical Oncology Group：JCOG)と西日本がん研究機構(West Japan Oncology Group：WJOG)のインターグループ研究であるJCOG1404/WJOG8214L試験(UMIN000011460)では、やはりゲフィチニブ単剤治療と交代併用療法(ゲフィチニブとシスプラチン／ペメトレキセ

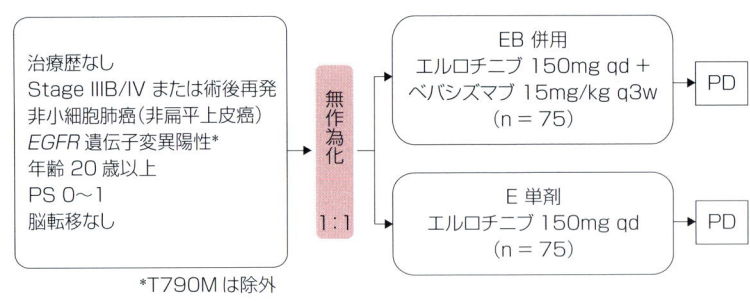

図21 JO25567試験デザイン
〔Seto T, Kato T, Nishio M, et al. Erlotinib alone or with bevacizumab as first-line therapy in patients with advanced non-squamous non-small-cell lung cancer harbouring EGFR mutations (JO25567): an open-label, randomised, multicentre, phase 2 study. Lancet Oncol 2014；15：1236-44 より引用〕

ド）が比較されているが，2016年4月現在症例を集積中である。これらの臨床研究の結果によって，将来的に実地臨床でこの治療戦略を応用できるかどうか，明らかになることが期待されている。

■ EGFR-TKI と血管新生阻害薬の併用：理論的根拠と臨床試験の成績

　EGFR遺伝子変異陽性の非小細胞肺癌は血管内皮細胞増殖因子（vascular endothelial growth factor：VEGF）発現が高いという報告もあり，EGFR-TKIと血管新生阻害薬の併用が有効である可能性が示唆されてきた。またEGFR遺伝子変異陽性の非小細胞肺癌に対し，二次治療としてエルロチニブ／ベバシズマブ併用とエルロチニブ単独を比較したBeTa Lung試験のサブグループ解析では，EGFR遺伝子変異陽性例ではエルロチニブ／ベバシズマブ群でOSを延長する可能性が示唆されていた[33]。そこでJO25567試験では，進行期もしくは再発のEGFR遺伝子変異陽性（エクソン19欠失，L858R）非扁平上皮癌における初回治療としてのエルロチニブ／ベバシズマブ併用とエルロチニブ単剤の治療効果が比較検証された（図21）[34]。

　主評価項目のPFSの中央値は，エルロチニブ群9.7カ月に対し，エルロチニブ／ベバシズマブ群16.0カ月（ハザード比0.54，p＝0.0015）で，有意にエルロチニブ／ベバシズマブ群で良好であった（図22）。EGFR遺伝子変異型別のサブグルー

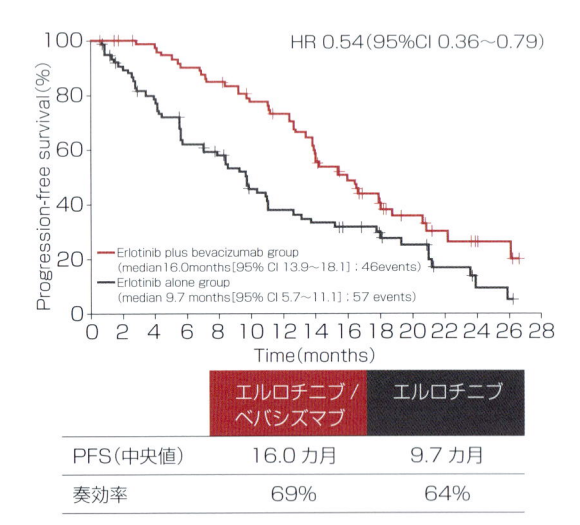

図22 JO25567試験のPFSの成績
〔Seto T, Kato T, Nishio M, et al. Erlotinib alone or with bevacizumab as first-line therapy in patients with advanced non-squamous non-small-cell lung cancer harbouring EGFR mutations (JO25567): an open-label, randomised, multicentre, phase 2 study. Lancet Oncol 2014；15：1236-44 より引用〕

プ解析では，エクソン19欠失変異グループにおいてエルロチニブ群10.3カ月に対し，エルロチニブ／ベバシズマブ群18.0カ月となった。一方でL858Rグループにおいては，エルロチニブ群7.1カ月に対し，エルロチニブ／ベバシズマブ群13.9カ月であった。また奏効率はエルロチニブ群で64％，エルロチニブ／ベバシズマブ群で69％，また完全奏効（complete response：CR）はそれぞれ1例および3例に認められた。

　有害事象については，grade3以上の皮膚障害がエルロチニブ群で20％およびエルロチニブ／ベバシズマブ群で25％，高血圧は10％および

0%，蛋白尿は0%および8%だった。有害事象による治療中止は，エルロチニブ群18%，エルロチニブ/ベバシズマブ群16%，ベバシズマブのみの中止は41%だった。

このようにエルロチニブ/ベバシズマブ併用で非常に良好な成績が示されたわけであるが，JO25567試験が第Ⅱ相試験であったがためにこの治療法を実地臨床で応用していいのかはここまで議論されてきた。NEJグループでは第Ⅲ相試験NEJ026試験として，同じ試験デザインでエルロチニブとエルロチニブ/ベバシズマブの治療効果を比較検証している。主評価項目はJO25567試験と同じPFSであるが，JO25567試験とOSの統合解析を行う予定になっている。本試験の結果によってエルロチニブ/ベバシズマブ併用療法が実地臨床に応用されることが期待されている。

またほぼ同じコンセプトであるが，新規血管新生阻害薬の抗VEGFR2抗体であるラムシルマブ/エルロチニブ併用療法とエルロチニブ単剤療法を比較する国際共同第Ⅲ相試験(RELAY試験)が進行中である。

おわりに

EGFR-TKIによる進行期非小細胞肺癌の治療について，主にこれまでの臨床試験のデータなどをレビューしながら，①肺癌におけるEGFR遺伝子変異とEGFR-TKIの治療効果，②実地臨床でのEGFR-TKIの使い分け，③*EGFR*遺伝子変異陰性例におけるEGFR-TKIの使用方針，④EGFR-TKI耐性時の治療戦略，⑤*EGFR*遺伝子変異陽性非小細胞肺癌におけるEGFR-TKIとほかの薬剤の併用の試みなどを解説した。今後も*EGFR*遺伝子変異陽性の進行期非小細胞肺癌の頻度が高い本邦を中心にして，多くの基礎および臨床研究が遂行されて，より効果的な治療戦略の開発が期待されている。

講演料等：アストラゼネカ，イーライリリー。

研究費：中外製薬。

●文献

1) Lynch TJ, Bell DW, Sordella R, et al. Activating mutations in the epidermal growth factor receptor underlying responsiveness of non-small-cell lung cancer to gefitinib. N Engl J Med 2004；350：2129-39.
2) Paez JG, Janne PA, Lee JC, et al. EGFR mutations in lung cancer：correlation with clinical response to gefitinib therapy. Science 2004；304：1497-500.
3) Morita S, Okamoto I, Kobayashi K, et al. Combined survival analysis of prospective clinical trials of gefitinib for non-small cell lung cancer with EGFR mutations. Clin Cancer Res 2009；15：4493-8.
4) Mok TS, Wu YL, Thongprasert S, et al. Gefitinib or carboplatin-paclitaxel in pulmonary adenocarcinoma. N Engl J Med 2009；361：947-57.
5) Maemondo M, Inoue A, Kobayashi K, et al. Gefitinib or chemotherapy for non-small-cell lung cancer with mutated EGFR. N Engl J Med 2010；362：2380-8.
6) Mitsudomi T, Morita S, Yatabe Y, et al. Gefitinib versus cisplatin plus docetaxel in patients with non-small-cell lung cancer harbouring mutations of the epidermal growth factor receptor (WJTOG3405)：an open label, randomised phase 3 trial. Lancet Oncol 2010；11：121-8.
7) Zhou C, Wu YL, Chen G, et al. Erlotinib versus chemotherapy as first-line treatment for patients with advanced EGFR mutation-positive non-small-cell lung cancer (OPTIMAL, CTONG-0802)：a multicentre, open-label, randomised, phase 3 study. Lancet Oncol 2011；12：735-42.
8) Rosell R, Carcereny E, Gervais R, et al. Erlotinib versus standard chemotherapy as first-line treatment for European patients with advanced EGFR mutation-positive non-small-cell lung cancer (EURTAC)：a multicentre, open-label, randomised phase 3 trial. Lancet Oncol 2012；13：239-46.
9) Sequist LV, Yang JC, Yamamoto N, et al. Phase III study of afatinib or cisplatin plus pemetrexed in patients with metastatic lung adenocarcinoma with EGFR mutations. J Clin Oncol 2013；31：3327-34.
10) Wu YL, Zhou C, Hu CP, et al. Afatinib versus cisplatin plus gemcitabine for first-line treatment of Asian patients with advanced non-small-cell lung cancer harbouring EGFR mutations (LUX-Lung 6)：an open-label, randomised phase 3 trial. Lancet Oncol 2014；15：213-22.
11) Inoue A, Kobayashi K, Maemondo M, et al. Updated overall survival results from a randomized phase III trial comparing gefitinib with carboplatin-paclitaxel for chemo-naive non-small cell lung cancer with sensitive EGFR gene mutations (NEJ002). Ann Oncol 2013；24：54-9.
12) Oizumi S, Kobayashi K, Inoue A, et al. Quality of life with gefitinib in patients with EGFR-mutated non-small cell lung cancer：quality of life analysis of North East Japan Study Group 002 Trial. Oncologist 2012；17：863-70.
13) Inoue A, Kobayashi K, Usui K, et al. First-line gefitinib for patients with advanced non-small-cell lung cancer harboring epidermal growth factor receptor mutations without indication for chemotherapy. J Clin Oncol 2009；27：1394-400.
14) Yang JC, Wu YL, Schuler M, et al. Afatinib versus cisplatin-based chemotherapy for EGFR mutation-positive

15) Park K, Tan EH, O'Byrne K, et al. Afatinib versus gefitinib as first-line treatment of patients with EGFR mutation-positive non-small-cell lung cancer (LUX-Lung 7): a phase 2B, open-label, randomised controlled trial. Lancet Oncol 2016 Apr 12(Epub ahead of print).

lung adenocarcinoma (LUX-Lung 3 and LUX-Lung 6): analysis of overall survival data from two randomised, phase 3 trials. Lancet Oncol 2015; 16: 141-51.

16) Urata Y, Katakami N, Morita S, et al. Randomized phase III study comparing gefitinib with erlotinib in patients with previously treated advanced lung adenocarcinoma: WJOG 5108L. J Clin Oncol 2016 Mar 28(Epub ahead of print).

17) Maemondo M, Minegishi Y, Inoue A, et al. First-line gefitinib in patients aged 75 or older with advanced non-small cell lung cancer harboring epidermal growth factor receptor mutations: NEJ 003 study. J Thorac Oncol 2012; 7: 1417-22.

18) Goto K, Nishio M, Yamamoto N, et al. A prospective, phase II, open-label study (JO22903) of first-line erlotinib in Japanese patients with epidermal growth factor receptor (EGFR) mutation-positive advanced non-small-cell lung cancer (NSCLC). Lung Cancer 2013; 82: 109-14.

19) Yang JC, Sequist LV, Geater SL, et al. Clinical activity of afatinib in patients with advanced non-small-cell lung cancer harbouring uncommon EGFR mutations: a combined post-hoc analysis of LUX-Lung 2, LUX-Lung 3, and LUX-Lung 6. Lancet Oncol 2015; 16: 830-8.

20) Cappuzzo F, Ciuleanu T, Stelmakh L, et al. Erlotinib as maintenance treatment in advanced non-small-cell lung cancer: a multicentre, randomised, placebo-controlled phase 3 study. Lancet Oncol 2010; 11: 521-9.

21) Garassino MC, Martelli O, Broggini M, et al. Erlotinib versus docetaxel as second-line treatment of patients with advanced non-small-cell lung cancer and wild-type EGFR tumours (TAILOR): a randomised controlled trial. Lancet Oncol 2013; 14: 981-8.

22) Kawaguchi T, Ando M, Asami K, et al. Randomized phase III trial of erlotinib versus docetaxel as second- or third-line therapy in patients with advanced non-small-cell lung cancer: Docetaxel and Erlotinib Lung Cancer Trial (DELTA). J Clin Oncol 2014; 32: 1902-8.

23) Soria JC, Felip E, Cobo M, et al. Afatinib versus erlotinib as second-line treatment of patients with advanced squamous cell carcinoma of the lung (LUX-Lung 8): an open-label randomised controlled phase 3 trial. Lancet Oncol 2015; 16: 897-907.

24) Oxnard GR, Arcila ME, Chmielecki J, et al. New strategies in overcoming acquired resistance to epidermal growth factor receptor tyrosine kinase inhibitors in lung cancer. Clin Cancer Res 2011; 17: 5530-7.

25) Park K, Yu CJ, Kim SW, et al. First-line erlotinib therapy until and beyond response evaluation criteria in solid tumors progression in Asian patients with epidermal growth factor receptor mutation-positive non-small-cell lung cancer: the ASPIRATION study. JAMA Oncol 2016; 2: 305-12.

26) Soria JC, Wu YL, Nakagawa K, et al. Gefitinib plus chemotherapy versus placebo plus chemotherapy in EGFR-mutation-positive non-small-cell lung cancer after progression on first-line gefitinib (IMPRESS): a phase 3 randomised trial. Lancet Oncol 2015; 16: 990-8.

27) Miller VA, Hirsh V, Cadranel J, et al. Afatinib versus placebo for patients with advanced, metastatic non-small-cell lung cancer after failure of erlotinib, gefitinib, or both, and one or two lines of chemotherapy (LUX-Lung 1): a phase 2b/3 randomised trial. Lancet Oncol 2012; 13: 528-38.

28) Janjigian YY, Smit EF, Groen HJ, et al. Dual inhibition of EGFR with afatinib and cetuximab in kinase inhibitor-resistant EGFR-mutant lung cancer with and without T790M mutations. Cancer Discov 2014; 4: 1036-45.

29) Yang JC, Ramalingam SS, Jänne PA, et al. Osimertinib (AZD9291) in pre-treated patients with T790M-positive advanced NSCLC: updated Phase 1 (P1) and pooled Phase 2 (P2) results. The 6th IASLC/ESMO European Lung Cancer Conference 2016; LBA2_PR.

30) Sequist LV, Soria JC, Goldman JW, et al. Rociletinib in EGFR-mutated non-small-cell lung cancer. N Engl J Med 2015; 372: 1700-9.

31) Wu YL, Lee JS, Thongprasert S, et al. Intercalated combination of chemotherapy and erlotinib for patients with advanced stage non-small-cell lung cancer (FASTACT-2): a randomised, double-blind trial. Lancet Oncol 2013; 14: 777-86.

32) Sugawara S, Oizumi S, Minato K, et al. Randomized phase II study of concurrent versus sequential alternating gefitinib and chemotherapy in previously untreated non-small cell lung cancer with sensitive EGFR mutations: NEJ005/TCOG0902. Ann Oncol 2015; 26: 888-94.

33) Herbst RS, Ansari R, Bustin F, et al. Efficacy of bevacizumab plus erlotinib versus erlotinib alone in advanced non-small-cell lung cancer after failure of standard first-line chemotherapy (BeTa): a double-blind, placebo-controlled, phase 3 trial. Lancet 2011; 377: 1846-54.

34) Seto T, Kato T, Nishio M, et al. Erlotinib alone or with bevacizumab as first-line therapy in patients with advanced non-squamous non-small-cell lung cancer harbouring EGFR mutations (JO25567): an open-label, randomised, multicentre, phase 2 study. Lancet Oncol 2014; 15: 1236-44.

第4章

ALK阻害薬

横井　崇

ポイント

- *EML4-ALK*融合遺伝子陽性肺癌について。
- クリゾチニブの効果，有害事象について。
- アレクチニブの効果，有害事象について。
- セリチニブの効果，有害事象について。
- ALK阻害薬の開発状況について。
- ALK陽性肺癌治療の組み立てと考え方。

はじめに

　肺癌治療における分子標的薬は，世界に先駆け2002年に本邦で承認されたゲフィチニブにより始まり，その後続いて承認されたエルロチニブ，アファチニブなどの上皮成長因子受容体チロシンキナーゼ阻害薬（epidermal growth factor receptor tyrosine kinase inhibitors：EGFR-TKIs）などは，*EGFR*遺伝子変異陽性の非小細胞肺癌（non-small cell lung cancer：NSCLC）の一次治療として無増悪生存期間（progression-free survival：PFS）を延長することや，生活の質（quality of life：QOL）を改善することが示され，標準治療の一つとなっている[1)2)]。

　2007年，自治医科大学の間野らのグループは，喫煙歴肺腺癌患者の外科切除標本を由来とする完全長cDNDの発現スクリーニングの結果，ヒト2番染色短腕に存在する細胞内骨格蛋白質をコードする echinoderm microtubule associated protein-like 4（*EML4*）遺伝子と，同じくヒト2番染色短腕に存在する受容体方チロシンキナーゼをコードする anaplastic lymphoma kinase（ALK）遺伝子が，染色体転座により融合した*EML4-ALK*融合遺伝子を同定した。この*EML4-ALK*融合遺伝子を肺胞上皮に特異的に発現するトランスジェニックマウスでは多数の肺腺癌を形成することなどから，*EML4-ALK*融合遺伝子が発癌の原因となっている遺伝子（ドライバー遺伝子）であることが示された[3)]。*EML4-ALK*融合遺伝子はNSCLCの3〜7%にみられ，若年者，腺癌，非喫煙者に比較的多くみられる[4)]。NSCLC治療において，*EGFR*遺伝子変異と並んで重要なドライバー遺伝子で，現在これを標的とした分子標的薬（ALK阻害薬）が複数開発され，治療形態も複雑になってきている。

クリゾチニブ（crizotinib）

　ALKやc-MET，ROS-1など複数のキナーゼ阻害活性を持つクリゾチニブは，当初c-MET阻害

薬として開発が進んでいた。しかし，2007年のEML4-ALK融合遺伝子の報告以降ALK阻害活性を有することが示され，ALK阻害薬としての開発が急速に進み，米国では2011年に，本邦では2012年に承認された世界で初めてのALK阻害薬である。

EML4-ALK融合遺伝子を有するNSCLC（ALK陽性肺癌）に対するクリゾチニブの有効性は，複数の大規模な臨床試験で示されておりエビデンスが豊富である。第Ⅰ相試験（PROFILE1001試験）では149名のALK陽性肺癌（既治療84%，非喫煙者71%，腺癌97%）にクリゾチニブ単剤が投与され，奏効率60.8%，PFS中央値9.7カ月，6カ月および1年生存率がそれぞれ87.9%，74.8%であった[5]。第Ⅱ相試験（PROFILE1005試験）では1レジメン以上の化学療法治療歴を有するALK陽性肺癌901例が登録され，クリゾチニブ単剤の奏効率59.8%，PFS中央値8.1カ月であり，いずれの試験も既治療例に対する治療としては非常に高い有効性を示した。

プラチナ併用化学療法後に腫瘍増大のみられたALK陽性肺癌347例を対象に，従来の標準治療であるドセタキセルもしくはペメトレキセドとクリゾチニブを比較した第Ⅲ相試験（PROFILE1007試験）では，有意なPFS延長効果を示した（7.7カ月 vs. 3カ月，ハザード比0.49, 95%信頼区間0.37−0.64）[6]。さらには，未治療のALK陽性肺癌343例を対象に，従来の標準治療であるプラチナ併用化学療法とクリゾチニブ単剤を比較する第Ⅲ相試験（PROFILE1014試験）でも有意なPFSを示した（10.9カ月 vs. 7.0カ月，ハザード比0.45, 95%信頼区間0.35−0.60）[7]。いずれの大規模第Ⅲ相試験でも全生存期間に有意差を認めなかったが，いずれの試験でもクロスオーバーが認められているためと考えられ，ALK陽性肺癌に対するクリゾチニブの有効性は確立された。これらのことから，日本肺癌学会の肺癌診療ガイドライン2015では，ALK陽性肺癌に対する一次治療として，クリゾチニブ単剤による治療が推奨されている（gradeA）。

しかし，クリゾチニブ単剤によるPFSはおおむね10カ月前後であり，ほぼすべての症例でクリゾチニブに対する獲得耐性がみられる。この獲得耐性は，ALK依存性機序と，ALK非依存的機序が存在することが指摘されている。ALK依存性機序としてはALKキナーゼドメインの二次遺伝子変異が主で，ゲートキーパー変異であるL1196MやC1156Yなどが代表的であるが，その他にもG1269A, F1174L, 1151Tins, L1152R, S1206Y, I1171T, G1202, D1203N, V1180Lなどが報告されている。ALK非依存的機序として，EGFR遺伝子変異，KRAS遺伝子変異，ErbBやMETの遺伝子増幅，上皮間葉転換（epithelial-mesenchymal transition：EMT）やインスリン様成長因子1受容体（insulin-like growth factor 1 receptor：IGF1R）経路の活性化などが示されており，今後クリゾチニブ耐性となった肺癌に対する新規薬剤および治療の確立が期待される。

クリゾチニブは1カプセル250mgの製剤で，1回1カプセル（250mg）を1日2回連日服用する。殺細胞性抗癌薬のような強い骨髄抑制や脱毛などの副作用はほとんどみられないが，嘔気，肝機能障害，QT間隔延長，好中球減少症，視覚障害，間質性肺炎などの副作用が報告されている。嘔気は内服直後に突発的に出現し，内服開始後数日以降に徐々に改善することが特徴的で，NCCNのガイドラインでは高度〜中等度の催吐リスクに分類されている。このためクリゾチニブの投与開始時にはあらかじめ制吐薬を併用するなど工夫が必要である。また，約70%に視覚障害（光視症，霧視，羞明，視力低下など）を認めることも特徴であるが，可逆的で服用を中止すると視覚障害の消失がみられるため，服用時にはあらかじめ説明しておくことが望ましい。クリゾチニブは主に肝のCYP3Aで代謝されるため，CYP3Aを阻害するグレープフルーツやグレープフルーツジュースを摂取することにより血中濃度が上昇し，有害事象の増加につながる可能性があり併用薬などに注意が必要である。

アレクチニブ（alectinib）

　本邦で創薬・開発されたアレクチニブは第二世代のALK阻害薬で，クリゾチニブに比べてALKへの選択性が極めて高いという特徴をもつ。また，前臨床試験において，クリゾチニブに耐性を示すALK遺伝子変異（L1196M，C1156Y）に対しても有効であることが示されている。

　本邦で行われた第Ⅰ/Ⅱ相試験（AF-001JP試験）において，第Ⅰ相部分で用量制限毒性（dose limiting toxicity：DLT）を認めず，grade4以上の有害事象も認めなかったことから，600mg/日が推奨用量となった。この用量で第Ⅱ相試験が行われ，46名のALK陽性肺癌のうち43名で腫瘍縮小効果がみられ，PFS中央値が27.7カ月を示し[8]，2014年7月に世界で先駆けて本邦で承認された。また，アレクチニブの剤型変更に伴う生物学的同等性をみる本邦の試験では，クリゾチニブ治療歴のある24例での奏効率は58.3％（95％信頼区間36.6－77.9）であった。さらにはクリゾチニブ耐性となった患者47例を対象とした第Ⅰ/Ⅱ相試験（AF-002JG試験）では，奏効率55％で，脳転移症例21例に対する奏効率52％と報告されており[9]，クリゾチニブ耐性となったALK陽性肺癌や脳転移症例に対する有効性が期待できる結果が示されている。

　しかし，現時点では大規模な比較試験の結果が出ておらず，日本肺癌学会の肺癌診療ガイドライン2015では，ALK陽性肺癌に対する一次治療，二次治療ともに推奨度はgrade C1となっている。しかし，ALKへの選択性，親和性などの薬理学的特徴などからその有効性は極めて高いと考えられ，ALK陽性肺癌に対する一次治療におけるクリゾチニブとアレクチニブの有効性を直接比較する試験（J-ALEX試験，ALEX試験）が現在進行中であり，これらの試験の結果により推奨度grade Aとなることが予想される。アレクチニブに対する耐性機序も明らかになりつつあり，V1180LやI1171Tなどの二次遺伝変異による耐性機序がすでに報告されている。

　アレクチニブは，承認当初は1カプセル20mgと40mgの製剤のみであったが，1回あたりの服薬カプセル数など，患者の服薬の負担が問題であったため，現在は150mg製剤となっている。服用方法は1カプセル150mgの製剤を1回2カプセル（300mg），1日2回連日服用する。比較的頻度の高い有害事象はビリルビン増加（36.2％），AST増加（32.8％），ALT増加（25.9％）などの肝機能障害，味覚異常（34.5％），発疹（34.5％），クレアチニン増加（31.0％）などであるが，ほとんどがgrade2以下でgrade3以上の副作用は数％以下であり，クリゾチニブに比べて有害事象は軽度である[8]。アレクチニブはクリゾチニブと同様，主に肝のCYP3Aで代謝されるため，併用薬などに注意が必要である。

セリチニブ（ceritinib）

　セリチニブは第二世代に分類されるALK阻害薬で，米国ではクリゾチニブによる治療後に疾患が進行したかクリゾチニブ不耐容のALK陽性肺癌に対して2014年4月に承認され，2016年3月には本邦でも同様の適応症で承認された。

　セリチニブはALKに選択性が高く，かつクリゾチニブ耐性であるL1196MやG1269Aなどの二次変異にも活性をもつことが in vitro で示されている。臨床試験では，第Ⅰ相試験（ASCEND-1試験）において50mg/日から750mg/日までの用量漸増試験が行われ，最大耐用量（maximum tolerated dose：MTD）および推奨用量は750mg/日となった。750mg/日が投与された255症例のうち，ALK阻害薬治療歴のある163例の奏効率は56％（95％信頼区間49－64），PFSは18.4カ月（95％信頼区間11.1－NE），治療歴のない83例の奏効率は60％（95％信頼区間61－82），PFSは6.9カ月（95％信頼区間5.6－8.7）と良好な成績を示した[10]。また，既治療ALK陽性肺癌を対象とした国際共同第Ⅱ相試験（ASCEND-2試験）では，

脳転移のない症例の奏効率が52.5%(95%信頼区間36.1-68.5)，PFSが11.3カ月(95%信頼区間5.5-15.6)，未治療ALK陽性肺癌を対象とした国際共同第Ⅱ相試験(ASCEND-3試験)では，脳転移のない症例の奏効率が67.6%(95%信頼区間55.7-78.0)，PFSが11.1カ月(95%信頼区間9.2-12.8)であり，臨床試験でも未治療のALK陽性肺癌だけでなくクリゾチニブによる治療後に耐性となったALK陽性肺癌に対しても有効性が示された。日本人を対象とした第Ⅰ相試験でもMTDおよび推奨用量は750mg/日で，奏効率は53%であった。この試験ではクリゾチニブによる治療例のある9例のうち5例が部分奏効(partial response：PR)であっただけでなく，アレクチニブによる治療歴のある4例のうち2例がPRであり，アレクチニブ耐性のALK陽性肺癌に対する有効性も期待される[11]。さらには，クリゾチニブに比べて脳組織へのバイオアベイラビリティが高く頭蓋内への移行が良好であるとのデータがあり，臨床試験でもセリチニブ750mg/日が投与された脳転移を有するALK陽性肺癌患者14例の脳転移巣の奏効率は50%と，頭蓋内病変に対しても良好な奏効率を示している[10]。

セリニチニブの適応症は，クリゾチニブに抵抗性または不耐容の*ALK*融合遺伝子陽性の切除不能な進行・再発の非小細胞肺癌で，1カプセル150mgの製剤で1回5カプセル(750mg)を1日1回空腹時に服用する。日本人の第Ⅰ相試験での主な有害事象は，嘔気(95%)，嘔吐(75%)，下痢(75%)，クレアチニン上昇(60%)，倦怠感(40%)，AST上昇(20%)，ALT上昇(20%)，皮疹(20%)などであり，全体に有害事象の頻度は高いが，grade3以上の有害事象は10%前後で，消化器毒性の頻度が比較的高いのが特徴である。また，セリチニブもクリゾチニブと同様，主に肝のCYP3Aで代謝されるため，併用薬などに注意が必要である。また食後に服用した場合にも同様に血中濃度が上昇することが示されており，有害事象の増加につながる可能性がある。

ALK陽性肺癌治療の組み立て

現在本邦で使用可能なALK阻害薬はクリゾチニブ，アレクチニブ，セリチニブの3剤である。クリゾチニブは第Ⅲ相試験も含めた複数の大規模臨床試験のデータがあり，現時点のALK陽性肺癌の初回治療のエビデンスを確立している。一方でアレクチニブは国内第Ⅰ/Ⅱ相試験の結果で高い奏効率を示しているが，クリゾチニブと比較する第Ⅲ相試験が本邦および海外で進行中である。このため，現時点でのALK陽性肺癌に対する初回治療はクリゾチニブ単剤が最もエビデンスのある治療で推奨される。しかし，国内で進行中の，クリゾチニブとアレクチニブを比較する第Ⅲ相試験(J-ALEX試験)では，早期有効中止が勧告されており今後これらのデータが発表されることで，ALK陽性肺癌に対する初回治療はアレクチニブ単剤が推奨されることが予想される。

現時点でセリチニブの大規模試験も進行中であり，その有効性と安全性のエビデンスは十分でない。しかし，クリゾチニブだけでなくアレクチニブ耐性のALK陽性肺癌に対する有効性も期待されており，当面はこれらの薬剤による治療後にセリチニブを検討することになると考えられる。

EML4-ALK検査

ALK陽性肺癌を診断するには腫瘍細胞の*EML4-ALK*融合遺伝子を証明する必要がある。現在*EML4-ALK*融合遺伝子を検索する方法として，免疫組織化学(immunohistochemistry：IHC)法，蛍光*in situ*ハイブリダイゼーション(fluorescence *in situ* hybridization：FISH)法，RT-PCR法の3つがある。IHC法は安価でスクリーニングに向いているが，*EML4-ALK*融合遺伝子を直接みているわけではなく，また免疫染色に使用する抗体のクローンによって結果に大きな差が出ることが短所である。FISH法は現在用い

られているBreak Apart法ではALKの切断を検出するため未知のfusionも検出可能で，保険収載されており，ALK陽性肺癌診断のゴールドスタンダードである。しかし高価で検査に熟練が必要であり，また検査に要する時間が比較的長く，またカットオフ値の設定により一定の割合で偽陰性，疑陽性が排除できないことが短所である。RT-PCRは*EML4-ALK*融合遺伝子を直接検出し，3つの検査法の中で最も感度，特異度が高く，検査に要する時間も短い。しかし検査には良質のRNAを必要とするため検査に耐え得る検体が限られること，未知のfusionが検出できないなどの短所がある。

以上のように各検査には一長一短があり各検査法による結果の不一致例が多数報告されており，複数の検査法を組み合わせて検査することが推奨されている[12]。日本肺癌学会の「肺癌患者におけるALK融合遺伝子検査の手引き」によると，IHC法でスクリーニングを行い，IHC法で陽性の場合FISH法で確認することが推奨されている。しかしIHC法で偽陰性となることもあるため，ALK陽性肺癌を疑う症例の場合はIHC陰性でもFISH法で確認することやRT-PCRを行うことが勧められる。

また，クリゾチニブのコンパニオン診断薬として「Vysis® ALK Break Apart FISHプローブキット」(FISH)が，またアレクチニブのコンパニオン診断薬としてニチレイバイオサイエンスの「ヒストファイン ALK iAEP® キット」(IHC)と「Vysis® ALK Break Apart FISHプローブキット」(FISH)が承認されている。アレクチニブ投与時には，IHC法に用いる検査キットが限定されているため，スクリーニング検査時に注意が必要である。

おわりに

*EML4-ALK*融合遺伝子は2007年に本邦から報告された重要なドライバー変異で，そのわずか4年後の2011年に初めての治療薬であるクリゾチニブが上市された。その後も第二世代と位置づけられるアレクチニブ，セリチニブが開発され，アレクチニブは2014年に本邦で承認されるなどその開発スピードは極めて速い。さらにはALKとEGFRのいずれをも阻害するdual inhibitorであるブリガチニブ(brigatinib, AP26113)や，第三世代に位置付けられるロルラチニブ(lorlatinib, PF-06463922)などの開発も進行している。第二世代，第三世代の薬剤はクリゾチニブ耐性のALK陽性肺癌に対しても有効性を示しつつあり，ALK陽性肺癌患者の予後をさらに延長することが期待されている。

一方で*EGFR*遺伝子変異に比べて，*EML4-ALK*遺伝子転座の検索には，その制度や検査時間，費用などさまざまな課題もあり，ドライバー変異の検索の環境は十分とはいえない。今後さまざまなドライバー変異に対する薬剤の開発が進むことが予想され，限られた検体から効率よく確実に複数のドライバー変異を検索する検査法の開発などが望まれる。

利益相応なし。

● 文献
1) Mok TS, Wu YL, Thongprasert S, et al. Gefitinib or carboplatin-paclitaxel in pulmonary adenocarcinoma. N Engl J Med 2009；361：947-57.
2) Sequist LV, Yang JC, Yamamoto N, et al. Phase III study of afatinib or cisplatin plus pemetrexed in patients with metastatic lung adenocarcinoma with EGFR mutations. J Clin Oncol 2013；31：3327-34.
3) Soda M, Choi YL, Enomoto M, et al. Identification of the transforming EML4-ALK fusion gene in non-small-cell lung cancer. Nature 2007；448：561-6.
4) Shaw AT, Yeap BY, Mino-Kenudson M, et al. Clinical features and outcome of patients with non-small-cell lung cancer who harbor EML4-ALK. J Clin Oncol 2009；27：4247-53.
5) Camidge DR, Bang YJ, Kwak EL, et al. Activity and safety of crizotinib in patients with ALK-positive non-small-cell lung cancer：updated results from a phase 1 study. Lancet Oncol 2012；13：1011-9.
6) Shaw AT, Kim DW, Nakagawa K, et al. Crizotinib versus chemotherapy in advanced ALK-positive lung cancer. N Engl J Med 2013；368：2385-94.
7) Solomon BJ, Mok T, Kim DW, et al. First-line crizotinib versus chemotherapy in ALK-positive lung cancer. N Engl J Med 2014；371：2167-77.

8) Seto T, Kiura K, Nishio M, et al. CH5424802 (RO5424802) for patients with ALK-rearranged advanced non-small-cell lung cancer (AF-001JP study): a single-arm, open-label, phase 1-2 study. Lancet Oncol 2013; 14: 590-8.
9) Gadgeel SM, Gandhi L, Riely GJ, et al. Safety and activity of alectinib against systemic disease and brain metastases in patients with crizotinib-resistant ALK-rearranged non-small-cell lung cancer (AF-002JG): results from the dose-finding portion of a phase 1/2 study. Lancet Oncol 2014; 15: 1119-28.
10) Khozin S, Blumenthal GM, Zhang L, et al. FDA approval: ceritinib for the treatment of metastatic anaplastic lymphoma kinase-positive non-small cell lung cancer. Lancet Oncol Published online: March 10, 2016.
11) Nishio M, Murakami H, Horiike A, et al. Phase I study of ceritinib (LDK378) in Japanese patients with advanced, anaplastic lymphoma kinase-rearranged non-small-cell lung cancer or other tumors. J Thorac Oncol 2015; 10: 1058-66.
12) 日本肺癌学会バイオマーカー委員会. 肺癌患者におけるALK融合遺伝子検査の手引き. 2015.

第5章 RET/ROS1/BRAF 阻害薬

阪本智宏　松本慎吾

ポイント

- 非小細胞肺癌は，ドライバー遺伝子異常による治療の個別化が進んでいる。
- RET，ROS1 融合遺伝子陽性肺癌に対する分子標的治療の開発は，国内外で進行中である。
- BRAF 遺伝子変異陽性肺癌には，RAF/MEK 阻害薬の併用療法が期待される。
- 希少肺癌の治療開発には，効率的かつ正確な遺伝子スクリーニングシステムの構築が不可欠である。
- 肺癌個別化治療を円滑に行うため，マルチプレックス診断薬の開発が急務である。

はじめに

2004年の上皮成長因子受容体(epidermal growth factor receptor：EGFR)遺伝子変異発見以後，分子標的薬を用いた肺癌の抗癌薬治療は飛躍的な進歩を遂げている。さらに，次世代シークエンサー(next-generation sequencer：NGS)と呼ばれる高出力な塩基配列決定技術に代表される遺伝子解析法の急速な進歩に伴い，近年ではEGFR 以外にもさまざまな治療標的の遺伝子が同定されている。これに伴って，これまで病理学的な分類により一括りに扱ってきた「非小細胞肺癌」という疾患は，実に多様な標的遺伝子で細分化されるようになった[1]（図1）。抗癌薬による肺癌治療戦略は，これまでの，病理学的分類に基づいた細胞障害性抗癌薬による治療から，個々のゲノムバイオマーカーに基づいて薬剤選択を行う"precision medicine"の時代へと変わりつつある。

本章では，第3・4章のテーマである EGFR，未分化リンパ腫リン酸化酵素(anaplastic lymphoma kinase：ALK)に続く治療標的候補として期待されている RET，ROS1 および BRAF 遺伝子の異常やその標的治療薬を中心に，現在進行中またはすでに終了した臨床試験からわかることや，希少肺癌に対する臨床試験のありかたについて述べたい。

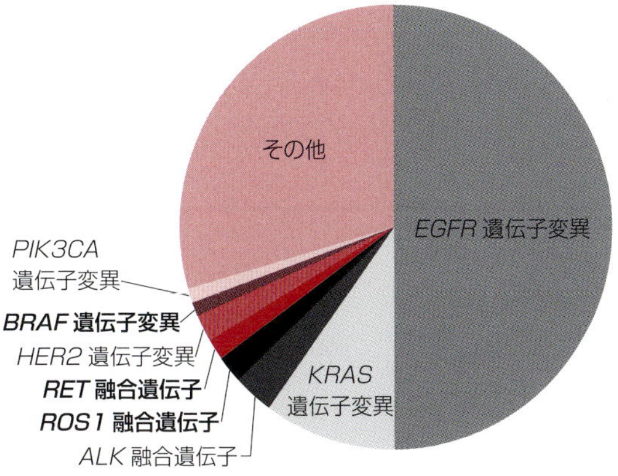

図1　東アジア人肺腺癌におけるドライバー遺伝子異常の分布
(Kohno T, Nakaoku T, Tsuta K, et al. Beyond ALK-RET, ROS1 and other oncogene fusions in lung cancer. Transl Lung Cancer Res 2015；4：156-64 より改変引用)

ドライバー遺伝子異常と分子標的治療

癌の発生や進展に直接的な関わりをもつ遺伝子のことをドライバー遺伝子と呼ぶ。これらドライバー遺伝子の，変異や増幅，またはほかの遺伝子との融合などによって，その遺伝子産物の機能異常が起こり，細胞死からの逃避や過剰な細胞増殖など細胞の悪性転化が誘導される。ドライバー遺伝子は主に癌遺伝子であり，癌細胞の生存や増殖はこの癌遺伝子の活性に強く依存するため，その遺伝子活性が遮断されると，癌細胞は生存能や増殖能を失う。このような癌細胞の状態は「癌遺伝子依存(oncogene addiction)」と呼ばれ，近年盛んに開発が行われている分子標的治療の主な狙いの一つである。

今日，分子標的治療はあらゆる悪性腫瘍で試みられるようになったが，中でも肺癌はドライバー遺伝子異常による治療の個別化が特に進んでいる腫瘍といえる。非小細胞肺癌の抗癌薬治療が大きく様変わりすることとなった最初の契機は，2004年に EGFR 阻害薬の治療効果が癌細胞における EGFR 遺伝子変異の存在に左右されることが発見されたことであった。さらに2007年に，一部の非小細胞肺癌に ALK 融合遺伝子が存在することが発見され，この遺伝子異常を有する肺癌も ALK 阻害薬が有効であることが臨床試験で証明された。現在では，日常診療において，進行期の非小細胞肺癌のうち特に非扁平上皮癌では診断時に EGFR および ALK の遺伝子検査が必須であり，陽性であった場合は対応する阻害薬で治療を行うことがガイドラインで推奨されている。このような EGFR，ALK をターゲットとした分子標的治療の成功はさらなる肺癌ドライバー遺伝子異常の探索を促進し，その結果，RET 融合遺伝子，ROS1 融合遺伝子をはじめとする新たなるドライバー遺伝子異常の発見，およびこれらを標的とする治療開発へと繋がった。

RET 融合遺伝子陽性肺癌

RET は1985年に発見された癌遺伝子である。膜貫通型のRET受容体型チロシンキナーゼをコードしており，この遺伝子の性殖細胞系突然変異の点突然変異は多発性内分泌腫瘍症2型の原因になることや，ほかの遺伝子との融合が甲状腺癌でみられることが知られている。そして2012年2月，一部の肺癌においてもこの RET 遺伝子に体細胞性の遺伝子融合が認められることが，日米3つのグループから同時に報告された。この3グループはそれぞれ異なった手法でこの融合遺伝子を発見している。Takeuchi らは，蛍光 in situ ハイブリダイゼーション(fluorescence in situ hybridization：FISH)法を用いたスクリーニングによって，KIF5B あるいは CCDC6 と融合する RET 遺伝子を発見した[2]。一方 Kohno らは，30例の肺腺癌の RNA シークエンスを行い1例の KIF5B-RET を発見し，さらにRT-PCRとサンガー法によって319例の肺腺癌から6例の KIF5B-RET 陽性例を同定した[3]。さらに，米国の Foundation Medicine 社が中心となったグループは，次世代シークエンス技術を用いて，DNA 領域のうち一部の癌関連遺伝子のみを選択的に解析するターゲットシークエンスの手法で，KIF5B-RET を発見した[4]。また先の Takeuchi らの報告では，RET 融合遺伝子を発現させた線維芽細胞をヌードマウスに移植した場合に腫瘍を形成すること，そして KIF5B-RET を導入した Ba/F3 細胞の増殖が RET 阻害活性を持つバンデタニブ(vandetanib)，スニチニブ(sunitinib)，ソラフェニブ(sorafenib)によって用量依存性に抑制されることも証明している。その後，CCDC6-RET 融合遺伝子を有するヒト由来の肺癌細胞株LC-2/ad も発見され，この細胞を用いたマウスゼノグラフトモデルでは，バンデタニブ投与による腫瘍縮小効果も示された[5]。このように，RET 融合遺伝子は非小細胞肺癌の新たなドライバー遺伝子異常として発見され，その頻度は非小細胞肺癌の

1〜2％であることも明らかにされた。

RET融合遺伝子陽性肺癌（RET肺癌）に対する分子標的治療については，現在盛んに臨床試験が行われている。以下に，RET肺癌に対して今後期待される分子標的薬を示す。

■バンデタニブ

バンデタニブは血管内皮細胞増殖因子（vascular endothelial growth factor：VEGF），EGFRおよびRETのチロシンキナーゼを阻害するマルチキナーゼ阻害薬である。前述のとおり，前臨床研究においてRET肺癌に対する効果が示されており，実臨床での有効性が期待されている。

肺癌での臨床開発に先行して，一部の甲状腺髄様癌ではRET遺伝子変異を有することから，RET阻害薬の治療開発が進められてきた。甲状腺髄様癌に対するバンデタニブとプラセボコントロールとの無作為化比較第Ⅲ相試験（ZETA試験，NCT00322452）では，バンデタニブ群で有意な無増悪生存期間（progression-free survival：PFS）の延長〔中央値30.5カ月 vs. 19.3カ月，ハザード比0.46，95％信頼区間（CI）0.31-0.69〕を得られた[6]。この結果を受け，バンデタニブは，甲状腺髄様癌の治療薬として，2011年に米国食品医薬品局（Food and Drug Administration：FDA）で承認され，わが国においても2015年に承認されている。

非小細胞肺癌に対しては，複数の第Ⅲ相試験（ZODIAC試験 NCT00312377，ZEAL試験 NCT00418886，ZEST試験 D4200C00057，ZEPHYR試験 NCT00404924）が行われたが，いずれにおいてもバンデタニブの有効性は示されなかった。これらは，バイオマーカーによる患者選択を行わず，すべての非小細胞肺癌を対象として行われたものであった。近年この当時の臨床試験登録患者のうち約1,000症例分の残余検体を用いてRET融合遺伝子を検索した結果が報告されており，融合陽性であったものは7症例，うちバンデタニブ投与群に割りつけられていたものは3症例のみであった。さらにこの3症例に関してはバンデタニブ投与による明らかな腫瘍縮小効果は得られなかったとされている[7]。当然ながら，この少ない症例での後解析でもってRET肺癌に対するバンデタニブの効果を論じることは困難である。こうして肺癌に対するバンデタニブの治療開発はいったん中止となったが，前述のごとくRET融合遺伝子の発見によって再びこの薬剤が注目されることとなった。わが国においては，国立がん研究センター東病院の後藤，葉らによって「RET融合遺伝子を有する局所進行/転移性非扁平上皮非小細胞肺癌患者を対象としたバンデタニブの第Ⅱ相試験」（Vandetanib for Lung Cancer with RET rearrangement study：LURET試験 UMIN000010095）が2012年2月から開始された。これは，全国規模での肺癌遺伝子スクリーニングプロジェクトと連動した医師主導の臨床試験であった。計画当初は，RET肺癌の希少さゆえ，臨床試験を完遂するための症例集積が困難となることが懸念されたが，日本全国を挙げての遺伝子スクリーニングによって，ほぼ予定通り約2年間で症例集積が終了し，近々，試験結果が報告される予定である。さらに，韓国においても同様の第Ⅱ相試験（NCT01823068）が始まっており，現在進行中である。

過去の臨床試験から，バンデタニブの有害事象として頻度の高いものには，皮膚症状，下痢，高血圧，角膜混濁，悪心，疲労などが挙げられる。また，肺癌への投与例で間質性肺炎の死亡例も報告されており，注意が必要である。

■アレクチニブ（alectinib）

アレクチニブはもともと，高選択性のALK阻害薬として開発された。わが国でALK融合遺伝子陽性肺癌（ALK肺癌）に対して行われた第Ⅰ/Ⅱ相試験（AF-001JP試験 JapicCTI-101264）では，奏効割合が93.5％（95％CI 82.1-98.6）と非常に良好な結果であり[8]，アレクチニブは，2014年にALK肺癌に対して世界に先駆けてわが国で承認された。

この薬剤は後にRET肺癌に対しても有効であることが前臨床研究で明らかにされ[9]，RET肺癌の治療薬候補としても期待されている。この前臨床研究の結果をもとに，わが国では，本年2月から，「*RET*融合遺伝子を有する進行非小細胞肺癌患者を対象としたアレクチニブの第Ⅰ/Ⅱ相臨床試験」(Alectinib to Treat Lung Cancer harboring a *RET* fusion gene study：ALL-RET試験 UMIN000020628)が，金沢大学の矢野，竹内らを中心とした医師主導の臨床試験として開始されている。

アレクチニブは，ALK肺癌の治療開発時に行われた臨床試験や，承認後の市販直後調査からも，ほかの分子標的薬と比較して認容性が高い薬剤であることが示されている。有害事象として頻度の高いものには，味覚異常，トランスアミナーゼ上昇，ビリルビン上昇，クレアチニン上昇，クレアチンキナーゼ上昇，光線過敏症，好中球減少などが挙げられるものの，国内承認用量においては大半がgrade1/2の軽微なものにとどまり，grade4の毒性は認められていない。また，消化器毒性があまりみられないのも特徴である。

■カボザンチニブ(cabozantinib)

カボザンチニブはMET，VEGFR2，RETなどに対するマルチキナーゼ阻害薬である。米国においては甲状腺髄様癌に対する無作為化比較第Ⅲ相試験(EXAM試験，NCT00704730)[10]の結果を踏まえ，2012年に治療薬としてFDAで承認されている。非小細胞肺癌に対しては，RET肺癌を対象とした第Ⅱ相試験(NCT01639508)が進行中である。この試験の中間解析結果が2015年米国癌治療学会議(American Society of Clinical Oncology：ASCO)で報告され，奏功率28%，PFS 7カ月であった。また，この試験に登録されたはじめの3例の治療効果についての報告によると，2例で部分奏功が得られ，1例で8カ月の病状安定を得られている[11]。最終結果の発表がまたれる。

■レンバチニブ(lenvatinib)

レンバチニブはVEGFR，FGFR，血小板由来成長因子受容体(platelet-derived growth factor receptor：PDGFR)，KIT，RETに対するマルチキナーゼ阻害薬である。治療抵抗性の分化型甲状腺癌を対象としたプラセボコントロールとの二重盲検無作為化比較第Ⅲ相試験(SELECT試験，NCT01321554)では，レンバチニブ群はプラセボ群と比較して有意なPFSの延長(18.3カ月 vs. 3.6カ月，ハザード比0.21，99%CI 0.14-0.31)と高い奏功割合(64.8% vs. 1.5%，p<0.001)を示した。さらに，レンバチニブ群では4例(1.5%)の完全奏功が得られている[12]。これを受けて，レンバチニブは甲状腺癌治療薬として2014年に米国・欧州で承認され，2015年にわが国でも承認されている。

非小細胞肺癌に対する治療開発では，RET肺癌を対象とする国際共同第Ⅱ相試験(NCT01877083)が進行中であり，わが国からもこれに参加している。

■スニチニブ

スニチニブはPDGFR，VEGFRのほか，RETやKITなどに対するマルチキナーゼ阻害薬である。わが国でも，消化管間質腫瘍，腎細胞癌，膵神経内分泌腫瘍に対して承認されている。

非小細胞肺癌に対する治療開発としては，過去にバイオマーカーによる患者選択を行わない臨床試験が実施されてきたが，有効性は示されなかった。現在，非喫煙者の肺腺癌を対象とした第Ⅱ相試験(NCT01829217)が米国において行われており，このなかでRET肺癌に対する効果ついても評価される予定である。

■ソラフェニブ

ソラフェニブはスニチニブと同様，VEGFR，PDGFR，RAFなどに対するマルチキナーゼ阻害薬であり，RETチロシンキナーゼに対する阻害活性もある。わが国では腎癌および肝細胞癌に対して承認されている。

ソラフェニブも，非小細胞肺癌に対して，バイオマーカーによる患者選択を行わずに治療開発が行われていたが，有効性が示されなかった。RET 肺癌に対する治療効果については興味深いところではあるが，現在のところ，RET 肺癌を対象とした臨床試験は行われていない。

■ポナチニブ（ponatinib）

ポナチニブは 2012 年に白血病治療薬として米国 FDA で承認された。わが国でも，2016 年 1 月に承認申請さている。

ポナチニブは，ABL，RET，FLT3，KIT，FGFR，PDGFR，SRC などに対するマルチキナーゼ阻害薬であることが知られており，RET 肺癌に対する治療薬としても期待される。現在，米国において RET 肺癌を対象とした第Ⅱ相試験（NCT01813734）が行われている。

■アパチニブ（apatinib）

アパチニブは選択的 VEGFR2 阻害薬として開発された化合物であるが，RET を含む複数のチロシンキナーゼ阻害作用をもつことが示されている。わが国，および海外を含め，現時点で治療薬としての承認を得られた癌種はない。最も開発が進んでいる胃癌では，現在複数の第Ⅲ相試験が進行中である。非小細胞肺癌に対する治療開発としては，現在中国において RET 肺癌を対象とした第Ⅱ相試験（NCT02540824）が行われている。

■その他

ここまで述べたもののほかにも，RET チロシンキナーゼを阻害する複数のマルチキナーゼ阻害薬が，RET 融合肺癌治療薬として期待されている。このなかで，RXDX-105，MGCD516 は現在それぞれ第Ⅰ相試験が行われている（NCT01877811，NCT02219711）。

ROS1 融合遺伝子陽性肺癌

ROS1 は 1986 年に発見された癌遺伝子であり，RET と同様，膜貫通型の ROS1 受容体型チロシンキナーゼをコードしている。

2003 年，神経膠芽腫細胞株において *ROS1* 遺伝子と *FIG* 遺伝子が融合していることが発見され，この *FIG-ROS1* 融合遺伝子による ROS1 キナーゼの恒常的な活性化，および *FIG-ROS1* 融合遺伝子を導入した線維芽細胞の足場非依存性増殖が示された[13]。2007 年に *SLC34A2-ROS1*，*CD74-ROS1* が一部の肺腺癌で発見され[14]，さらに 2012 年に *TPM3*，*SDC4*，*EZR* との *ROS1* 融合遺伝子が同定されたことで，ドライバー遺伝子としての注目が高まった[2]。前臨床研究においては，*CD74-ROS1*，*EZR-ROS1* を発現させた線維芽細胞は ROS1 キナーゼの活性化により腫瘍形成能をもつこと，またこれらが ROS1 阻害薬により抑制されることが示されている[2,13,15,16]。さらに，*EZR-ROS1* 融合遺伝子を肺胞上皮細胞に発現させたトランスジェニックマウスに，肺腺癌が発生することも示されている[17]。また，*RET* 融合遺伝子と同様，*ROS1* 融合遺伝子の頻度は非小細胞肺癌の 1〜2％ であることが明らかにされた。

ROS1 融合遺伝子陽性肺癌（ROS1 肺癌）に対する分子標的治療に関しても，現在盛んに臨床試験が行われている。以下に，ROS1 肺癌に対して今後期待される分子標的薬を示す。

■クリゾチニブ（crizotinib）

クリゾチニブは，もともと MET 阻害薬として開発されていた薬剤であるが，後に *ALK* チロシンキナーゼも阻害することが明らかにされた。*ALK* 融合遺伝子の発見とともに非小細胞肺癌に対する治療開発が始まり，2012 年にわが国でも ALK 肺癌の治療薬として承認されている。さらにクリゾチニブは，ROS1 チロシンキナーゼに対する阻害作用も有しており，細胞実験において

ROS1融合遺伝子を有する肺癌細胞株に対して高い増殖抑制効果をもつことが証明された[18]。進行癌を対象としたクリゾチニブの第Ⅰ相試験(PROFILE1001試験, NCT00585195)のROS1肺癌拡大コホートにおいて, 奏功率72%(95%CI 58-84), PFS中央値19.2カ月(95%CI 14.4-not reached)と良好な治療効果を得られており[19], 現在承認済みのALK肺癌に対する治療効果と同等, あるいはそれを上回る治療効果をもつことが期待されている。

現在進行中の前向き臨床試験として, ROS1肺癌を対象としたクリゾチニブの第Ⅱ相国際共同試験「Phase II Safety and Efficacy Study of Crizotinib in East Asian Patients With ROS1 Positive, ALK Negative Advanced NSCLC」(OO12-01試験 NCT01945021)が東アジアで行われている。わが国からも, LC-SCRUM-Japanのスクリーニングを経てROS1肺癌患者がこの臨床試験に登録された。2016年1月現在, 患者登録はすでに終了し観察期間中となっており, 結果が待たれるところである。ROS1肺癌に対するクリゾチニブの第Ⅱ相試験はこのほかにも, ある薬剤の標的となる, 同一の遺伝子変異をもった, 異なるタイプの癌を同時に対象とする試験として, 米国でバスケット型試験として行われているNCI-MATCH試験(NCT02465060)や, 英国でアンブレラ型試験として行われている, National Lung Matrix試験(NCT02664935)の一部として, また欧州を中心とした国際共同試験(EUCROSS試験 NCT02183870)や, イタリアのMETROS試験(NCT02499614)など, 現在世界中で行われている。なお米国FDAは前述した第Ⅰ相試験の拡大コホートの成績をもって, クリゾチニブをROS1肺癌に対する治療薬として優先審査指定としている。また, わが国においても先述のOO12-01試験の結果が良好であれば適応拡大が申請されるだろう。

クリゾチニブの主な有害事象としては, 視覚障害, 悪心, 嘔吐, 下痢, 便秘, 浮腫, 疲労, めまい, 末梢神経障害などが挙げられる。また頻度としては低くなるが, 間質性肺炎での死亡例もあり注意が必要である。

■カボザンチニブ(cabozantinib)

カボザンチニブはRET肺癌に対して開発中の薬剤であるが, ROS1チロシンキナーゼも阻害することが明らかになっている。さらに前臨床研究においては, クリゾチニブ耐性として知られるROS1 G2032R変異を有する細胞株に対する細胞増殖抑制効果が示されており[20], クリゾチニブの臨床導入に先んじて早くも耐性克服の治療薬としても注目されている。現在は米国においてROS1肺癌に対して第Ⅱ相試験(NCT01639508)が進行中であり, 結果が待たれる。

■ロルラチニブ(lorlatinib)

ロルラチニブは, ALKおよびROS1のチロシンキナーゼを阻害する薬剤である[21]。ALK肺癌や, クリゾチニブ耐性のALK肺癌の治療薬としても期待されており, 現在臨床試験が進行中である。

ROS1肺癌に対する治療開発では, 現在, 国際共同第Ⅰ/Ⅱ相試験(NCT01970865)が行われており, この試験にはわが国からも数施設が参加している。また, カボザンチニブ同様, クリゾチニブ耐性変異として知られるROS1 G2032R変異陽性細胞株にも効果があるとされ, クリゾチニブ耐性のROS1肺癌の治療薬としても期待される。

■エントレクチニブ(entrectinib)

エントレクチニブはNTRK1/2/3, ROS1, ALKのチロシンキナーゼを阻害する薬剤である。後に触れるが, NTRK阻害作用を有するという意味でも肺癌領域での注目度は高い。現在, 上記遺伝子の融合を含めた遺伝子異常を持つ局所進行もしくは遠隔転移を有する固形癌(非小細胞肺癌を含む)を対象とした国際共同第Ⅰ/Ⅱ相試験(STARTRK-1試験 NCT02097810)と, 同じく遺伝子融合を有する固形癌(非小細胞肺癌を含む)を対象としたbasket trial形式の第Ⅰ/Ⅱ相試験

(STARTRK-2試験 NCT02568267)が米国を中心に行われている。STARTRK-1試験の途中経過が2015年米国臨床腫瘍学会(American Society of Clinical Oncology：ASCO)において報告されたが，ROS1融合陽性例の登録はなく治療効果は不明である。今後の進捗が注目される。

■セリチニブ(ceritinib)

セリチニブは，いわゆる第二世代ALK阻害薬として開発が進んでいる薬剤であり，米国においては2014年にクリゾチニブ耐性のALK肺癌の治療薬としてFDAで承認されている。この薬剤も，ALKとともにROS1阻害作用を有しており，ROS1肺癌治療薬としても期待されている。前臨床研究では，ROS1 G2032R遺伝子変異を有するクリゾチニブ耐性ROS1融合陽性細胞は，セリチニブにも交叉耐性を持つことが示されている[21]。現在は米国でALKおよびROS1の融合を含む遺伝子異常陽性の悪性腫瘍(非小細胞肺癌を含む)を対象とした第Ⅱ相試験(SIGNATURE試験，NCT02186821)が行われているほか，中国と韓国でもそれぞれ国内第Ⅱ相試験(NCT02276027, NCT01964157)が進行中である。

■その他

ここまで紹介してきたROS1阻害薬とは異なる作用機序で，ROS1肺癌に対する治療薬として期待されているものもある。熱ショック蛋白質90(HSP90)は細胞内分子シャペロンの一つであり，蛋白質の適切な折りたたみや輸送に関与し，癌細胞の増殖や生存に重要な役割を果たすことが知られている。このHSP90の阻害薬であるオナレスピブ(onalespib)が，ALK/RET/ROS1の融合遺伝子陽性腫瘍に対して抗腫瘍効果をもつことが示され，さらにクリゾチニブ耐性の克服にも期待されている[22]。現在は，クリゾチニブとの併用療法の第Ⅰ/Ⅱ相試験(NCT01712217)が進行中である。

BRAF遺伝子変異

BRAF遺伝子は，RAS-RAF-MEK-ERKシグナル伝達経路(MAPK経路)の構成因子であるセリン/スレオニンプロテインキナーゼRAFのアイソフォームの一つであるBRAFをコードしている。MAPK経路は，受容体型チロシンキナーゼの活性化シグナルを核へ伝達し，細胞の増殖・分化・細胞死に関わるさまざまな分子制御を行う重要な経路である(図2)。

2002年，DaviesらはRAS性黒色腫，大腸癌，脳腫瘍，肺癌，肉腫，乳癌，卵巣癌のそれぞれ一部にBRAF遺伝子変異が存在することを明らかにした。また，彼らは，細胞実験でBRAF遺伝子変異の導入により線維芽細胞が悪性転換することも示した[23]。悪性腫瘍に関連するBRAF遺伝子の変異は，BRAFのactivation loop(A-loop)と呼ばれる立体構造を規定するコドン600と，phosphate binding loop(P-loop)と呼ばれる構造を規定するコドン464〜469，およびその周辺に集中していることが知られている。悪性黒色腫では約半数にBRAF V600E変異を認めることから，ほかの癌種に先行してBRAF阻害薬の開発が行われてきた。悪性黒色腫以外でも，BRAF V600E変異を有する腫瘍を対象にしたBRAF阻害薬の臨床試験も行われたが，癌種によってその効果は異なり，特に大腸癌では期待されていたような効果は得られなかった。これは，BRAF V600E変異が悪性黒色腫においては単一のドライバー遺伝子変異であるのに対し，大腸癌ではEGFRなどほかの活性化分子の影響を同時に受けていることが原因ではないかと考えられている。

非小細胞肺癌におけるBRAF遺伝子変異は希少頻度であり，欧米人では肺腺癌の3%程度，アジア人では肺腺癌の1%程度とされている。EGFRをはじめとするほかのドライバー遺伝子異常は非喫煙者に多くみられるが，BRAF遺伝子変異は喫煙者に多くみられる傾向がある。また，悪性黒色腫のBRAF遺伝子変異はそのほと

んどが V600E 変異であるが，肺癌における V600E 変異は *BRAF* 遺伝子変異の約半数であり，その他のアミノ酸の変異（non-V600E 変異）の割合が比較的多いのが特徴である。non-V600E 変異の中にはキナーゼ活性を低下させるようなものも含まれており，それらは BRAF 阻害薬の治療標的とならないと予想される。

以下に，*BRAF* 遺伝子変異陽性肺癌（BRAF 肺癌）に対して今後期待される分子標的薬を示す。

■ベムラフェニブ（vemurafenib）

ベムラフェニブは，選択的な RAF キナーゼ阻害薬である。*BRAF* V600E 変異を有する悪性黒色腫を対象とした無作為化比較第Ⅲ相試験（BRIM3 試験，NCT01006980）において，標準治療であるダカルバジン群に対し，PFS 中央値 5.3 カ月 vs. 1.6 カ月，奏功率 48% vs. 5%（95%CI 42-55 vs. 3-9）と有意に高い有効性を示し[24]，2011年に米国 FDA で，2014 年にわが国で承認されている。非小細胞肺癌を対象とした治療開発では，英国で行われる umbrella trial（DARWIN Ⅱ試験，NCT02314481）の一部として単剤療法の第Ⅱ相試験が組み込まれる予定である。

■コビメチニブ（cobimetinib）

コビメチニブは RAF の下流に位置する MEK の阻害薬である。MEK 阻害薬は，次項で触れるトラメチニブも含め，RAF 阻害薬と併用することでより高い治療効果を発揮することが明らかになってきている。悪性黒色腫を対象とした，ベムラフェニブとコビメチニブの併用療法の効果をベムラフェニブ単剤療法と比較する二重盲検無作為化比較第Ⅲ相試験（coBRIM 試験，NCT01689519）の中間解析結果が 2015 年 ASCO で報告され，奏功率 69.6% vs. 50%，PFS 中央値 14.2 カ月 vs. 7.2 カ月（ハザード比 0.58，95%CI 0.46-0.72%）と併用療法群でより良好な結果が得られている。現状では BRAF 肺癌を対象にしたベムラフェニブとコビメチニブ併用療法の臨床試験は行われていないが，悪性黒色腫での結果を踏まえて今後期待される治療法である。

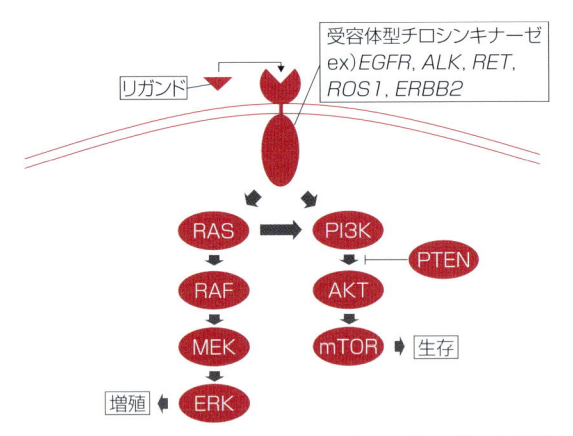

図2 受容体型チロシンキナーゼと下流シグナル経路
受容体型チロシンキナーゼは細胞外からの刺激を受けることで活性化し，下流へシグナルを伝える。

■ダブラフェニブ（dabrafenib）

ダブラフェニブはベムラフェニブと同様，選択的 RAF キナーゼ阻害薬である。*BRAF* V600E 変異陽性悪性黒色腫を対象とした無作為化比較第Ⅲ相試験（BRF113683 NCT01227889）において，対照治療のダカルバジン群と比較して有意な PFS の延長を示し（5.1 カ月 vs. 2.7 カ月，ハザード比 0.30，95%CI 0.18-0.51）[25]，2013 年に米国 FDA の承認を受けている。

■トラメチニブ（trametinib）

トラメチニブはコビメチニブと同様，MEK 阻害薬である。*BRAF* V600E 変異または V600K 変異を有する悪性黒色腫を対象とした無作為化比較第Ⅲ相試験（NCT01245062）において，ダカルバジンもしくはパクリタキセルの対照群と比較して有意な PFS の延長を示し（中央値 4.8 カ月 vs. 1.5 カ月，ハザード比 0.45，95%CI 0.33-0.63，）[26]，2013 年に米国 FDA に承認されている。

さらに悪性黒色腫においては，*BRAF* V600E 変異または V600K 変異陽性患者を対象とした無作為化比較第Ⅲ相試験（COMBI-v NCT01597908）において，ダブラフェニブとトラメチニブを併用することでダブラフェニブ単剤療法よりも有意に長い PFS（中央値 11.4 カ月 vs. 7.3 カ月，ハザード

比0.56, 95%CI 0.46-0.69)および高い1年生存率(72% vs. 65%, ハザード比0.69, 95%CI 0.53-0.89)を得られることが示され[27], 2014年にはこの両者の併用療法が米国FDAで承認されている.

BRAF肺癌における治療開発としては, ダブラフェニブ単剤, およびダブラフェニブとトラメチニブの併用療法の複数コホートをもつ第Ⅱ相国際共同試験(BRF112928試験, NCT01336634)が行われており, わが国の施設もこれに参加している. この試験の単剤療法のコホートについての中間解析結果が2014年欧州臨床腫瘍学会(European Society for Medical Oncology：ESMO)で報告され, 奏功率32%(95%CI 22-44%), 病勢制御割合56%(95%CI 45-68%)であった. また, 2015年ASCOにおいて併用療法について報告されており, 奏功率63%(95%CI 40.6-81.2%), 12週での病勢制御割合88%(95%CI 67.6-97.3%)であった. 臨床試験の最終結果に期待したい. また, 前述したNCI-MATCH試験でも, *BRAF* V600E変異またはV600K変異陽性癌に対するダブラフェニブとトラメチニブの併用療法の第Ⅱ相試験, およびnon-V600変異に対するトラメチニブ単剤療法の第Ⅱ相試験が行われている.

これまでの報告から, BRAF肺癌や悪性黒色腫ではRAF/MEK阻害薬の併用が単剤より有効のようであり, このことは, 今後, ほかの標的に対する分子標的薬併用の治療戦略にも応用できる可能性がある.

■エンコラフェニブ(encorafenib)

エンコラフェニブもベムラフェニブやダブラフェニブと同様にRAFの選択的阻害作用をもつ. 悪性黒色腫の治療薬としては国際共同第Ⅱ相試験(LOGIC試験, NCT01820364)の結果を受けて, 現在無作為化比較第Ⅲ相試験(COLUMBUS試験, NCT01909453)が行われており, 今後期待されている薬剤の一つである. 肺癌に対しては, 計画されていた第Ⅱ相試験が登録前中止となっており, その他に進行中のものはない.

■セルメチニブ(selumetinib)

セルメチニブは, コビメチニブやトラメチニブと同様にMEK阻害薬である. 悪性黒色腫の治療開発としては, ダカルバジンとの併用療法の効果をダカルバジン単剤と比較する二重盲検無作為化比較第Ⅲ相試験(SUMIT試験, NCT01974752)が行われている. 非小細胞肺癌に対する治療開発としては, *BRAF*変異陽性の固形腫瘍を対象としたセルメチニブ単剤療法の第Ⅱ相試験(NCT00888134)が行われているほか, 非小細胞肺癌と胸腺癌を対象としたumbrella trial, CUSTOM試験(NCT01306045)の1アームとしても第Ⅱ相試験が行われている. また英国では, 非小細胞肺癌を含む固形腫瘍を対象としたバンデタニブとセルメチニブ併用療法の第Ⅰ相試験(VanSel-1 NCT01586624)が行われている. 前に述べた2つの併用療法と同様, RAF阻害薬とMEK阻害薬の併用療法には効果が期待されるところである.

■ビニメチニブ(binimetinib)

ビニメチニブはMEK阻害薬である. *BRAF* V600変異陽性の悪性黒色腫に対するエンコラフェニブとの併用療法(COLUMBUS試験, NCT01909453), *NRAS*変異陽性の悪性黒色腫に対する単剤療法(NEMO試験, NCT01763164), 卵巣癌に対する単剤療法(MILO試験, NCT01849874)と, それぞれ第Ⅲ相試験が行われている. 非小細胞肺癌に対する治療開発としては, 中国において*BRAF*, *KRAS*, *NRAS*変異陽性肺癌を対象とした単剤療法の第Ⅱ相試験(NCT02276027)が行われている. 現時点で臨床試験は行われていないが, コビメチニブやトラメチニブなどと同様に今後はRAF阻害薬との併用療法の有効性が検証されていく可能性もあるだろう.

■ダサチニブ(dasatinib)

ダサチニブは白血病の融合遺伝子である*BCR-ABL*をはじめとする複数のキナーゼを標的としたマルチキナーゼ阻害薬であり, 血液腫瘍の治療

薬としてわが国でも上市されている。この薬剤の興味深い点は，キナーゼ活性低下型の*BRAF*遺伝子変異を発現させた肺癌細胞株において，腫瘍増殖抑制効果の増強が認められたということである[28]。これをうけて，不活性化変異を有する非小細胞肺癌を対象とした国際共同第Ⅱ相試験（NCT01514864）が行われていたが，残念ながら症例集積不良と明らかな有効性が認められないことを理由に中止となった。

その他の希少肺癌

RET，*ROS1*，*BRAF*以外にも，治療標的として期待されている数多くのドライバー遺伝子異常が発見されている。*EGFR*と同じヒト上皮成長因子受容体ファミリーに属する*ERBB2*の挿入変異や遺伝子増幅，受容体型チロシンキナーゼの下流シグナル経路を構成する*PIK3CA*の遺伝子変異，さらに近年新規に発見された受容体型チロシンキナーゼ（tropomyosin receptor kinase：TRK）をコードする*NTRK*遺伝子の融合などは特に注目されるところである。また，古くからドライバー遺伝子として知られている*KRAS*遺伝子変異陽性肺癌に対する標的治療はいまだ有力なものがみつかっておらず，ブレイクスルーを期待したい。

希少肺癌に対する臨床試験のあり方

■従来の化学療法に対する臨床試験

癌治療開発には，Ⅰ～Ⅲ相で構成される臨床試験による評価が必要である。第Ⅰ相試験はその治療法がヒトを対象として初めて行われる段階であり，薬剤の安全性を評価し推奨用量を決定することを目的としている。第Ⅱ相試験は，第Ⅰ相試験で決定した推奨用量での有効性を推定する段階である。原則的にはあくまでも第Ⅲ相試験へ進むに相応しい治療法かどうかを判別することが目的であり，比較的少人数を対象として，奏功率などの短期間で結果が得られる指標を評価項目として用いる場合が多い。そして第Ⅲ相試験は，第Ⅱ相試験で有効と判断された治療法を現時点での標準治療と比較する段階である。登録患者を試験治療群と標準治療群に無作為に振り分け，延命効果を比較する。延命効果の評価には，最も客観性のある全生存期間（overall survival：OS）を指標として用いることが理想であるが，追跡時間や登録患者数が限られる場合はPFSなどの指標を用いることも多い。また，第Ⅲ相試験は大規模集団における長期の安全性を確認するうえでも重要である。試験デザインにもよるが，統計学的に意義のある結果を示すためには一般的に数百人規模の登録患者を集積する必要がある。

■分子標的治療の特殊性と治療開発

分子標的治療薬の開発においても，原則として従来の化学療法と同様の過程を経て治療法の評価を行うことが求められる。しかしながら分子標的薬は細胞障害性抗癌薬にはない特徴を有しており，臨床試験もこれらを十分に考慮したうえで行っていく必要がある。肺癌，特に肺腺癌がドライバー遺伝子ごとの希少フラクションに細分化されているのはすでに述べたとおりであるが，おのおのの標的に対する分子標的治療の開発を考えた場合，その多くは，おのおの全体の数％しか存在しない希少フラクションを対象とすることとなるため，大規模比較試験である第Ⅲ相試験を実施することは極めて困難である。またEGFR阻害薬やALK阻害薬のようにゲノムバイオマーカーが明確であり，かつそれまでの標準治療に対して明らかに高い効果が予想される場合に，無作為化比較試験を行うことの倫理的妥当性も疑問視されるところであろう。

わが国において医薬品医療機器総合機構（Pharmaceuticals and Medical Devices Agency：PMDA）による「抗悪性腫瘍薬の臨床評価方法に関するガイドライン」では，非小細胞肺癌などの

患者数の多い癌種に対して，「延命効果を中心に評価する第Ⅲ相試験の成績を承認申請時に提出することを必須とする」ことを明記している。しかし例外として，「科学的根拠に基づき申請効能・効果の対象患者が著しく限定される場合はこの限りではない」とも付記されていることから，ドライバー遺伝子の明確な希少肺癌などに関しては，治療薬承認のために必ずしも第Ⅲ相試験が必須ではない，とも解釈される。さらには，「第Ⅱ相試験終了時において高い臨床的有用性を推測させる相当の理由が認められる場合には，第Ⅲ相試験の結果を得る前に，承認申請し承認を得ることができる」とされ，「その際は，承認後一定期間内に，第Ⅲ相試験の結果により速やかに，当該悪性腫瘍薬の臨床的有用性及び第Ⅱ相試験成績に基づく承認の妥当性を検証しなければならない」と記載されている[29]。この記載に相当する事例を一つ挙げると，ALK肺癌に対する治療薬アレクチニブは，国内第Ⅰ/Ⅱ相試験のⅡ相部分において奏功率93.5％という極めて高い効果を示し，第Ⅲ相試験を待たず2014年に承認に至っている。その後にクリゾチニブ単剤を対照群とした第Ⅲ相比較試験（J-ALEX試験 JO28928）がただちに行われたが，2016年2月をもって早期有効中止が勧告された。このように，有効な薬剤を速やかに現場に届けるための工夫は規制当局側からもなされている。しかしながら，ALK肺癌よりもさらに希少なフラクションが対象となるであろう今後の治療開発においてもやはり第Ⅲ相試験が必要とされるのかについては現時点で明確な答えはない。

承認時に第Ⅱ相試験の結果が用いられるようになると，第Ⅱ相試験のデザインが重要となる。しかしながら，どのような試験デザインが最適で，また承認申請にどれくらいの結果が求められるのか，という問いに現時点で明確な答えはない。現実的には，これまでに行われた第Ⅱ相試験の結果と承認状況を照らして事例ごとに考えていく必要があるだろう。また，比較試験が困難な場合，試験治療の有効性，安全性の評価は，同一の対象集団に対する標準治療の既存データ（ヒストリカルコントロール）が参考となる。一般的にヒストリカルコントロールは，無作為化比較試験のコントロールデータと比べてバイアス混入の可能性が高く，その解釈には注意を要するが，比較試験が実現不可能である以上，非常に貴重なデータとなるだろう。

また，これまで多くの新薬の治療開発試験は企業主体で行われてきたが，近年，わが国における希少肺癌の臨床試験は医師主導型で行われるものも増えてきた。肺癌に限らずほかの疾患においても，対象が希少な場合に採算性などの面で企業主体では開発が進まず，医師主導試験という形をとらざるを得ない。資金の潤沢な企業主体の試験と異なり，医師主導試験では限られた資金や人員のなかで行わねばならない。こうした条件の中でもクオリティを担保して試験を行うことのできる国内の施設は限られており，残念ながら十分な数の試験をこなせる状況ではない。今後の希少肺癌の治療開発は，これまで以上に，製薬企業，規制当局，アカデミアの産官学の強固な連携が必須であると考える。

■大規模遺伝子スクリーニング

希少肺癌の治療開発において重要なことがもう一つある。それは，大規模かつ正確なスクリーニングによって，いかに短期間に正しい対象患者を集積するかということである。わが国では2013年2月より国立癌研究センター東病院を中心として全国規模での肺癌遺伝子スクリーニングプロジェクトが開始された（図3）。"LC-SCRUM-Japan"（Lung Cancer Genomic Screening Project for individualized Medicine in Japan）"と命名されたこのプロジェクトは，*EGFR*遺伝子変異陰性の進行・再発非扁平上皮非小細胞肺癌を対象にRT-PCR法により*ALK/RET/ROS1*の各融合遺伝子をスクリーニングすることを目的に開始され，さらに2015年3月からはNGSによるクリニカルシーケンスを導入した。現在，47都道府県・約200施設がこのプロジェクトに参加し，すでに2,000例を超える登録患者で遺伝子スクリーニン

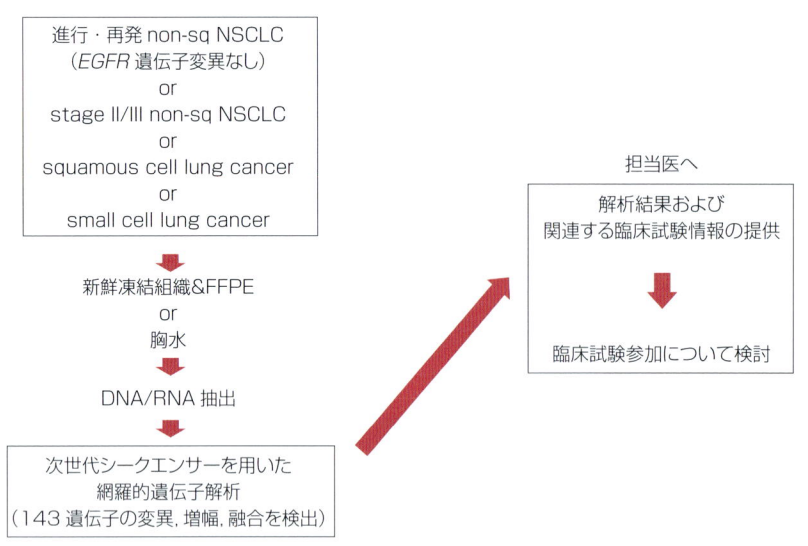

図3 LC-SCRUM-Japan の概要

進行・再発 non-sq NSCLC
（*EGFR* 遺伝子変異なし）
or
stage II/III non-sq NSCLC
or
squamous cell lung cancer
or
small cell lung cancer

↓

新鮮凍結組織&FFPE
or
胸水

↓

DNA/RNA 抽出

↓

次世代シークエンサーを用いた網羅的遺伝子解析
（143 遺伝子の変異，増幅，融合を検出）

→

担当医へ
解析結果および関連する臨床試験情報の提供

↓

臨床試験参加について検討

新鮮凍結組織，もしくは胸水検体より DAN・RNA を抽出し，次世代シークエンサーによる網羅的遺伝子解析を行う．担当医へはスクリーニング結果とともに，関連する臨床試験の情報を提供．担当医は臨床試験への参加を検討する．

グが実施されている．またスクリーニングの対象は，扁平上皮肺癌，小細胞肺癌にも拡大され，現在進行中である．このプロジェクトでは，遺伝子異常の結果とともに，遺伝子ごとに対応する臨床試験の情報を各施設の担当医に随時提供し，ドライバー遺伝子の異常が同定された肺癌患者の臨床試験への参加を潤滑にする役割も担っている．RET 肺癌に対するバンデタニブの項でも触れたが，国内第Ⅱ相試験である LURET 試験において，約2年間という短期間に目標症例数の 17 名の登録を完了することができたのは，LC-SCRUM-Japan の大きな功績である．またこのほかにも，ROS1 肺癌に対するクリゾチニブ（OO12-01 試験），BRAF 肺癌に対するダブラフェニブとトラメチニブ（BRF112928 試験）の臨床試験をはじめ，多くの希少肺癌臨床試験の症例集積に貢献している．このように，今後の分子標的治療開発には LC-SCRUM-Japan のような全国規模でのスクリーニングネットワークが必要不可欠である．

マルチプレックス診断薬

現在，承認されている *EGFR* や *ALK* の遺伝子検査は主としてポリメラーゼ連鎖反応（polymerase chain reaction：PCR），免疫組織化学（immunohistochemistry：IHC），蛍光 in situ ハイブリダイゼーション（fluorescence in situ hybridization：FISH）などの方法を用いて行われる．これらは検査の原理上，「1検査−1遺伝子」という対応関係のもと実施されており，現時点では臨床現場において大きな問題は起きていない．しかしながら，本章で述べてきたような希少肺癌に対する治療薬開発が成功し，個別化治療がさらに進んだ場合に避けて通れない問題が生じる．それは，標的とする遺伝子が増えれば増えるほど，検査にかかる時間，費用が増加し，かつ検体が消費されるということである．特に進行肺癌の診療ではいずれも限界があるのはいうまでもない．これを解決するためには高度にマルチプレックス化された遺伝子診断薬が必要であり，現在最も期待されているのが次世代シーケンシング（next-generation sequencing：NGS）の臨床導入である．NGS は，1回の検査で同時並列的に複数の

遺伝子異常の検索を可能にする。NGSの問題点の一つがその高い費用であったが，それも近年の技術開発によって現実的なものとなりつつある。現在では，前述のLC-SCRUM-Japanのほかにも，クリニカルシーケンスを研究の一環として独自に導入・運用している施設もある。今後これを臨床検査として一般化していくためには，手法の統一化はもちろん，検査精度管理，生殖細胞系列変化の偶発的所見（インシデンタルファインディング）への対応，診断薬承認に向けての諸問題まで含めた山積する課題を早急に解決していく必要がある。

おわりに

本章では，EGFR・ALK以外のドライバー遺伝子異常を有する希少な非小細胞肺癌に対して開発中の分子標的薬と，それらの臨床開発における方法論について述べてきた。今日までのEGFRおよびALK阻害薬の成功を受けて，さらなる分子標的治療による precision medicine の確立への期待は大きい。本章で紹介したRET, ROS1, BRAFそれぞれの遺伝子異常陽性肺癌に対する有効な治療薬も大いに期待されているが，いずれも間違いなく近い将来臨床導入されるであろう。希少肺癌ゆえの開発の難しさはあるが，産官学の連携で克服し得るものと考える。先に述べたとおり，希少ドライバー変異を有する肺癌の治療開発にまずもって不可欠なのは，効率的なスクリーニングによって迅速に対象患者数を確保することである。その点において，全国規模での遺伝子スクリーニングネットワークを構築できたことは，世界的にみても稀有な成功例といえる。このスクリーニングネットワークが活用されることで，かねてから懸念事項であった，わが国における新規薬剤開発から承認までの時間差，いわゆるドラッグラグの問題が解消され，海外と横並びでの治療開発が行われることを期待したい。さらには，新たな有効な分子標的治療がわが国から発信されることも願う。

利益相反なし。

●文献

 1) Kohno T, Nakaoku T, Tsuta K, et al. Beyond ALK-RET, ROS1 and other oncogene fusions in lung cancer. Transl Lung Cancer Res 2015；4：156-64.
 2) Takeuchi K, Soda M, Togashi Y, et al. RET, ROS1 and ALK fusions in lung cancer. Nat Med 2012；18：378-81.
 3) Kohno T, Ichikawa H, Totoki Y, et al. KIF5B-RET fusions in lung adenocarcinoma. Nat Med 2012；18：375-7.
 4) Lipson D, Capelletti M, Yelensky R, et al. Identification of new ALK and RET gene fusions from colorectal and lung cancer biopsies. Nat Med 2012；18：382-4.
 5) Suzuki M, Makinoshima H, Matsumoto S, et al. Identification of a lung adenocarcinoma cell line with CCDC6-RET fusion gene and the effect of RET inhibitors in vitro and in vivo. Cancer Sci 2013；104：896-903.
 6) Wells SA Jr., Robinson BG, Gagel RF, et al. Vandetanib in patients with locally advanced or metastatic medullary thyroid cancer：a randomized, double-blind phase III trial. J Clin Oncol 2012；30：134-41.
 7) Platt A, Morten J, Ji Q, et al. A retrospective analysis of RET translocation, gene copy number gain and expression in NSCLC patients treated with vandetanib in four randomized Phase III studies. BMC Cancer 2015；15：171.
 8) Seto T, Kiura K, Nishio M, et al. CH5424802（RO5424802）for patients with ALK-rearranged advanced non-small-cell lung cancer（AF-001JP study）：a single-arm, open-label, phase 1-2 study. Lancet Oncol 2013；14：590-8.
 9) Kodama T, Tsukaguchi T, Satoh Y, et al. Alectinib shows potent antitumor activity against RET-rearranged non-small cell lung cancer. Mol Cancer Ther 2014；13：2910-8.
10) Elisei R, Schlumberger MJ, Muller SP, et al. Cabozantinib in progressive medullary thyroid cancer. J Clin Oncol 2013；31：3639-46.
11) Drilon A, Wang L, Hasanovic A, et al. Response to cabozantinib in patients with RET fusion-positive lung adenocarcinomas. Cancer Discov 2013；3：630-5.
12) Schlumberger M, Tahara M, Wirth LJ, et al. Lenvatinib versus placebo in radioiodine-refractory thyroid cancer. N Engl J Med 2015；372：621-30.
13) Charest A, Kheifets V, Park J, et al. Oncogenic targeting of an activated tyrosine kinase to the Golgi apparatus in a glioblastoma. Proc Natl Acad Sci U S A 2003；100：916-21.
14) Rikova K, Guo A, Zeng Q, et al. Global survey of phosphotyrosine signaling identifies oncogenic kinases in lung cancer. Cell 2007；131：1190-203.
15) Jun HJ, Johnson H, Bronson RT, et al. The oncogenic lung cancer fusion kinase CD74-ROS activates a novel invasiveness pathway through E-Syt1 phosphorylation. Cancer Res 2012；72：3764-74.
16) Davies KD, Le AT, Theodoro MF, et al. Identifying and targeting ROS1 gene fusions in non-small cell lung cancer. Clin Cancer Res 2012；18：4570-9.
17) Arai Y, Totoki Y, Takahashi H, et al. Mouse model for ROS1-rearranged lung cancer. PLoS One 2013；8：e56010.
18) Bergethon K, Shaw AT, Ou SH, et al. ROS1 rearrange-

ments define a unique molecular class of lung cancers. J Clin Oncol 2012 ; 30 : 863-70.
19) Shaw AT, Ou SH, Bang YJ, et al. Crizotinib in ROS1-rearranged non-small-cell lung cancer. N Engl J Med 2014 ; 371 : 1963-71.
20) Katayama R, Kobayashi Y, Friboulet L, et al. Cabozantinib overcomes crizotinib resistance in ROS1 fusion-positive cancer. Clin Cancer Res 2015 ; 21 : 166-74.
21) Shaw AT, Friboulet L, Leshchiner I, et al. Resensitization to crizotinib by the lorlatinib ALK resistance mutation L1198F. N Engl J Med 2016 ; 374 : 54-61.
22) Sang J, Acquaviva J, Friedland JC, et al. Targeted inhibition of the molecular chaperone Hsp90 overcomes ALK inhibitor resistance in non-small cell lung cancer. Cancer Discov 2013 ; 3 : 430-43.
23) Holderfield M, Deuker MM, McCormick F, et al. Targeting RAF kinases for cancer therapy : BRAF-mutated melanoma and beyond. Nat Rev Cancer 2014 ; 14 : 455-67.
24) Chapman PB, Hauschild A, Robert C, et al. Improved survival with vemurafenib in melanoma with BRAF V600E mutation. N Engl J Med 2011 ; 364 : 2507-16.
25) Hauschild A, Grob JJ, Demidov LV, et al. Dabrafenib in BRAF-mutated metastatic melanoma : a multicentre, open-label, phase 3 randomised controlled trial. Lancet 2012 ; 380 : 358-65.
26) Flaherty KT, Robert C, Hersey P, et al. Improved survival with MEK inhibition in BRAF-mutated melanoma. N Engl J Med 2012 ; 367 : 107-14.
27) Robert C, Karaszewska B, Schachter J, et al. Improved overall survival in melanoma with combined dabrafenib and trametinib. N Engl J Med 2015 ; 372 : 30-9.
28) Sen B, Peng S, Tang X, et al. Kinase-impaired BRAF mutations in lung cancer confer sensitivity to dasatinib. Sci Transl Med 2012 ; 4 : 136ra170.
29) 厚生労働省医薬食品局審査管理課．抗悪性腫瘍薬の臨床評価方法に関するガイドライン．

第6章

抗体治療薬
抗VEGF/VEGFR抗体および抗EGFR抗体

上月稔幸

ポイント

- 抗体薬の特徴。
- 非小細胞肺癌に対する抗VEGF抗体薬（ベバシズマブ）の位置づけ。
- 非小細胞肺癌に対する抗VEGFR抗体薬（ラムシルマブ）の位置づけ。
- 非小細胞肺癌に対する抗EGFR抗体薬（ネシツムマブ）の位置づけ。

はじめに

近年，非小細胞肺癌に対する治療薬の開発が急速に進んでいる。抗癌薬は大きく細胞障害性抗癌薬と分子標的治療薬に分けられるが，非小細胞肺癌に対する分子標的治療薬としては，小分子化合物である上皮成長因子受容体（epidermal growth factor receptor：EGFR）チロシンキナーゼ阻害薬が治療の中心を担っていた。しかし本邦においても2009年に血管内皮成長因子（vascular endothelial growth factor：VEGF）を標的とした抗VEGF抗体薬であるベバシズマブ（bevacizumab），2015年にはprogrammed death-1（PD-1）を標的とした抗PD-1抗体であるニボルマブ（nivolumab）などの抗体薬が非小細胞肺癌に対し承認され注目を浴びている。

その他には抗EGFR抗体や抗血管内皮細胞増殖因子受容体（vascular endothelial growth factor receptor：VEGFR）抗体の治療薬の開発も進んでおり，近い将来上市されることが期待されている。

本章では，肺癌治療における抗体治療薬である抗VEGF抗体，抗VEGFR抗体，抗EGFR抗体の現状と今後の展望について述べる。

抗体薬と小分子化合物

分子標的治療薬の中において，抗体薬と小分子化合物との違いについて表1に要約した。

その他，開発の面においても小分子化合物は分子量が小さいため，開発も比較的容易で内服薬としての開発も可能である。一方で抗体薬は分子量が大きく開発が困難で費用も掛かり，投与経路も点滴となる。

また，抗体薬はシグナルの直接阻害やリガンドを中和することで薬効を発揮するのみならず，抗体依存性細胞阻害（antibody-dependent-cell-mediated cytotoxicity：ADCC）を有した薬剤の開発やトラスツズマブ エムタンシン（trastuzumab emtansine：T-DM1）のような薬剤の担体としてや[90]Y-ibritumomabのような放射線同位元素させることで抗腫瘍効果を発揮する薬剤も開発可能である。

表1 抗体薬と小分子化合物の違い

対象	抗体薬	小分子化合物
投与経路	点滴	錠剤・点滴
分子量	150,000程度	300〜500
製法	細胞	化学合成
代謝	ライソソーム	肝・腎
標的分子	受容体・リガンド サイトカイン・キナーゼなど	キナーゼ プロテアソーム など
標的分子特異性	高い	低い
Off-target	少ない	多い
細胞内への取り込み	エンドサイトーシス	濃度勾配 膜輸送
抗体依存性細胞傷害活性	時にあり	なし
薬物相互作用	少ない	多い
副作用	インフュージョンリアクション アナフィラキシー 中和抗体など	間質性肺炎 肝機能障害など

肺癌治療における抗体治療薬

■抗VEGF抗体

　VEGFは血管新生に関わる重要な因子の一つである。VEGFが受容体と結合することで、血管透過性亢進や、血管内皮細胞の増殖、血管浸潤、細胞の生存延長、腫瘍細胞の浸潤・転移などに関連することが示唆されている。VEGFファミリーとしてはVEGF-A, VEGF-B, VEGF-C, VEGF-D, VEGF-E, placenta growth factor (PlGF)-1, PlGF-2が存在する。

　抗VEGF抗体として現在、ベバシズマブが非扁平上皮非小細胞肺癌に対し承認されているが、本薬剤はVEGF-Aに対するヒト化モノクローナル抗体である。そしてVEGF-Aの受容体としては、VEGFR-1, VEGFR-2, Neuropillin(NRP-1), NRP-2が想定されており、ベバシズマブはこれら受容体を介した細胞内シグナル伝達を遮断することで薬効を示す。この結果、ベバシズマブの抗腫瘍効果としては、血管新生阻害効果による腫瘍への直接効果や、腫瘍内圧低下による併用薬の腫瘍内移行性の改善、腫瘍内異常血管の正常化作用などが想定されている。

●一次治療におけるカルボプラチン・パクリタキセル療法との併用(表2)

　進行・再発非扁平非小細胞肺癌患者に対しては一次治療でのカルボプラチン(carboplatin：AUC=6mg/ml/min, day1：3週毎)とパクリタキセル(paclitaxel：200mg/m^2, day 1：3週毎)との併用療法(CP群)と、CPにベバシズマブ(15mg/kg, day 1：3週毎)を上乗せしたCPB群との比較第Ⅲ相試験(ECOG4599試験)が行われた[1]。本試験では計878例が登録され、主要評価項目である全生存期間(overall survival：OS)中央値はCP群で10.3カ月に対しCPB群で12.3カ月(ハザード比0.79, p=0.003)と有意にCPB群が優れていた。

　本邦においては、ECOG4599のbridging trialの位置づけとして同じ用法用量で比較第Ⅱ相試験(JO19907試験)が行われた[2]。本試験は計180例が登録され、ベバシズマブ群には121例の登録が行われた。本試験における主要評価項目は無増悪生存期間(progression-free survival：PFS)であったが、PFS中央値は、CP群で5.9カ月に対し、CPB群で6.9カ月(ハザード比0.61, p=0.009)と

表2 非小細胞肺癌に対する抗VEGF抗体薬（ベバシズマブ）の主要な臨床試験

試験	試験デザイン	主要評価項目	治療	症例数	OS中央値(95%CI)(カ月)	ハザード比(95%CI) p値	PFS中央値(95%CI)(カ月)	ハザード比(95%CI) p値	奏効率(95%CI)	p値
一次治療										
ECOG4599[1]	無作為化第Ⅲ相	OS	CBDCA+PTX+BEV	434	12.3	0.79 (0.67-0.92) p=0.003	6.2	0.66 (0.57-0.77) p<0.001	35.0%	p<0.001
			CBDCA+PTX	444	10.3		4.5		15.0%	
JO19907[2]	無作為化第Ⅱ相	PFS	CBDCA+PTX+BEV	121	22.8 (18.1-28.2)	0.99 (0.65-1.50) p=0.9526	6.9 (6.1-8.3)	0.61 (0.42-0.89) p=0.009	60.7% (51.2-69.6%)	p=0.0013
			CBDCA+PTX	59	23.4 (17.4-28.5)		5.9 (4.2-6.5)		31.0% (19.5%-44.5%)	
BEYOND[3]	無作為化第Ⅲ相	PFS	CBDCA+PTX+BEV	138	24.3	0.68 (0.50-0.93) p=0.0154	9.2 (8.4-10.7)	0.4 (0.29-0.54) p<0.001	54% (46-63%)	p<0.001
			CBDCA+PTX	138	17.7		6.5 (5.8-7.1)		26% (19-35%)	
PRONOUNCE[4]	無作為化第Ⅲ相	G4PFS	CBDCA+PTX+BEV	179	11.7	1.07 (0.83-1.36) p=0.615	5.49	1.06 (0.84-1.35) p=0.414	27.4%	p=0.414
			CBDCA+PEM	182	10.5		4.44		23.6%	
AVAiL[5)6)]	無作為化第Ⅲ相	PFS	CDDP+GEM+BEV（高用量）	351	13.4 (11.1-15.1)	1.03 (0.86-1.23) p=0.761	6.5	0.82 (0.68-0.98) p=0.03	30.4%	p=0.0023
			CDDP+GEM+BEV（低用量）	345	13.6 (11.8-15.8)	0.93 (0.78-1.11) p=0.420	6.7	0.75 (0.62-0.91) p=0.003	34.1%	p<0.0001
			CDDP+GEM	347	13.1 (11.8-15.2)	-	6.1	-	20.1%	
PointBreak[7]	無作為化第Ⅲ相	OS	CBDCA+PEM+BEV	472	12.6 (11.3-14.0)	1.00 (0.86-1.16) p=0.949	6.0 (5.6-6.9)	0.83 (0.71-0.96) p=0.012	34.1%	-
			CBDCA+PTX+BEV	467	13.4 (11.9-14.9)		5.6 (5.4-6.0)		33.0%	
JO25567[9]	無作為化第Ⅱ相	PFS	ERL+BEV	75	-	-	16 (13.9-18.1)	0.54 (0.36-0.79) p=0.0015	69% (58-80%)	p=0.4951
			ERL	77	-	-	9.7 (5.7-11.1)		64% (52-74%)	
OLCSG1001[10]	単群第Ⅱ相	1年PFS率	GEF+BEV	42	-	-	14.4 (10.1-19.2)	-	56.7% (39.9-70.5%)	
二次治療										
WJOG5910L[14]	無作為化第Ⅲ相	PFS	DOC+BEV	50	13.1 (10.6-21.4)	0.74 (0.46-1.19) p=0.11	4.4	0.71 (0.49-1.09) p=0.058	36% (22.9-50.8%)	p=0.387
			DOC	50	11.0 (7.6-16.1)		3.4		26% (14.6-40.3%)	

VEGF：vascular endothelial growth factor, CI：confidence interval, OS：overall survival, PFS：progression-free survival, G4PFS：PFS without grade 4 toxicity, CBDCA：carboplatin, PTX：paclitaxel, BEV：bevacizumab, PEM：pemetrexed, CDDP：cisplatin, GEM：gemcitabine, ERL：erlotinib, GEF：gefitinib, DOC：docetaxel.

CPB群で有意に優れていた。本結果はECOG4599試験のPFS中央値がCP群4.5カ月，CPB群6.2カ月であったことから日本人においてもベバシズマブ追加投与によりPFSの延長が再現性をもって示された。またJO19907試験において，奏効率（objective response rate：ORR）はCP群31.0％に対しCPB群60.7％（p=0.0013）とベバシズマブの上乗せにより，PFSのみならず高い奏効率も示された。

また，中国においてもECOG4599試験の再現性を確認するために同じ用法で比較第Ⅲ相試験が実施された（BEYOND試験）[3]。本試験では中国国内でのパクリタキセルの承認用量に合わせ，パクリタキセルの用量は175mg/m^{2}となっている点，ベバシズマブ群においては主治医の判断で増悪後もベバシズマブの投与が許容されていた点が，ECOG4599試験やJO19907試験とは異なる点である。本試験では計276例が登録され，主要評価項目であるPFSは中央値がCP群で6.5カ月に対し，CPB群で9.2カ月（ハザード比0.40，p<0.001）とCPB群で有意に優れていた。ORRもCP群26.0％に対しCPB群54％とJO19907試験同様CPB群で優れていた（p<0.001）。そしてOSに関しては中央値もCP群17.7カ月に対し，CPB群24.3カ月（ハザード比0.68，p=0.154）と有意に優れていた。

ベバシズマブ併用の効果を比較した試験において特筆すべき点は，比較的早期の時点からベバシズマブ追加群で生存曲線や無増悪生存曲線が解離を認める点である。このことは，より多くの患者に対し恩恵をもたらす可能性を意味し，期待される併用療法と考えられる。

一方，ベバシズマブ併用により懸念される安全性に関しては，ECOG4599試験においてはgrade3以上の好中球減少（16.8％ vs. 25.5％，p=0.002），血小板減少（0.2％ vs. 1.6％，p=0.04％），発熱性好中球減少（2.0％ vs. 5.2％，p=0.02），高血圧（0.7％ vs. 7.0％，p<0.001），蛋白尿（3.1％ vs. 0％，p<0.001），低ナトリウム血症（1.1％ vs. 3.5％，p=0.02），頭痛（0.5％ vs. 3.0％，p=0.003），皮疹（0.5％ vs. 2.3％，p=0.02），出血イベント（0.7％ vs. 4.4％，p<0.001）の発現頻度の有意な上昇を認め，CPB群で吐血，喀血，脳血管障害，肺塞栓症で死亡例を認めた。JO19907試験においてもECOG4599試験と同様に，白血球減少，好中球減少，高血圧，低ナトリウム血症が多く認められ，有害事象に伴う治療中止の頻度はCP群25％，CPB群33％と軽度CPB群で治療中止の割合が高かった。そして，CPB群に割り付けられた117例中1例において喀血死を認めた。この頻度は高いものではないが，扁平上皮癌，治療前の喀血の既往，腫瘍血管への癌浸潤，腫瘍内の明らかな空洞性病変といった喀血のリスクの高い症例を除外した結果であり，ベバシズマブ投与に際しては個々の症例で常に喀血のリスクを評価しながら慎重に適応を検討する必要がある。

また，非扁平上皮非小細胞肺癌に対しては，ペメトレキセドが近年頻用されているが，カルボプラチン（AUC=6, day1：3週毎）とペメトレキセド（pemetrexed：500mg/m^2, day 1：3週毎）（CPem群）とCPB群の比較試験が実施された（PRONOUNCE試験）[4]。なお，本試験での導入療法は最大4サイクルで，その後は維持療法に移行した。本試験は計361例が無作為化された。主要評価項目は無作為化からNational Cancer Institute（NCI）-CTCAE（Common Terminology Criteria for Adverse Events）第3版grade4の有害事象発生もしくは疾患進行もしくはあらゆる原因での死亡までの期間（PFS without grade 4 toxicity：G4PFS）というこれまでにはない指標で実施された。

主要評価項目であるG4PFSは中央値がCPem群3.91カ月，CPB群2.86カ月，（ハザード比0.85，p=0.176）であった。また副次的評価項目であるPFSは中央値がCPem群4.44カ月，CPB群5.49カ月（ハザード比1.06，p=0.610）であり，OSは中央値がCPem群10.5カ月，CPB群11.7カ月（ハザード比1.07，p=0.615），ORRはCPem群23.6％，CPB群27.4％であった。本試験では主要評価項目がG4PFSという指標で，本指標の臨

床的意義は明確ではないが，CPB群のOS，PFSの中央値に関しては，ECOG4599試験と近似しており，ECOG4599試験結果の再現性が示されたとも考えられる。

● 一次治療におけるシスプラチン・ゲムシタビン療法との併用(表2)

シスプラチン(cisplatin：80mg/m², day 1：3週毎)とゲムシタビン(gemcitabine：1,250mg/m², day 1, 8：3週毎)との併用療法(CG群)に対するベバシズマブ追加投与の意義に関しては，ベバシズマブ低用量群(7.5mg/kg, day 1：3週毎)(低用量CGB群)，ベバシズマブ高用量群(15mg/kg, day 1：3週毎)(高用量CGB群)での3群比較第Ⅲ相試験が実施された(AVAiL試験)[5]。主要評価項目であるPFSの中央値は，CG群6.1カ月に対し低用量CGB群6.7カ月(ハザード比0.75, p=0.003)，高用量CGB群6.5カ月(ハザード比0.82, p = 0.03)であった。ORRはCG群20.1%に対し，低用量CGB群34.1%(p<0.0001)，高用量CGB群30.4%(p=0.0023)であった。OSの中央値はCG群で13.1カ月，低用量CGB群13.6カ月(ハザード比0.93, p=0.42)，高用量CGB群13.4カ月(ハザード比1.03, p=0.761)であった[6]。

一方，重篤な有害事象の発現割合はCG群と低用量CGB群でそれぞれ35%に対し，高用量CGB群で44%と高用量CGB群で頻度が高かった。そして有害事象としては，ベバシズマブ併用群では高血圧，嘔吐，好中球減少，出血，蛋白尿の発現割合が高かった。有害事象出現に伴う治療中止例はCG群23%に対し，低用量CGB群で26%，高用量CGB群で30%とベバシズマブ併用により増加傾向が認められた。

● 一次治療におけるカルボプラチン・ペメトレキセド療法との併用(表2)

ペメトレキセドとカルボプラチン療法へのベバシズマブ併用(PemCBev群)の有効性について，カルボプラチン・パクリタキセル・ベバシズマブ併用療法(PacCBev群)との比較第Ⅲ相試験(PointBreak試験)が実施された[7]。PacCBev群の用法・用量は先のECOG4599と同様であったが，ECGO4599試験では最大6サイクルまで導入療法が実施されたのに対し，本試験では最大4サイクルまでとされ，その後はベバシズマブ維持療法に移行した。一方でPemCBev群では，カルボプラチン(AUC=6mg/ml/min, day1：3週毎)，ペメトレキセド(500mg/m², day 1：3週毎)，ベバシズマブは(15mg/kg, day 1：3週毎)での4サイクル導入療法後，同じ用法・用量で，維持療法としてペメトレキセドとベバシズマブを増悪まで継続した。本試験での主要評価項目はOSの優越性を証明するデザインで実施され，合計939例が無作為化された。結果は，主要評価項目であるOSの中央値はPacCBev群で13.4カ月，PemCBev群で12.6カ月(ハザード比1.00, p=0.949)であり，優越性は証明されなかったが，生存曲線に関してもほぼ重なっていた。また，ORRは33.0%と34.1%であった。しかしPFS中央値は5.6カ月と6.0カ月(ハザード比0.83, p=0.012)とPemCBev群で優れていた。一方，有害事象に関しては，PemCBev群では，grade3～4の貧血(14.5% vs. 2.7%)，血小板減少(23.3% vs. 5.6%)，疲労(10.9% vs. 5.0%)の割合は有意に高かったが，PacCBev群ではgrade3～4の好中球減少(40.6% vs. 25.8%)，発熱性好中球減少(4.1% vs. 1.4%)，感覚性末梢神経障害(4.1% vs. 0%)，grade1～2の脱毛(36.8% vs. 6.6%)の割合が有意に高かった。

また，本試験においては，Functional Assessment of Cancer Therapy (FACT)-General (G), FACT-Lung(L), FACT-/Gynecologic Oncology Group-Neurotoxicity(Ntx)を用いた生活の質(quality of life：QOL)の評価も行われたが，PacCBev群ではPemCBev群と比較し，治療後Fact-Ntxの低下は認めたがFACT-G, FACT-Lの変化には両群間で差はなかった[8]。

本試験は，主要評価項目であるPemCBev療法のPacCBevに対する優越性は証明することができなかったが，PemCBev群のPFSは優れていたこと，副作用プロファイルの違いなどから，日

常診療においては PacCBev の代替療法としてなり得る可能性がある。

● **一次治療における EGFR チロシンキナーゼ阻害薬との併用（表2）**

EGFR 変異陽性肺癌においては，EGFR チロシンキナーゼ阻害薬が中心的薬剤の一つであるが，一次治療として EGFR チロシンキナーゼ阻害薬であるエルロチニブ（erlotinib）とベバシズマブとの併用療法（BE 療法）の有用性を比較した第Ⅱ相試験（JO25567 試験）が本邦において実施された[9]。主要評価項目である PFS は中央値が単剤群で 9.7 カ月，BE 療法群で 16.0 カ月（ハザード比 0.54，p=0.0015）であり，BE 療法群が有意に優れていた。

また岡山肺癌治療研究会（Okayama Lung Cancer Study Group：OLCSG）においても EGFR 遺伝子変異陽性肺癌に対する一次治療におけるゲフィチニブ（gefitinib）とベバシズマブ併用療法の有効性と安全性を検討するための単群第Ⅱ相試験（OLCSG1001）が実施された[10]。主要評価項目は1年無増悪生存割合であり，56.7%（95%信頼区間 39.9–70.5%）であった。PFS 中央値は 14.4 カ月（95%信頼区間 10.1–19.2 カ月）であった。一方，有害事象に関しては EGFR チロシンキナーゼ阻害薬の有害事象に，高血圧，蛋白尿，出血イベントなどベバシズマブに特徴的な有害事象が追加された結果であり，皮疹，下痢などの EGFR チロシンキナーゼ阻害薬による有害事象の明らかな増強は認められなかった。

以上2つの結果を踏まえると EGFR チロシンキナーゼ阻害薬にベバシズマブを併用することで4～6カ月程度の PFS 延長効果が期待される。現時点において，このメカニズムに関する詳細は明らかではないが，xenograft モデルにおいて，EGFR 変異陽性ヒト細胞株を移植したマウスに対し，EGFR チロシンキナーゼ阻害薬で治療することで，ヒトならびにマウス由来の VEGF の発現が増えることが示され，さらには EGFR チロシンキナーゼ阻害薬耐性の際に，VEGF の発現が亢進するとの報告がある[11]。そのため，EGFR チロシンキナーゼ阻害薬とベバシズマブの併用療法は有効性が期待される併用であると考えられ，現在進行中の試験結果がまたれるところである。

● **二次治療でのベバシズマブ継続投与の有用性（表2）**

大腸癌や転移性乳癌に対しては増悪後もベバシズマブを継続投与することの有用性が証明されている[12][13]。しかし非小細胞肺癌に対しては，増悪後の継続投与の有用性は明らかではない。

前述した BEYOND 試験の CPB 群においては，主治医判断で二次以降のベバシズマブ継続投与が許容されていた。CP 群の 71%，CPB 群の 70% が後治療に移行していたが，CPB 群では全体の 36% にベバシズマブの継続投与が実施されていた。本試験で継続投与の意義について結論づけることは困難であるが，270 例あまりの試験であったにもかかわらず，OS において有意な延長を来したことは，継続投与がよりよい影響を与えた可能性がある。

また，本邦においては一次治療でベバシズマブ併用化学療法を実施され，増悪と判断された患者を対象に二次治療として，ドセタキセル（docetaxel）単剤療法とドセタキセルとベバシズマブ併用療法（DB 群）の有用性を検討した比較第Ⅱ相試験（WJOG5910L 試験）が実施された[14]。主要評価項目である PFS は中央値が単剤療法群で 3.4 カ月，一方，DB 群では 4.4 カ月（ハザード比 0.71，p=0.0508）と事前に設定した閾値を超えており，生存期間に関しても中央値が単剤療法群で 11.0 カ月，DB 群で 13.1 カ月（ハザード比 0.74，p=0.11）とよい傾向を認めた。一方で予期されない有害事象や重篤な有害事象は認めなかった。

一次治療増悪後，二次治療以降もベバシズマブを継続することによる生存期間延長の有無については不明であるが，現在一次治療でベバシズマブ併用化学療法を実施後，無効例に対するベバシズマブ継続の意義を検証するための試験（AvaALL）が進行中であり，本試験結果が待たれる[15]。

● 抗VEGF抗体の今後の課題と展望

　ECOG4599試験，JO199072試験，AVAiL試験を含む第Ⅱ／Ⅲ相試験の2,194例の患者のメタ解析の結果，ベバシズマブの併用により，OS（ハザード比0.90，p=0.03），PFS（ハザード比0.72，p＜0.001）の有意な改善が示されている。しかしベバシズマブの使用に関してはまだまだ不明確な点が多い。

　その一つに，近年高齢者肺癌が増加してきており，高齢者の治療法の確立が急務である。そうした中，ECOG4599試験では，70歳以上を対象にサブグループ解析が行われ，年齢にかかわらず有効であることが示されているが，一方で有害事象の頻度の増加も報告されている。また，ベバシズマブの安全性を確認するために実施された国際単群試験（SAiL試験）のサブセット解析においても71歳以上においても有効性が確認されている[16]。

　しかし本邦の肺癌診療ガイドラインにおいては高齢者の定義は75歳以上であり，治療法に関しても第Ⅲ世代抗癌薬単薬療法が推奨されている。一方で本邦において実施されたJO19907では74歳以下が対象に実施されており，本邦での高齢者に対するベバシズマブ併用療法に関するデータは不十分であると考えられる。そのため，本邦における75歳以上の高齢者に対するベバシズマブ併用療法の安全性ならびに有効性を今後前向きに検討していくことが必要である。

　その他重要な課題としては，ベバシズマブの有効性を予測する因子の確立である。治療前の血漿中VEGF-Aレベル低値がOS，PFSの予測因子となるとの報告や血管新生に関わる遺伝子の高発現や低酸素血症に伴い誘導される遺伝子の発現低下がベバシズマブの効果に関連するとの報告もある[17,18]。ただこれらいずれも探索的に行われた研究から出された結果であり今後，前向きに検討が実施されることが期待される。

　また，胸水中にはVEGFの濃度が高いことが報告されており，基礎研究レベルにおいてはベバシズマブの投与により血管透過性の低下が引き起こされ，胸水量が減少する可能性についても報告されている。実際の臨床データの解析からも，少数例の報告ではあるが胸水貯留症例に対する有効性に関する報告も出てきている[19,20]。今後，症例の積み重ねから，有効性の予測のためのバイオマーカーや有効性が期待できる集団が同定されることも期待したい。

　そして現在最も期待されているものは，免疫チェックポイント阻害薬との併用である。VEGFシグナルの遮断により免疫抑制に関連する樹状細胞の分化・成熟を回復させるとの報告[21]や制御性T細胞を抑制し，免疫応答を増強させるとの報告もある[22]。また，養子免疫療法においてベバシズマブとの併用は腫瘍内リンパ球浸潤を増加させることで相乗効果を示し[23]，VEGFがリンパ球の血管壁に対する接着と関連することで，免疫細胞動員に影響を及ぼす可能性が報告されている[24]。これら背景からベバシズマブと免疫チェック阻害薬併用に関するさらなる研究の発展が今後期待される。

■抗VEGFR抗体

　VEGFRにはVEGFR 1〜3のサブファミリーが存在する。血管新生にはVEGFR-1とVEGFR-2が主に関与しVEGFR-3がリンパ管新生に関与する。そしてその中でも血管新生においては特にVEGFR-2の役割が重要であると考えられている。肺癌に対する抗VEGFR抗体薬としては，VEGFR-2に対する遺伝子組み換えヒト型IgG1モノクローナル抗体であるラムシルマブ（ramucirumab, IMC-1121B）が開発中である。

　VEGFR-2のリガンドとしては，VEGF-A，VEGF-C，VEGF-Dがあり，ラムシルマブはVEGFR-2に結合することにより，これらリガンド結合により生じるVEGF下流シグナル伝達が遮断され，血管内皮細胞の増殖や生存を阻害し新生血管の増生が抑えられ腫瘍増殖が抑制されることが想定されている。

● 二次治療における有用性（表3）

　ラムシルマブは海外において白金製剤を含む併

表3 非小細胞肺癌に対する抗VEGFR抗体薬(ラムシルマブ)の主要な臨床試験

試験	試験デザイン	主要評価項目	治療	症例数	OS中央値(カ月)	ハザード比 p値	PFS中央値(カ月)	ハザード比 p値	奏効率	p値
一次治療										
NCT01160744[30]	無作為化第Ⅱ相	PFS	Platinum+PEM+RAM	69	13.9 (90%CI) (10.0-17.8)	1.03 (90%CI) (0.74-1.42)	7.2 (90%CI) (5.8-8.4)	0.75 (90%CI) (0.55-1.03)	49.3% (90%CI) (39.4-59.2%)	p=0.1797
			Platinum+PEM	71	10.4 (90%CI) (8.2-15.9)	p=0.8916	5.6 (90%CI) (4.0-5.7)	p=0.1318	38.0% (90%CI) (28.6-47.5%)	
NCT00735696[29]	単群第Ⅱ相	6カ月PFS割合	CBDCA+PTX+RAM	40	16.85 (95%CI) (14.82-28.58)	-	7.85 (95%CI) (5.49-9.86)	-	55.0% (95%CI) (38.5-70.7%)	-
二次治療										
RAVEL[25]	無作為化第Ⅲ相	OS	DOC+RAM	628	10.5 (IQR 5.1-21.2)	0.86 (0.75-0.98)	4.5 (IQR 2.3-8.3)	0.76 (95%CI) (0.68-0.86)	23.0%	p<0.0001
			DOC	625	9.1 (IQR 4.2-18.0)	p=0.023	3.0 (IQR 1.4-6.9)	p<0.0001	14.0%	

VEGFR：vascular endothelial growth factor receptor, PFS：progression-free survival, CI：confidence interval, IQR：interquartile range, OS：overall survival, platinum：cisplatin or carboplatin, PEM：pemetrexed, RAM：ramucirumab, CBDCA：carboplatin, PTX：paclitaxel, DOC：docetaxel.

用化学療法を実施後増悪した扁平上皮癌を含む進行非小細胞肺癌患者を対象に，ドセタキセル単剤療法群(75mg/m^2, day 1：3週毎)とドセタキセルとラムシルマブ(10mg/kg, day 1：3週毎)併用療法群(DR群)での比較第Ⅲ相試験(RAVEL試験)が実施された[25]。

本試験は計1,253例を対象に解析された。主要評価項目であるOSは中央値が単剤群9.1カ月に対し，DR群で10.5カ月とDR群で有意に優れていた(ハザード比0.86, p=0.023)。また，組織型別では，非扁平上皮癌においては，単剤群で9.7カ月に対し，DR群で11.1カ月(ハザード比0.83, 95%信頼区間0.71-0.97)，扁平上皮癌においては，単剤群8.2カ月に対し，DR群9.5カ月(ハザード比0.88, 95%信頼区間0.69-1.13)であり，それぞれの組織型においても，大きな違いは認めなかった。また，PFSは中央値が単剤群3.0カ月，DR群4.5カ月であり，DR群で有意に延長した(ハザード比0.76, p<0.0001)。ORRに関しても，単剤群14%に対しDR群で23%(p<0.0001)とDR群で有意に優れていた。

本試験においては，前治療でベバシズマブ投与を受けていた患者が単剤群で92例(15%)，DR群で88例(14%)含まれていた。これら患者においてPFSのハザード比は0.92(95%信頼区間0.64-1.31)，OSのハザード比0.83(95%信頼区間0.61-1.13)であった。

なお，基礎研究においては扁平上皮肺癌細胞株であるA549を用いた *in vitro* の研究において，VEGF-Cのノックダウンにより細胞増殖，遊走，浸潤能の低下を認め，xenograft modelにおいて有意な腫瘍増殖抑制効果を認めた[26]。また大腸癌患者を対象とした研究で，ベバシズマブを含んだ化学療法実施後，増悪した際に血漿中のVEGF-Dとplacental growth factor(PlGF)の上昇を認めたとの報告がある[27]。

以上から，抗腫瘍効果においては，VEGF-CやVEGF-Dも治療効果に影響を与える可能性も十分考えられ，VEGF-C，VEGF-Dシグナルも遮断可能な抗VEGFR抗体と抗VEGF抗体で効果が異なり，抗VEGFR抗体であるラムシルマブに変更することでよい結果をもたらす可能性もあるが，現時点では明確な結論はない。将来，二次治療として，ベバシズマブ継続投与とラムシルマブ

への変更がよいのかについて前向きに臨床試験が実施されることが期待される。

一方，ラムシルマブの有害事象に関しては，grade3以上の好中球減少（39% vs. 49%），発熱性好中球減少症（10% vs. 16%），疲労（10% vs. 14%），高血圧（2% vs. 6%）が単剤群よりDR群で多く認めた。特に台湾と韓国においてはドセタキセル75mg/m^{2}では，発熱性好中球減少と好中球減少の頻度が高く，試験登録期間中に用量が60mg/m^{2}に減量された。この結果，発熱性好中球減少の頻度は単剤群12%から8%，DR群44%から0%に減少した。全gradeの有害事象の中で5%以上DR群に多く認められた事象としては，口内炎（13% vs. 23%），下痢（27% vs. 32%），涙液増加（13% vs. 4%），末梢性浮腫（8% vs. 16%），粘膜炎（7% vs.16%），好中球減少（45% vs. 55%），血小板減少（5% vs.13%），発熱性好中球減少（10% vs. 16%），鼻出血（6% vs. 19%）であった。一方で全gradeならびにgrade3以上の貧血に関しては単剤群28%，6%，DR群21%，3%と，DR群の方が少なかった。また出血に関する事象は全gradeでDR群29%，単剤群15%であったが，grade3以上の出血イベントは両群とも2%で，30日以内の死亡に関しては，DR群で8%，単剤群で9%と著変なかった。そして1回以上の用量調整を必要とした患者はDR群で33%，単剤群で23%であり，DR群で高い傾向を認めた。

本試験においては，Lung Cancer Symptom Scale（LCSS）を用いたQOL調査が実施されたが，ラムシルマブ追加に伴うQOLの低下は認めなかった[28]。

●一次治療における有用性（表3）

一次治療におけるラムシルマブの有効性に関しては，カルボプラチン（AUC=6, day 1：3週毎）とパクリタキセル（200mg/m^2, day 1：3週毎）による併用療法にラムシルマブ（10mg/kg, day 1：3週毎）を併用した単群第Ⅱ相試験が実施された[29]。本試験に関しては40例が登録されたが，扁平上皮癌は1例のみであった。主要評価項目である6カ月無増悪生存割合は，59%（95%信頼区間41.3-72.9%）であった。副次的評価項目であるORRは55.0%（95%信頼区間38.5-70.7%）であり，PFS中央値は7.85カ月（95%信頼区間5.49-9.86カ月），OS中央値は16.85カ月（95%信頼区間中央値14.82-28.58カ月）と良好な結果であった。

また本試験では探索的研究もあわせて実施されており，fibroblast growth factor receptor（FGFR）-2のrs2981582におけるsingle nucleotide polymorphism（SNP）が効果との関連も指摘されている。この中で，G/G alleleを有する患者におけるPFSの中央値は5.49カ月であったのに対し，OS中央値は10.91カ月，ORRは22.22%であった。一方，A/AもしくはA/G alleleを有する患者では，PFSの中央値は10.05カ月（p=0.0429），OS中央値は未到達（p=0.0059），ORRは66.67%であり，A/AもしくはA/G alleleを有する患者で効果が優れていた。

その他，非扁平上皮非小細胞肺癌患者に対し，一次治療として白金製剤とペメトレキセドとの併用化学療法へのラムシルマブ追加の効果を比較検討するための比較第Ⅱ相試験も実施された[30]。本試験には計140例が登録され，主要評価項目はPFSであったが，PFS中央値はラムシルマブ非併用群で5.6カ月，併用群で7.2カ月（ハザード比0.75, 90%信頼区間0.55-1.03, p=0.1318）であり，主要評価項目は満たさなかった。また，OS中央値は非併用群で10.4カ月，併用群13.9カ月（ハザード比1.03, p=0.8916），ORRは非併用群38.0%，併用群49.3%（p=0.180）であり，差を認めなかった。

●抗VEGFR抗体の今後の展望

現時点において，抗VEGFR抗体は二次治療でドセタキセルとの併用療法で明らかな有用性が証明されているが，抗VEGF抗体との棲み分けは明確でない。今後VEGFシグナルを遮断する戦略を考えるうえで，これら薬剤の使い分けが重要な課題になると考えられる。

また，抗VEGFR抗体もほかの抗癌薬との副作

用プロファイルとは異なることから細胞障害性抗癌薬との併用のみならず，エルロチニブとの併用（NCT02411448）や抗PD-1抗体薬であるペンブロリズマブ（pembrolizumab）との併用（NCT02443324），抗PD-L1抗体MEDI4736との併用（NCT02572687），CDK4/6阻害薬であるアベマシクリブ（abemaciclib）との併用療法（NCT02079636），抗MET抗体であるLY2875358（NCT02082210）との併用療法などほかの分子標的治療薬との併用に関する臨床試験など複数実施されている。

今後，これら併用療法の有効性も期待されるところである。

■抗EGFR抗体

非小細胞肺癌に対し細胞増殖に関連するEGFRシグナルの遮断は有望なターゲットの一つである。そうした中，2002年，非小細胞肺癌に対しEGFRチロシンキナーゼ阻害薬であるゲフィチニブ（gefitinib）が世界に先駆け本邦で承認されたが，細胞外EGF受容体に結合することで，EGFRシグナルを遮断する抗EGFR抗体の開発も進んでいる。

●一次治療におけるセツキシマブの有用性（表4）

セツキシマブ（cetuximab）は，ヒト/マウスキメラ型IgG$_1$型モノクローナル抗EGFR抗体である。本薬剤の抗腫瘍効果はEGFRのリガンド受容体結合を阻害し，EGFRシグナルの遮断による直接の細胞増殖抑制，浸潤・転移の抑制といった直接作用のみならず，併用した化学療法の感受性を高める効果やADCC活性による機序も想定されている。

進行非小細胞肺癌に対しては，一次治療においてEGFR発現陽性患者を対象にシスプラチン（80mg/m^2, day 1：3週毎）とビノレルビン（vinorelbine：25mg/m^2, day 1, 8：3週毎）併用療法へのセツキシマブ（400mg/m^2, day 1：250mg/m^2, day 8以降：毎週）追加投与の有用性について比較第Ⅲ相試験（FLEX試験）が実施された[31]。本試験は1,688例でEGFR発現の評価が行われ，1,442例にEGFR発現が認められた。その中から1,125例が登録されたが，組織型の内訳は腺癌が532例，扁平上皮癌が377例，その他組織型が216例であった。また白人が946例と多くを占め，アジア人（香港，シンガポール，韓国，台湾）も121例含まれていた。主要評価項目であるOSは中央値が化学療法群で10.1カ月に対し，セツキシマブ群で11.3カ月（ハザード比0.871，p=0.044）と有意に優れていた。またORRに関しては化学療法群29%に対し，セツキシマブ群36%（p=0.0010）とセツキシマブ群で有意に優れていたが，PFSに関してはセツキシマブ群で中央値4.8カ月，化学療法群で中央値4.8カ月（ハザード比0.943，p=0.39）と有意差を認めなかった。また生存におけるサブグループ解析も行われたが，人種に関しては白人でハザード比0.80（95%信頼区間0.69-0.93）と良好な効果を示す一方で，アジア人ではハザード比1.18（95%信頼区間0.73-1.90）であった。この違いに関しては本試験では*EGFR*遺伝子変異の有無について検討が行われていないこと，またアジア人の計61%の患者で後治療としてEGFRチロシンキナーゼ阻害薬での治療が行われていたこと，アジア人全体のOSは中央値が19.5カ月（95%信頼区間16.4-23.3カ月）に対し，白人では9.6カ月（95%信頼区値9.0-10.4カ月）と大きく異なっていたことが結果に影響を及ぼした可能性がある。またその他サブグループ解析で注目すべき点は，扁平上皮癌ではハザード比0.80（95%信頼区間0.64-1.00）に対し，腺癌ハザード比0.94（95%信頼区間0.77-1.15）と扁平上皮癌の方でより有効性が高い結果であった。この点に関しては免疫染色におけるEGFRの発現は腺癌と比較し扁平上皮癌の方で高いと報告されており，その点が結果に影響を与えた可能性がある[32]。

また，本試験においては，EGFR発現レベルの違いによる効果について探索的な検討が実施されている。その結果，免疫染色（IHC）スコア≧200であるハイスコアの患者においては，OS中央値

表4 非小細胞肺癌に対する抗EGFR抗体薬の主要な臨床試験

試験	試験デザイン	主要評価項目	治療	症例数	OS中央値 (95% CI) (カ月)	ハザード比 p値	PFS中央値 (95% CI) (カ月)	ハザード比 p値	奏効率 (95% CI)	p値
一次治療										
FLEX[31]	無作為化第Ⅲ相	OS	CDDP+VNR+CET	557	11.3 (9.4-12.4)	0.871 (0.762-0.996)	4.8 (4.2-5.3)	0.943 (0.825-1.077)	36%	p=0.01
			CDDP+VNR	568	10.1 (9.1-10.39)	p=0.044	4.8 (4.4-5.4)	p=0.39	29%	
BMS099[35]	無作為化第Ⅲ相	PFS	CBDCA+Taxane+CET	338	9.69 (8.28-11.5)	0.890 (0.754-1.051)	4.4 (4.11-5.06)	0.902 (0.761-1.069)	25.7% (21.2-30.7%)	p=0.0066
			CBDCA+Taxane	338	8.38 (7.33-9.92)	p=0.1685	4.24 (3.94-4.63)	p=0.2358	17.2% (13.3-21.6%)	
SQUIRE[38]	無作為化第Ⅲ相	OS	CDDP+GEM+NEC	545	11.5 (10.4-12.6)	0.84 (0.74-0.96)	5.7 (5.6-6.0)	0.85 (0.74-0.98)	31% (27-35%)	p=0.40
			CDDP+GEM	548	9.9 (8.9-11.1)	p=0.01	5.5 (4.8-5.6)	p=0.02	29% (25-33%)	
INSPIRE[39]	無作為化第Ⅲ相	OS	CDDP+PEM+NEC	315	11.3 (9.5-13.4)	1.01 (0.84-1.21)	5.6 (5.1-6.0)	0.96 (0.80-1.16)	31%	p=0.79
			CDDP+PEM	318	11.5 (10.1-12.1)	p=0.96	5.6 (4.8-5.7)	p=0.66	32%	
二次治療										
NCT00095199[40]	無作為化第Ⅲ相	PFS	PEM+CET	301	6.9 (6.3-7.9)	1.01 (0.86-1.20)	2.9 (2.7-3.2)	1.03 (0.87-1.21)	7% (3.8-9.5%)	p=0.20
			PEM	304	7.8 (6.8-8.4)	p=0.86	2.8 (2.5-3.3)	p=0.76	4% (2.0-6.6%)	
EGFR-TKIとの併用										
NCT01090011[41]	単群第Ⅰb相		AFA+CET (EGFRT790M−)	53	-	-	4.6	p=0.643	32% (21.8-44.5%)	p=0.341
			AFA+CET (EGFRT790M+)	71	-	-	4.8		25% (13.8-38.3%)	

EGFR：epidermal growth factor receptor, CI：confidence interval, OS：overall survival, PFS：progression-free survival, CDDP：cisplatin, VNR：vinorelbine, CET：cetuximab, CBDCA：carboplatin, taxane, paclitaxel or docetaxel, GEM：gemcitabine, NEC：necitumumab, PEM：pemetrexed, AFA：afatinib.

はプラセボ群で9.6カ月，セツキシマブ併用群で12.0カ月(ハザード比0.73，p=0.011)であった。一方でIHCスコア＜200の患者群においては，OS中央値はプラセボ群で10.3カ月，セツキシマブ併用群で9.8カ月(ハザード比0.99，p=0.88)であり，EGFR高発現群でよりOSの延長効果が高かった[33]。

一方でFLEX試験におけるgrade3～4の有害事象出現頻度に関しては，セツキシマブ群で有意に高かった(化学療法群86％，セツキシマブ群91％，p=0.01)。有害事象の内訳としては，EGFRシグナル遮断に伴うgrade3のざ瘡様皮疹(10％ vs. 1％, p=0.0001)，grade3～4の下痢(5％ vs. 2％, p=0.047)の頻度が高く，その他infusion反応(3％ vs. 1％, p=0.017)，白血球減少(25％ vs. 19％, p=0.02)，発熱性好中球減少症(22％ vs. 3％, p=0.0086)，敗血症(2％ vs. 0.5％, p=0.053)，低カリウム血症(6％ vs. 4％, p=0.050)などを高頻度に

認めた．しかし治療関連死亡率はセツキシマブ群で3％に対し，プラセボ群で2％と同等であった．

そして，セツキシマブ群において，初回投与後1サイクル目に皮疹が出現した患者では皮疹を認めない患者と比較し生存期間中央値が15.0カ月と8.8カ月（ハザード比0.631, p＜0.0001）であり，皮疹を認めなかった群のOSは化学療法群のOS中央値10.3カ月（95％信頼区間9.6-11.3カ月）と近似していた．この点に関しては，セツキシマブを使用する際に，セツキシマブの効果予測因子として期待できる可能性がある[34]．

また，タキサン併用一次治療においては，カルボプラチン（AUC＝6mg/ml/min, day1：3週毎）とパクリタキセル（225mg/m^2, day 1：3週毎）もしくはドセタキセル（docetaxel：75mg/m^2, day 1：3週毎）との併用にセツキシマブ（400mg/m^2, day 1：250mg/m^2, day 8以降：毎週）追加の有用性を検討する比較第Ⅲ相試験（BMS099試験）が実施された[35]．主要評価項目は独立評価機関におけるPFSであり，計676例が登録された．PFS中央値は化学療法群で4.24カ月，セツキシマブ併用群で4.40カ月（ハザード比0.902, p＝0.239）であり有意差は認めなかった．また副次的評価項目であるOS中央値は化学療法群8.38カ月，セツキシマブ群9.69カ月（ハザード比0.89, p＝0.169）も同様に有意差は認めなかったが，ORRは化学療法群17.2％に対し，セツキシマブ群25.7％（p＝0.007）とセツキシマブ群で有意に勝っていた．また，FLEX試験と同様，セツキシマブ群において21日以内の皮疹が出現したグループではOSの中央値が10.4カ月に対し，皮疹を認めなかったグループではOSの中央値が8.9カ月（ハザード比0.76, 95％信頼区間0.59-0.98）と皮疹が出現した群において，予後は良好であった．

有害事象は，セツキシマブ群でgrade3～4の脱水（4.7％ vs. 8.6％），下痢（2.5％ vs. 5.2％），好中球減少（56.0％ vs. 62.5％），白血球減少（30.7％ vs. 43.8％），ざ瘡様皮疹（0％ vs. 10.5％），infusion反応（4.6％ vs. 0.9％），低マグネシウム血症（8.8％ vs. 0.7％）が高頻度に認められた．

大腸癌ではセツキシマブはKRAS野生型に有効性が高いことが示されているが，BMS099試験においては，*KRAS*遺伝子変異，*EGFR*遺伝子変異ならびにEGFR IHC, EGFR florescence in-site hybridization（FISH）での発現の違いによる効果についても検討が行われた．しかしこれらPFS, OS, ORRいずれにおいても有意な差は認められなかった[36]．

そして，前述したFLEX試験，BMS099試験を含む4試験のメタ解析も実施されたが，セツキシマブの追加により，OS中央値は化学療法群8.9カ月，セツキシマブ群10.5カ月（ハザード比0.87, 95％信頼区間0.79-0.96），PFS中央値，化学療法群4.4カ月，セツキシマブ群4.9カ月（ハザード比0.91, 95％信頼区間0.83-1.00），ORR，化学療法群23％，セツキシマブ併用群30％，（リスク比1.31, 95％信頼区間1.14-1.51）とセツキシマブ併用によりOS, ORRの点で有意に改善を認めることが証明された[37]．

これらの結果にもかかわらず，およそ40％の患者でgrade4の好中球減少を来したこと，シスプラチン投与が腎機能障害などの理由で投与が困難であることが多いなどといった毒性の観点から，FLEXの試験におけるOSの延長効果は臨床的に意義のある効果ではないと判断され2015年National Comprehensive Cancer Network（NCCN）非小細胞肺癌ガイドラインからは削除された．

●一次治療におけるネシツムマブの有用性（表4）

ネシツムマブ（necitumumab：IMC-11F8）はEGFRに対する遺伝子組み換えヒト型IgG1モノクローナル抗体である．ネシツムマブもセツキシマブと同様，EGFRシグナルの直接阻害効果，化学療法感受性の増強，ADCC活性による抗腫瘍効果が想定されている．先のFLEX試験ではEGFR発現頻度の高い扁平上皮癌において，より有効性が高い結果が得られたため，本薬剤においては，組織型を扁平上皮癌と非扁平上皮癌に分け

てそれぞれの第Ⅲ相試験が実施された。

扁平上皮肺癌に対してはシスプラチン（75mg/m², day 1：3週毎）とゲムシタビン（1,250mg/m², day 1, 8：3週毎）との併用療法にネシツムマブ（800mg/m², day 1, 8：3週毎）併用を比較する試験が実施された（SQUIRE試験）[38]。本試験は1,093例が登録され非盲検下に試験が実施された。主要評価項目はOSであり，中央値は化学療法群で9.9カ月，ネシツムマブ群11.5カ月（ハザード比0.84，p=0.01）と，ネシツムマブ群で有意にOSの延長を認めた。また副次的評価項目であるPFSは中央値が化学療法群で5.5カ月，ネシツムマブ群5.7カ月（ハザード比0.85，p=0.02）とネシツムマブ群が良好であったが，最良効果は化学療法群28%，ネシツムマブ群で31%であり同等であった（p=0.40）。またEGFRの発現についてはFLEX試験と同じ検査法を用いて解析が行われたが，EGFR高発現群ではOSのハザード比0.75（95%信頼区間0.60-0.94），EGFR低発現群ではハザード比0.90（95%信頼区間0.75-1.07）であり，FLEX試験と同様にEGFR高発現群でより有効性が高かった。一方で，PFSのハザード比はEGFR高発現群で0.88（95%信頼区間0.70-1.11），低発現群で0.83（95%信頼区間0.69-0.99）であり，発現の違いによる差は認められなかった。

有害事象に関しては，ネシツムマブ群で皮膚反応（全grade12% vs. 79%），低マグネシウム血症（全grade16% vs. 31%），深部静脈血栓症（全grade5% vs. 9%）の頻度が高い傾向を認めた。

また非扁平非小細胞肺癌に対してはシスプラチン（75mg/m², day 1：3週毎）とペメトレキセド（500mg/m², day 1：3週毎）併用療法におけるネシツムマブ併用療法の比較試験（INSPIRE試験）が実施された[39]。本試験は当初947例の登録を予定されていたが，試験期間中，ネシツムマブ群で血栓塞栓症の発現頻度が高く，すべての原因での死亡例がネシツムマブ群で多く認められたことから，独立データモニタリング委員会により本試験の中止勧告がなされ早期試験中止となった。その結果，解析は計633例に対し実施された。主要評価項目であるOSは化学療法群において中央値が11.5カ月，ネシツムマブ併用群で11.3カ月（ハザード比1.10，p=0.96）でネシツムマブ併用による上乗せ効果は認められなかった。副次的評価項目であるPFSの延長も認められなかった。また，EGFR発現レベル間での効果の相違についても検討が行われたが，高発現群も低発現群もネシツムマブ併用の有用性は示されなかった。

一方で有害事象に関しては，ネシツムマブ群で重篤な有害事象の発現頻度が高く化学療法群41%に対し，ネシツムマブ群で51%に認められた。Grade3～4の皮疹に関しては，化学療法群で1%未満であったのに対し，ネシツムマブ群では15%に認められた。またgrade3以上の静脈血栓症は化学療法群で2%に対し，ネシツムマブ群では8%に認められた。

以上より，ネシツムマブは扁平上皮肺癌に対し，シスプラチンとゲムシタビン併用療法との併用下に，特にEGFR高発現の症例において有用性が証明されている。一方で併用に伴い有害事象が増強することから，有害事象に十分注意を払いながら治療を行っていくことが大切である。

●二次治療におけるセツキシマブの有用性（表4）

二次治療においては白金製剤を含む化学療法無効・増悪例に対しドセタキセル単剤もしくはペメトレキセド単剤療法との，非盲検下でのセツキシマブ併用の比較試験（SELECT試験）[40]が実施された。本試験は計938例の患者が登録された。その中で，まず化学療法レジメンに対し無作為化され，その後セツキシマブ投与に関しランダムに割り付けされた。その結果，605例がペメトレキセド（304例化学療法単独，301例セツキシマブ併用），333例がドセタキセル（166例が単独，167例がセツキシマブ併用）での治療を受けた。主要評価項目であるペメトレキセド治療例におけるセツキシマブ追加した群でのPFSは中央値が，化学療法単独群2.8カ月，セツキシマブ併用群2.9カ月（ハザード比1.03，p=0.76）と，ペメトレキセドへのセツキシマブ併用の意義については証明さ

れなかった。また，OSに関しても中央値は，化学療法単独群6.9カ月，セツキシマブ群7.8カ月（ハザード比1.01，p=0.86）であった。

一方で，セツキシマブ併用群においては，grade3～4の疲労，ざ瘡様皮疹，呼吸困難感，好中球減少などの有害事象を認めた。そして化学療法群では重篤な有害事象は29%に留まった一方で，セツキシマブ群においては41%と有意な頻度の増加を認めた（p=0.0054）。

以上の結果を踏まえると，二次治療において細胞障害性抗癌薬にセツキシマブを追加しても効果は認めず，有害事象発現頻度の上昇を認めることから，一次治療での併用を検討すべき薬剤と考えられる。

● EGFRチロシンキナーゼ阻害薬との併用（表4）

EGFR活性型遺伝子変異を有する肺癌に対しEGFRチロシンキナーゼ阻害薬は治療の中心を担っている薬剤である。しかし第一世代EGFRチロシンキナーゼ阻害薬を用いているとほとんどの症例で獲得耐性を生じ，その約半数でEGFR exon 20 T790Mの二次変異が認められると報告されている。近年，T790M変異陽性例に対しては第三世代EGFRチロシンキナーゼ阻害薬の開発が進んでいるが，T790M変異陰性耐性例に対しては有効な治療法は確立されていない。

そうした中，第一世代EGFRチロシンキナーゼにより耐性を獲得したEGFR活性型遺伝子変異陽性肺癌を対象に，アファチニブ（afatinib：40mg/day）とセツキシマブ（500mg/m^2, day 1：2週毎）併用療法の至適用量と効果を確認するための試験が実施された[41]。最大耐用量で治療された計126例（T790M陽性71例，T790M陰性53例，不明2例）全体の効果はORR 29%であり，T790M変異陽性例では32%，T790M変異陰性例では25%（p=0.341）であった。PFSに関しても，T790M変異陽性例で中央値4.8カ月，陰性例4.6カ月と両群で差を認めなかった（p=0.643）。有害事象に関しては皮疹（全grade90%），下痢（全grade71%），爪変化（全grade57%），口腔粘膜炎（全grade56%），疲労（全grade47%），悪心（全grade42%），皮膚乾燥（全grade42%）などが高頻度に認められた。しかし有害事象による治療中止は13%に留まった。

本研究は症例数が少なく，比較試験ではないので本併用療法の意義を結論づけることは困難であるが，これら併用療法はEGFRチロシンキナーゼ獲得耐性を来したEGFR遺伝子変異陽性患者において有望な治療になり得る可能性がある。

● 抗EGFR抗体薬の今後の展望

抗EGFR抗体薬は特にEGFR高発現の扁平上皮癌に対しては有望な治療薬となり得る。しかし，細胞障害性抗癌薬との併用により，有害事象が増強される点においては実際の治療に際しては注意を要する。また，アファチニブとセツキシマブ併用療法は第一世代EGFRチロシンキナーゼ阻害薬で耐性を獲得したEGFR変異陽性肺癌に対しては今後期待できる治療の一つであると考えられる。そうした中，EGFR T790M変異陽性例に対し有効性の高い第三世代EGFRチロシンキナーゼ阻害薬であるオシメルチニブ（osimertinib）とネシツムマブの併用療法（NCT02496663）の有効性を検討する臨床試験も計画されている。その他，扁平上皮癌に高い有効性が期待される抗PD-1抗体薬であるペンブロリズマブ（pembrolizumab）との併用療法（NCT02451930）も実施されており，これら併用療法の有効性が今後期待されるところである。

おわりに

非小細胞肺癌における抗VEGF抗体，抗VEGFR抗体，抗EGFR抗体のこれまでに実施されてきた試験結果を概説するとともに，各薬剤の今後の展望について述べた。

これら薬剤を用いることで非小細胞肺癌患者の予後が今後，改善していくことが期待されるところではあるが，一方で，これら薬剤の併用により

有害事象が増強されることも明らかになっているため実際の使用に際しては適切な患者選択と有害事象の早期発見ならびに適切な管理が大切であると考えられる。

また，近年非小細胞肺癌に対する治療は多様化してきており，これら薬剤の有効性に関するデータはまだまだ十分とはいえない。そのため将来，さらなる研究が行われ，これら薬剤の至適集団やよりよい併用薬や投与法が明らかとなり，非小細胞肺癌の予後がますます改善していくことが期待される。

謝金等：中外製薬，日本イーライリリー，アストラゼネカ，ファイザー，大鵬薬品，協和発酵キリン，小野薬品工業，サノフィ。

● 文献

1) Sandler A, Gray R, Perry MC, et al. Paclitaxel-carboplatin alone or with bevacizumab for non-small-cell lung cancer. N Engl J Med 2006；355：2542-50.
2) Niho S, Kunitoh H, Nokihara H, et al. Randomized phase II study of first-line carboplatin-paclitaxel with or without bevacizumab in Japanese patients with advanced non-squamous non-small-cell lung cancer. Lung Cancer 2012；76：362-7.
3) Zhou C, Wu Y-L, Chen G, et al. BEYOND：a randomized, double-blind, placebo-controlled, multicenter, phase III study of first-line carboplatin/paclitaxel plus bevacizumab or placebo in Chinese patients with advanced or recurrent nonsquamous non-small-cell lung cancer. J Clin Oncol 2015；33：2197-204.
4) Zinner RG, Obasaju CK, Spigel DR, et al. PRONOUNCE：randomized, open-label, phase III study of first-line pemetrexed + carboplatin followed by maintenance pemetrexed versus paclitaxel + carboplatin + bevacizumab followed by maintenance bevacizumab in patients ith advanced nonsquamous non-small-cell lung cancer. J Thorac Oncol 2015；10：134-42.
5) Reck M, von Pawel J, Zatloukal P, et al. Phase III trial of cisplatin plus gemcitabine with either placebo or bevacizumab as first-line therapy for nonsquamous non-small-cell lung cancer：AVAiL. J Clin Oncol 2009；27：1227 34.
6) Reck M, von Pawel J, Zatloukal P, et al. Overall survival with cisplatin-gemcitabine and bevacizumab or placebo as first-line therapy for nonsquamous non-small-cell lung cancer：results from a randomised phase III trial (AVAiL). Ann Oncol 2010；21：1804-9.
7) Patel JD, Socinski MA, Garon EB, et al. PointBreak：a randomized phase III study of pemetrexed plus carboplatin and bevacizumab followed by maintenance pemetrexed and bevacizumab versus paclitaxel plus carboplatin and bevacizumab followed by maintenance bevacizumab in patients with stage IIIB or IV nonsquamous non-small-cell lung cancer. J Clin Oncol 2013；31：4349-57.
8) Spigel DR, Patel JD, Reynolds CH, et al. Quality of life analyses from the randomized, open-label, phase III pointbreak study of pemetrexed-carboplatin-bevacizumab followed by maintenance pemetrexed-bevacizumab versus paclitaxel-carboplatin-bevacizumab followed by maintenance bevacizumab in patients with stage IIIB or IV nonsquamous non-small-cell lung cancer. J Thorac Oncol 2015；10：353-9.
9) Seto T, Kato T, Nishio M, et al. Erlotinib alone or with bevacizumab as first-line therapy in patients with advanced non-squamous non-small-cell lung cancer harbouring EGFR mutations (JO25567)：an open-label, randomised, multicentre, phase 2 study. Lancet Oncol 2014；15：1236-44.
10) Ichihara E, Hotta K, Nogami N, et al. Phase II trial of gefitinib in combination with bevacizumab as first-line therapy for advanced non-small cell lung cancer with activating EGFR gene mutations：The Okayama Lung Cancer Study Group Trial 1001. J Thorac Oncol 2015；10：486-91.
11) Naumov GN, Nilsson MB, Cascone T, et al. Combined vascular endothelial growth factor receptor and epidermal growth factor receptor (EGFR) blockade inhibits tumor growth in xenograft models of EGFR inhibitor resistance. Clin Cancer Res 2009；15：3484-94.
12) Grothey A, Sugrue MM, Purdie DM, et al. Bevacizumab beyond first progression is associated with prolonged overall survival in metastatic colorectal cancer：results from a large observational cohort study (BRiTE). J Clin Oncol 2008；26：5326-34.
13) von Minckwitz G, Puglisi F, Cortes J, et al. Bevacizumab plus chemotherapy versus chemotherapy alone as second-line treatment for patients with HER2-negative locally recurrent or metastatic breast cancer after first-line treatment with bevacizumab plus chemotherapy (TANIA)：an open-label, randomised phase 3 trial. Lancet Oncol 2014；15：1269-78.
14) Takeda M, Yamanaka T, Seto T, et al. Bevacizumab beyond disease progression after first-line treatment with bevacizumab plus chemotherapy in advanced nonsquamous non-small cell lung cancer (West Japan Oncology Group 5910L)：an open-label, randomized, phase 2 trial. Cancer 2016；122：1050-9.
15) Gridelli C, Bennouna J, de Castro J, et al. Randomized phase IIIb trial evaluating the continuation of bevacizumab beyond disease progression in patients with advanced non-squamous non-small-cell lung cancer after first-line treatment with bevacizumab plus platinum-based chemotherapy：treatment rationale and protocol dynamics of the AvaALL (MO22097) trial. Clin Lung Cancer 2011；12：407-11.
16) Laskin J, Crinò L, Felip E, et al. Safety and efficacy of first-line bevacizumab plus chemotherapy in elderly patients with advanced or recurrent nonsquamous non-small cell lung cancer：safety of avastin in lung trial (MO19390). J Thorac Oncol 2012；7：203-11.
17) Mok T, Gorbunova V, Juhasz E, et al. A correlative biomarker analysis of the combination of bevacizumab and carboplatin-based chemotherapy for advanced nonsquamous non-small-cell lung cancer：results of the

17) phase II randomized ABIGAIL study (BO21015). J Thorac Oncol 2014;9:848-55.
18) Franzini A, Baty F, Macovei II, et al. Gene expression signatures predictive of bevacizumab/erlotinib therapeutic benefit in advanced nonsquamous non-small cell lung cancer patients (SAKK 19/05 trial). Clin Cancer Res 2015;21:5253-63.
19) Kitamura K, Kubota K, Ando M, et al. Bevacizumab plus chemotherapy for advanced non-squamous non-small-cell lung cancer with malignant pleural effusion. Cancer Chemother Pharmacol 2012;71:457-61.
20) Tamiya M, Tamiya A, Yamadori T, et al. Phase2 study of bevacizumab with carboplatin-paclitaxel for non-small cell lung cancer with malignant pleural effusion. Med Oncol 2013;30:1-6.
21) Alfaro C, Suarez N, Gonzalez A, et al. Influence of bevacizumab, sunitinib and sorafenib as single agents or in combination on the inhibitory effects of VEGF on human dendritic cell differentiation from monocytes. Br J Cancer 2009;100:1111-9.
22) Terme M, Pernot S, Marcheteau E, et al. VEGFA-VEGFR pathway blockade inhibits tumor-induced regulatory t-cell proliferation in colorectal cancer. Cancer Res 2013;73:539-49.
23) Shrimali RK, Yu Z, Theoret MR, et al. Antiangiogenic agents can increase lymphocyte infiltration into tumor and enhance the effectiveness of adoptive immunotherapy of cancer. Cancer Res 2010;70:6171-80.
24) Bouzin C, Feron O. Targeting tumor stroma and exploiting mature tumor vasculature to improve anti-cancer drug delivery. Drug Resist Updat 2007;10:109-20.
25) Garon EB, Ciuleanu T-E, Arrieta O, et al. Ramucirumab plus docetaxel versus placebo plus docetaxel for second-line treatment of stage IV non-small-cell lung cancer after disease progression on platinum-based therapy (REVEL): a multicentre, double-blind, randomised phase 3 trial. Lancet 2014;384:665-73.
26) Feng Y, Hu J, Ma J, et al. RNAi-mediated silencing of VEGF-C inhibits non-small cell lung cancer progression by simultaneously down-regulating the CXCR4, CCR7, VEGFR-2 and VEGFR-3-dependent axes-induced ERK, p38 and AKT signalling pathways. Eur J Cancer 2011;47:2353-63.
27) Lieu CH, Tran H, Jiang Z-Q, et al. The association of alternate VEGF ligands with resistance to anti-VEGF therapy in metastatic colorectal cancer. PLoS ONE 2013;8:e77117.
28) Pérol M, Ciuleanu T-E, Arrieta O, et al. Quality of life results from the phase 3 REVEL randomized clinical trial of ramucirumab-plus-docetaxel versus placebo-plus-docetaxel in advanced/metastatic non-small cell lung cancer patients with progression after platinum-based chemotherapy. Lung Cancer 2016;93:95-103.
29) Camidge DR, Berge EM, Doebele RC, et al. A phase II, open-label study of ramucirumab in combination with paclitaxel and carboplatin as first-line therapy in patients with stage IIIB/IV non-small-cell lung cancer. J Thorac Oncol 2014;9:1532-9.
30) Doebele RC, Spigel D, Tehfe M, et al. Phase 2, randomized, open-label study of ramucirumab in combination with first-line pemetrexed and platinum chemotherapy in patients with nonsquamous, advanced/metastatic non-small cell lung cancer. Cancer 2015;121:883-92.
31) Pirker R, Pereira JR, Szczesna A, et al. Cetuximab plus chemotherapy in patients with advanced non-small-cell lung cancer (FLEX): an open-label randomised phase III trial. Lancet 2009;373:1525-31.
32) Hilbe W, Dlaska M, Dirnhofer S, et al. Characterisation and predictive value of epidermal growth factor receptor status using quantitative real-time PCR combined with immunohistochemistry on non-small cell lung cancer specimens. Int J Oncol 2003;23:893-9.
33) Pirker R, Pereira JR, von Pawel J, et al. EGFR expression as a predictor of survival for first-line chemotherapy plus cetuximab in patients with advanced non-small-cell lung cancer: analysis of data from the phase 3 FLEX study. Lancet Oncol 2012;13:33-42.
34) Gatzemeier U, von Pawel J, Vynnychenko I, et al. First-cycle rash and survival in patients with advanced non-small-cell lung cancer receiving cetuximab in combination with first-line chemotherapy: a subgroup analysis of data from the FLEX phase 3 study. Lancet Oncol 2011;12:30-7.
35) Lynch TJ, Patel T, Dreisbach L, et al. Cetuximab and first-line taxane/carboplatin chemotherapy in advanced non-small-cell lung cancer: results of the randomized multicenter phase III trial BMS099. J Clin Oncol 2010;28:911-7.
36) Khambata-Ford S, Harbison CT, Hart LL, et al. Analysis of potential predictive markers of cetuximab benefit in BMS099, a phase III study of cetuximab and first-line taxane/carboplatin in advanced non-small-cell lung cancer. J Clin Oncol 2010;28:918-27.
37) Yang ZY, Liu L, Mao C, et al. Chemotherapy with cetuximab versus chemotherapy alone for chemotherapy-naive advanced non-small cell lung cancer. Cochrane Database Syst Rev 2014;11:CD009948.
38) Thatcher N, Hirsch FR, Luft AV, et al. Necitumumab plus gemcitabine and cisplatin versus gemcitabine and cisplatin alone as first-line therapy in patients with stage IV squamous non-small-cell lung cancer (SQUIRE): an open-label, randomised, controlled phase 3 trial. Lancet Oncol 2015;16:763-74.
39) Paz-Ares L, Mezger J, Ciuleanu TE, et al. Necitumumab plus pemetrexed and cisplatin as first-line therapy in patients with stage IV non-squamous non-small-cell lung cancer (INSPIRE): an open-label, randomised, controlled phase 3 study. Lancet Oncol 2015;16:328-37.
40) Kim ES, Neubauer M, Cohn A, et al. Docetaxel or pemetrexed with or without cetuximab in recurrent or progressive non-small-cell lung cancer after platinum-based therapy: a phase 3, open-label, randomised trial. Lancet Oncol 2013;14:1326-36.
41) Janjigian YY, Smit EF, Groen HJM, et al. Dual inhibition of EGFR with afatinib and cetuximab in kinase inhibitor-resistant EGFR-mutant lung cancer with and without T790M mutations. Cancer Discov 2014;4:1036-45.

第7章

免疫チェックポイント阻害薬

衣斐寛倫

ポイント

- 免疫チェックポイント阻害薬は，腫瘍細胞と免疫担当細胞の間に存在する負のシグナルを抑制し免疫反応を活性化する。
- 扁平上皮癌，非扁平非小細胞肺癌に対し，二次治療としてドセタキセルより有意に生存期間を延長した。
- 副作用は殺細胞性抗癌薬と比べると軽微であることが多いが，免疫関連有害事象と呼ばれる独特の副作用に注意する必要がある。
- PD-L1の発現が抗PD-1/PD-L1抗体のバイオマーカーとなる可能性があるが，抗体や測定法は各社独自のものを使用しており確立されたものはない。
- 免疫チェックポイント阻害薬同士の併用，一次治療としての使用，分子標的薬との併用などの試験が行われる一方，薬剤の正確な作用メカニズムの解明などが必要である。

はじめに

これまで癌免疫療法は，臨床医にとって，巷に溢れているがエビデンスのない治療という認識であった。しかし，この3～5年間に，免疫チェックポイント阻害薬の有効性が複数の臨床試験において証明され，急速に実地臨床に応用されつつある。本章では，免疫チェックポイント阻害薬の基礎的背景と，代表的な臨床試験の成績および副作用について概説する。一方で，免疫療法はすべての症例に対して有効ではないことも明らかとなっており，バイオマーカーの同定・応用が不可欠である。現在臨床応用されつつあるバイオマーカーであるprogrammed cell death-1 ligand-1（PD-L1）の測定法の問題点，およびその他のバイオマーカー同定に向けた基礎的検討について述べる。

免疫チェックポイント阻害薬が開発された基礎的背景

■癌免疫編集（cancer immunoediting）

癌細胞は，紫外線照射や複製のエラーにより健常人でも産生されている。産生された癌細胞は免疫系により認識され排除されるが，産生された癌細胞のうち抗原性の低いものは免疫系により完全に排除されることができず平衡状態に入る。癌細胞は遺伝子不安定性を有していることから，ヒト白血球抗原（human leukocyte antigen：HLA）などの抗原提示分子の異常，高免疫原性腫瘍抗原の消失などさまざまな方法で免疫監視機構を回避する方策を獲得する（逃避相）（図1）。この癌免疫からの逃避機構には，免疫抑制細胞の誘導など微小環境も大きく関与しており，例えば，制御性

81

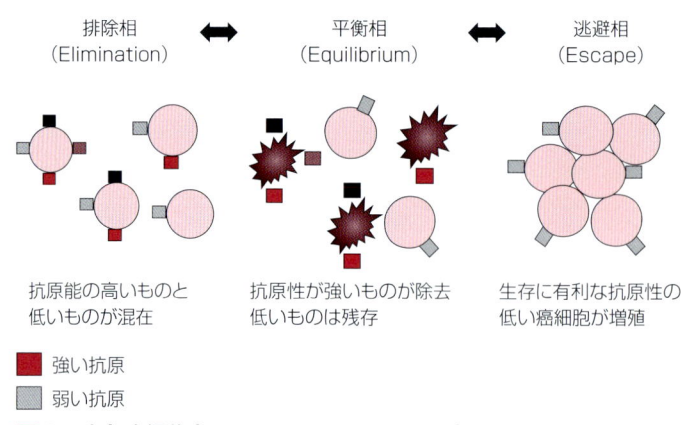

図1 癌免疫編集（cancer immunoediting）

癌細胞は当初免疫系により認識され排除される（排除相）が，癌細胞のうち抗原性の低いものは免疫系により完全に排除されることができず平衡状態に入る（平衡相）。癌細胞は遺伝子不安定性を利用し，さまざまな方法で免疫監視機構を回避する方策を獲得する（逃避相）。

T細胞（regulatory T cell：T reg），免疫抑制性ナチュラルキラーT（natural killer T：NKT）細胞，形質細胞様樹状細胞など多様な免疫抑制性細胞群が誘導される。また，癌細胞は免疫抑制作用をもつサイトカインや液性因子（TGF-β，IL-10，IL-6など）を分泌する。癌細胞表面にはPD-L1などの免疫抑制性膜分子も発現する。これらの癌細胞が獲得した免疫逃避機能を遮断することは，抗腫瘍免疫の増強につながるものと考えられる[1]。免疫チェックポイント阻害薬はそのうちの一つである。

■免疫チェックポイント機構

腫瘍細胞・マクロファージ・樹状細胞などは，抗原ペプチドをmajor histocompatibility complex（MHC）クラスⅠ/Ⅱに結合させ抗原提示する。抗原ペプチドとMHCの複合体をT細胞受容体（T cell receptor：TCR）が認識することによりシグナルが伝達される。しかし免疫応答には抗原提示シグナルのみでは不十分であり，共刺激シグナルを必要とする。共刺激シグナルは抗原提示細胞およびT細胞間のさまざまなリガンドと受容体の結合により行われ，これらのシグナルは免疫反応を増強・抑制の両方向に制御している[2]（図2）。共刺激シグナルによる免疫抑制機構は，本来自己免疫反応の抑制および外来異物に対

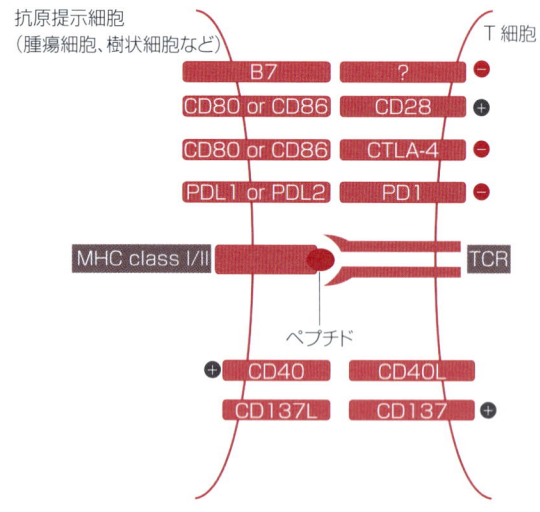

図2 共刺激シグナル

抗原提示細胞は，抗原ペプチドをmajor histocompatibility complex（MHC）クラスⅠ/Ⅱに結合し，この複合体をT細胞受容体（T cell receptor：TCR）が認識することにより，シグナルが伝達される。しかし免疫応答には，抗原提示細胞およびT細胞間のさまざまなリガンドと受容体の結合による共刺激シグナルが必要であり，免疫反応を増強・抑制の両方向に制御している。

して活性化された免疫反応を定常状態に復帰させるために作用するものであるが，癌細胞はこのシグナルを利用することで免疫逃避を行っている。これらの共刺激シグナルは免疫チェックポイントとも呼ばれ，その阻害薬が免疫チェックポイント阻害薬である。共刺激シグナルに関わる分子は多数存在し，それぞれに対する阻害薬が開発・治験中であるが，本章では現在臨床応用されている抗

cytotoxic T-lymphocyte-associated protein 4 (CTLA-4)抗体，抗 programmed cell death-1 (PD-1)抗体，抗 PD-L1 抗体について述べる。

■CTLA-4

　抗原提示細胞による T 細胞の活性化においては，前述のごとく共刺激シグナルが重要である。TCR 刺激のみでは免疫応答が阻害されるのに対し，T 細胞上の CD28 が抗原提示細胞の CD80/CD86 を認識することで強い免疫応答が誘導される。一方で，活性化された T 細胞では CTLA-4 の発現が誘導されるが，CTLA-4 と CD80/CD86 の結合能は CD28 より強いことから，CTLA-4 と CD80/CD86 の結合が優先され T 細胞の活性が抑制される。抗 CTLA-4 抗体は，腫瘍特異的細胞傷害性 T 細胞への抑制的シグナルをブロックし抗腫瘍免疫を誘導する。また CTLA-4 は Treg に恒常的に発現が認められる。Treg 上の CTLA-4 と CD80/CD86 の結合は，樹状細胞にさまざまな抑制シグナルを伝達する。これにより CD80/CD86 の発現が抑制され，エフェクター T 細胞の樹状細胞依存性活性化能が低下し，ひいては免疫抑制および免疫寛容が起こる。マウスにおける実験では，抗 CTLA-4 抗体の投与は Treg の総数に影響を与えないが，メラノーマ腫瘍内に浸潤する Treg 数が減少することが報告されている。また，CTLA-4 ノックアウトマウスは，生後数週間で全身の臓器に対する自己免疫反応を来し死亡することから，CTLA-4 はすべての T 細胞の抗原非依存的なホメオスタシスに関与している可能性があり，抗 CTLA-4 抗体による副作用は後述の抗 PD-1/PD-L1 抗体と比較すると重篤となりやすい。

■PD-1/ PD-L1

　癌細胞において，PD-L1 はシグナル伝達系の異常(PI3K-AKT パスウェイなど)や染色体の異常・遺伝子増幅などにより発現が誘導される。これら癌細胞における内在性の発現誘導に加え，腫瘍に浸潤した T 細胞が癌抗原を認識すると T 細胞はインターフェロンを産生し，これにより癌細胞のみならずその微小環境において PD-L1 の発現が亢進する(外因性の発現誘導)。一方で，PD-1 は，分化・活性化したエフェクター T 細胞，B 細胞および骨髄系免疫細胞などの免疫細胞に発現している。癌細胞の免疫応答において，PD-1 は活性化 T 細胞，特にエフェクター T 細胞において高発現しており，これら免疫担当細胞の PD-1 と癌細胞や樹状細胞などさまざまな組織細胞で発現が誘導された PD-L1 もしくは樹状細胞などの免疫細胞に発現する PD-L2 が結合し，T 細胞の活性化が抑制される。この一連の免疫反応は適応免疫耐性(adaptive immune resistance)と呼ばれ，癌が免疫機構を回避する理由の一つである[3)4)]。

　PD-1 ノックアウトマウスにおいては，自発的な免疫増強反応は認められず，外来抗原に対し過剰な抗体を産生するのみで長期間生存が可能である。症状としては，脾臓の腫大や自己抗体の産生を伴う糸球体腎炎，関節炎が知られている。したがって，PD-1 は臓器特異的な免疫寛容を調節しているものと考えられ，抗 PD-1/PD-L1 抗体による副作用が比較的軽微である理由と考えられている[5)]。

チェックポイント阻害薬の臨床成績

■効果判定法

　固形癌においては，抗悪性腫瘍薬の有効性には response evaluation criteria in solid tumors (RECIST)による評価が行われる。一方，免疫療法では免疫応答を制御することにより抗腫瘍効果を得ることから，臨床的な効果の発現に時間を要することがある。したがって，治療開始直後には病勢の進行を認めながら，後に腫瘍の縮小を認める症例が報告されている。このため，免疫療法の新たな効果評価基準として immunerelated response criteria(irRC)(irRECIST とも呼ばれ

表1 RECISTとirRECISTの治療効果判定の相違

総合評価	RECIST	irRECIST
完全奏効(complete remission：CR)	すべての病変が消失	新病変を含むすべての病変が消失
部分奏効(particial remission：PR)	評価病変の径和がベースラインより30％以上減少	測定可能な新病変を足した標的病変の径和がベースラインより30％以上減少
安定(stable disease：SD)	CR, PR, PD以外	irCR, irPR, irPD以外
進行(progressive disease：PD)	・標的病変の径和が最小値より20％以上増加(ただし絶対値5mm以上の増加が必要) ・新病変の出現	測定可能な新病変を足した標的病変の径和が最小値より20％以上増加(ただし絶対値5mm以上の増加が必要)
新病変の取り扱い	サイズにかかわらずPD（リンパ節は短径10mm以上を新病変とする）	リンパ節以外：長径10mm以上の新病変は標的病変の径和に加算 リンパ節：短径15mm以上の新病変は標的病変の径和に加算
進行の確定	不要	必要(初回PD評価より4週以降)

る)が提唱されている。また，腫瘍の継時的変化を示すため，分子標的薬で頻用されるウォーターフォールプロット(症例ごとに最大の腫瘍縮小割合を大きさ順にソートしたもの)ではなく，スパイダープロット(各患者における腫瘍の増減を継時的に示したもの)を使用することが多い。免疫チェックポイント阻害薬に対する特徴的な腫瘍の反応を図3に示す。①は当初から無効，②は投与後に縮小を認める場合であり，これらは既存の抗癌薬の評価と同様である。しかし③では治療開始早期に一過性の腫瘍増大を示した後に腫瘍縮小に至るパターン，④は腫瘍縮小には至らないが長期に不変を維持するパターン(既存の抗癌薬でも認められることはある)である。免疫チェックポイント阻害薬では，複数の病変が必ずしも一様に変化しないことも特徴である。これまでの抗癌薬では新規病変についてはすべて病勢進行としていたが，irRECISTでは全体の病変評価に含めているため，必ずしも病勢進行とはならない。また，病勢進行の確定を行うため再度画像評価が必要な点も異なる。RECISTとirRECISTの評価の相違について表1にまとめた。

■抗CTLA-4抗体の臨床成績

抗CTLA-4抗体については，トレメリムマブとイピリムマブが開発中である。まず抗CTLA-4抗体単剤の効果について，トレメリムマブとベストサポーティブケア(best supportive care：

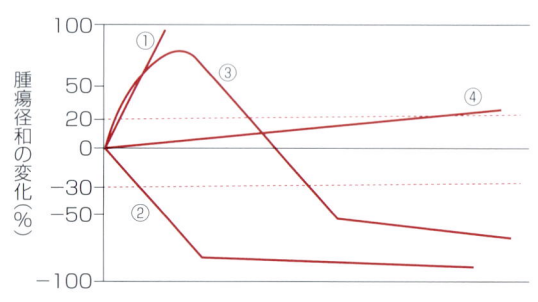

図3 免疫関連腫瘍反応のパターン
①効果を認めず，②早期に腫瘍の縮小を認める，③治療開始後早期に一過性の腫瘍増大を示した後に腫瘍縮小に至る，④腫瘍縮小には至らないが長期に不変の維持・継続が可能。

BSC)の比較第Ⅱ相試験が行われた。全奏効率は4.8％と低値であり，毒性についても免疫関連の下痢・腸炎を含めgrade3, 4の毒性が20.5％で認められた。この結果は，抗CTLA-4抗体が単剤では無効であることを示している。

一方，殺細胞性抗癌薬との併用では一部で効果も認められている。204人の未治療進行非小細胞肺癌患者を対象とした第Ⅱ相試験では，カルボプラチン＋パクリタキセル療法にイピリムマブを早期併用する群，晩期併用する群，化学療法単独群(プラセボ群)の3群が比較された。この試験はirRECISTにより効果判定がなされ，主要評価項目である免疫関連無病悪生存期間(immune-related progression-free survival：irPFS)はプラセボ群の4.6カ月に対し，同時併用群では5.5カ月〔ハザード比(HR)0.81，95％信頼区間(95％CI)0.55-1.17，p＝0.13〕，逐次併用群では5.7カ月(HR 0.72，95％CI 0.50-1.06，p＝0.05)と逐次併

表2 開発中の抗PD-1/PD-L1抗体

標的	別名	抗体タイプ	会社
PD-1			
Nivolumab	ONO-4538, BMS-936558	完全ヒト型IgG4	小野・ブリストル
Pembrolizumab	MK-3475, Lambrolizumab	ヒト化モノクローナルIgG4	メルク
Pidilizumab	CT-011	ヒト化モノクローナルIgG1	Cure Tech
PD-L1			
Atezolizumab	MPDL3280A	ヒトIgG1	ジェネンテック
Avelumab	MSB0010718C	完全ヒト型IgG1	メルク
BMS-936559		完全ヒト型IgG4	ブリストル
Durvalumab	MEDI-4736	ヒトIgG1	アストラゼネカ

用においてイピリムマブの上乗せ効果が示唆された。また逐次併用群のサブセット解析においては，扁平上皮癌が非扁平皮癌に比して良好なirPFSを示す傾向が得られた[6]。

また，進展型小細胞肺癌患者130人を対象に行われたカルボプラチン＋パクリタキセルとイピリムマブの併用第Ⅱ相試験では，irPFSはプラセボ群の5.26カ月に対し，同時併用群で5.68カ月（HR 0.75, 95%CI 0.48〜1.19, p = 0.11），逐次併用で6.44カ月（HR 0.64, 95%CI 0.40〜1.02, p = 0.03）と小細胞癌においても逐次併用での上乗せ効果が示された[7]。しかしイピリムマブの併用療法は毒性も強く，カルボプラチン＋パクリタキセルの毒性に加え，grade3以上の免疫関連有害事象がプラセボ群の5〜6％に対し，併用群では15〜21％と高頻度に発生している。抗PD-1/PDL-1抗体療法の臨床試験成績が良好であることから，現時点で抗CTLA-4抗体と殺細胞性抗癌薬の併用療法の意義は明確ではないと考えられる。

■抗PD-1，抗PD-L1抗体の臨床成績

現在，多数のPD-1，PD-L1を標的とした免疫チェックポイント阻害薬が開発されている（表2）。これらは，抗体タイプやリガンド・レセプターに対する結合能などにそれぞれ違いを認めるものの，現時点ではどの様式が最も有効であるかは明らかではない。

●抗PD-1抗体の治療成績

抗PD-1抗体についてはニボルマブとペンブロリズマブの大規模試験結果が明らかになっている。ニボルマブについては，まず既治療進行固形癌患者296人を対象に単剤での第Ⅰ相試験が行われた。非小細胞肺癌はこのうち74例で奏効率は扁平上皮癌で33％（18例中6例），非扁平上皮非小細胞肺癌では12％（56例中7例）であり，全生存期間（overall survival：OS）中央値は扁平上皮肺癌患者で9.2カ月，非扁平上皮非小細胞肺癌患者で9.6カ月と，標準治療終了後の症例に対し有効性が示唆された[8]。また，この試験を長期（中央値39カ月）フォローアップした結果，1, 2, 3年の生存率はそれぞれ42, 24, 18％であり，長期生存例の存在が確認されている[9]。奏効例において認められる長期生存は，これまでの化学療法では認められない免疫チェックポイント阻害薬の特徴である。

続いて行われた既治療の肺扁平上皮癌117例を検討した第Ⅱ相試験（CheckMate063試験）では全奏効率が15％（95%CI 8.7-22.2％）であった[10]。これらの結果をもとに，初回標準化学療法であるプラチナ製剤併用化学療法後に進行が認められた肺癌患者を対象に，二次治療としてニボルマブ（3mg/kg, 2週ごと）とドセタキセル（75mg/m^2）の効果を直接比較する第Ⅲ相試験が扁平上皮肺癌患者（CheckMate017試験）および非扁平上皮非小細胞肺癌患者（CheckMate-057試験）を対象に行わ

表3 ニボルマブの扁平上皮癌に対する第Ⅲ相試験(CheckMate 017)の結果

有効性指標	ニボルマブ (n=135)	ドセタキセル (n=137)	ハザード比
OS			
中央値(月)	9.2	6.0	0.59 (p<0.001)
1年生存率	42	24	
PFS			
中央値(月)	3.5	2.8	0.62 (p<0.001)
1年生存率	21	6	
奏効率			
全奏効率	20	9	p=0.008
CR	1	0	
PR	19	9	
SD	29	34	
奏効期間			
中央値	未到達(2.9-20.5+)	8.4 (1.4+-15.2+)	

表4 ニボルマブの非扁平非小細胞肺癌に対する第Ⅲ相試験(CheckMate057)の結果

有効性指標	ニボルマブ (n=135)	ドセタキセル (n=137)	ハザード比
OS			
中央値(月)	12.2	9.4	0.73 (p<0.0015)
1年生存率	51	39	
PFS			
中央値(月)	2.3	4.2	0.92 (p=0.39)
1年生存率	19	8	
奏効率			
全奏効率	19.2	12.4	
CR	1.4	0.3	
PR	17.8	12.1	
SD	25.3	42.1	
奏効期間			
中央値	17.2 (1.8-22.6+)	5.6 (1.2+-15.2+)	

れた。

　CheckMate017試験は，進行ⅢB/Ⅳ期の肺扁平上皮癌患者272例を対象とし，全生存率を主要評価項目として行われた。OSはニボルマブ群で有意な延長が示され，中央値はニボルマブ群9.2カ月，ドセタキセル群6.0カ月であり，ニボルマブは死亡リスクを41％低減することが示された(HR 0.59, 95％CI 0.44-0.79, p<0.001)(表3)[11]。非扁平上皮非小細胞肺癌を対象としたCheckmate057試験においても，OS中央値はニボルマブ群で12.2カ月，ドセタキセル群は9.4カ月であり，ニボルマブは死亡のリスクを27％低減した(HR 0.73, 95％CI 0.59-0.89, p=0.002)(表4)[12]。両試験の結果をもとにニボルマブは2015年12月に本邦で承認された。

　一方，ペンブロリズマブについては複数の癌種を対象とした第Ⅰ相試験(KEYNOTE-001試験)のうち495例の肺癌患者について報告された。全奏効率は19.4％(95％CI 16.0-23.2)であり，安定(stable disease：SD)が21.8％の患者で得られた。

本試験は，ペンブロリズマブを3週ごとに2mg/kgまたは10mg/kg，2週ごとに10mg/kgを投与する3群に分けられたが，治療効果に差を認めなかった。また，病理組織型と効果に相関を認めない一方で，喫煙歴のある患者の奏効率は22.5％，非喫煙者では10.3％であり，喫煙者で効果を認める傾向を示した。奏効期間中央値は12.5カ月，OS中央値は12.0カ月(95%CI 9.3-14.7)であった[13]。本試験ではPD-L1の発現と効果の関連が免疫染色により検討され，このバイオマーカー解析の結果をもとにペンブロリズマブは2015年10月に米国食品医薬品局(Food and Drug Administration：FDA)に承認され，本邦でも2016年2月に切除不能な進行または再発の非小細胞肺癌に対し承認申請がなされている。

ニボルマブ，ペムブロリズマブは二次治療としての意義が確立されたことから，現在一次治療としてプラチナ併用療法と比較する第Ⅲ相試験がPD-L1発現陽性の患者を対象として進行中である。これらの試験の結果により，抗PD-1抗体は肺癌の一次治療としての有効性が確立される可能性が高い。

●抗PD-L1抗体の臨床成績

抗PD-L1抗体については，アテゾリズマブ，アベルマブ，デュルバルマブ，BMS-936559などが開発中であるが，アテゾリズマブの試験結果を以下に示す。非小細胞肺癌において，二次治療および三次治療を対象としアテゾリズマブ(1,200mg，3週ごと)とドセタキセル(75mg/m^2)の効果を直接比較する無作為化第Ⅱ相試験(POPLAR試験)が行われた[14]。アテゾリズマブは144例で投与され，ドセタキセルは143例に投与された。OSはアテゾリズマブ群でわずかに有意な延長が示され，中央値はアテゾリズマブ群12.6カ月，ドセタキセル群9.7カ月であった(HR 0.73，95%CI 0.53-0.99，p=0.04)。無増悪生存期間(progression-free survival：PFS)と奏効率(両者とも15％)については類似していたが，奏効期間はアテゾリズマブ群14.3カ月に対しドセタキセル群7.2カ月とアテゾリズマブ群が長期に奏効することが示された。組織型別のOSについては，扁平上皮肺癌ではアテゾリズマブ群10.1カ月，ドセタキセル群で8.6カ月(HR 0.80，95% CI 0.49-1.30)であり，非扁平非小細胞肺癌ではアテゾリズマブ群15.5カ月，ドセタキセル群で10.9カ月(HR 0.69，95%CI 0.47-1.01)と非扁平非小細胞肺癌でアテゾリズマブ群の効果がより認められる傾向にあった。喫煙歴については非喫煙者の方がむしろOSの延長を認めていた。

免疫チェックポイント阻害薬の副作用

抗PD-1抗体であるニボルマブを使用したCheckMate017試験では，副作用は全gradeでニボルマブ群58％，ドセタキセル群86％，grade3/4で同7％，55％に認められ，ニボルマブ投与群の方が毒性は軽微であった。ニボルマブ群で頻度の高い副作用は，疲労(16％)，食欲減退(11％)，無力症(10％)などが認められ，重篤な副作用は，全gradeでニボルマブ群7％，ドセタキセル群24％，grade3/4で同2％，19％であり，ニボルマブ群では治療関連死は認められなかった。

一方で，免疫チェックポイント阻害薬の副作用は，従来の化学療法薬や分子標的治療薬とはプロファイルが異なり，特に免疫療法により免疫活性が上昇することにより惹起される免疫関連有害事象(immune-related adverse events：irAEs)に注意が必要である(表5)。これらは無症状であることや，初期には倦怠感などの非特異的な症状のみを示すものが多い。また，免疫関連副作用は治療のどの期間でも発症する可能性があり，治療開始数カ月で出現することが多いが，出現時期のレンジが広い(1日～年単位)ことに留意する必要がある。現在のところ，投与前に自己免疫疾患を問診や抗核抗体で確認することが有害事象の発症予測に有用と考えられるが，その他のリスク因子については判明していない。これまでのところ抗PD-1抗体と抗PD-L1抗体による副作用は類似し

表5 免疫関連有害事象の種類と症状

副作用	症状
肝機能障害，肝炎	黄疸，倦怠感
甲状腺機能障害，副腎障害	倦怠感，行動の変化，体重増減，便秘，悪寒
1型糖尿病	口渇，多飲，倦怠感
下痢，大腸炎	発熱の有無を問わない下痢，排便回数の増加，腹痛，血便
腎障害	乏尿・無尿，浮腫，血尿
脳炎	嘔吐，発熱，失神，精神症状
間質性肺炎	呼吸困難，発熱，乾性咳嗽
重症筋無力症，筋炎	呼吸困難，反復運動による疲労，脱力，筋肉痛
神経障害	感覚異常，知覚異常，手足のしびれ・疼痛
重度の皮膚障害	発疹，水疱，口内炎
Infusion reaction	呼吸困難など

ており，製剤間による特徴的な差も認められていない。

免疫関連有害事象のうち見落としやすいものに内分泌障害がある。CheckMate017試験では甲状腺機能低下を4%に認めている。内分泌系障害はこれまでの化学療法ではあまり経験がないこと，自覚症状に乏しいことから，FT4，甲状腺刺激ホルモンの月1回程度の検査が望ましい。また，血糖値，腎機能，電解質，末梢血の好酸球数にも注意が必要であり，検査値に異常が認められた場合には1〜2週に1回の再検査が必要である。

消化器症状については，腸炎，重度の下痢が出現することがある。症状として下痢・腹痛・発熱の有無などを確認する必要があるが，感染性の下痢と自己免疫性の腸炎の鑑別は困難であることも多い。診断が遅れると重症化する危険性があるため，便中ロタウイルス抗原やCDチェックなどの評価のほか，消化器内科医の診察も考慮される。また，grade3以上，もしくは3日以上持続するgrade2の下痢・大腸炎ではステロイド製剤が使用されるが，漸減を急ぐと重症化することもあるため注意が必要である。

間質性肺疾患については，国内で報告されている症例はgrade1が多く，上皮成長因子受容体(epidermal growth factor receptor：EGFR)チロシンキナーゼ阻害薬により生じる間質性肺疾患と比較し症状は軽度である。ただし，放射線治療歴や感染症合併のある症例については注意が必要である。間質性肺疾患の出現時には，症状が軽微であっても注意深く観察し，ある程度症状が認められる場合には躊躇せずステロイド製剤の使用が必要である。

これらの症状の的確なすくい上げと評価が重要であり，症状のgradeに対する対応については，適正使用ガイドなどに従う必要がある。

免疫チェックポイント阻害薬の効果予測バイオマーカー

上述のごとく，免疫チェックポイント阻害薬の奏効率は，EGFR変異肺癌や未分化リンパ腫リン酸化酵素(anaplastic lymphoma kinase：ALK)融合遺伝子陽性肺癌に対する分子標的薬より低い一方で，有効例では長期奏効が示されている。薬剤が高額なこともあり，効果予測バイオマーカーの探索が精力的に行われている。

■PD-L1の発現と抗PD-1抗体の治療効果の検討結果

抗PD-1抗体および抗PD-L1抗体は，免疫担当細胞と腫瘍細胞間のPD-1/PD-L1結合を阻害する。したがって，腫瘍組織におけるPD-L1の発現は，抗PD-1抗体の治療効果予測のバイオマーカーになり得ると考えられ，免疫組織染色による

評価が行われている。当初，ニボルマブの第Ⅰ相試験における少数例の検討から，治療前の腫瘍検体を用いた免疫染色でPD-L1の発現とニボルマブの奏効に関係が示唆されたことから，各社が抗PD-1/PD-L1抗体のコンパニオン診断薬の開発を目指してPD-L1抗体を開発し，PD-L1陽性患者を選択する治療戦略を検討している。

ペムブロリズマブの早期臨床試験であるKEYNOTE-001試験では，バイオマーカー測定のトレーニングセットとして129例が解析された。これらの症例は治療前60日以内に生検による腫瘍組織が得られており，PD-L1は抗PD-L1抗体(クローン22C3)抗体を用いて染色し1%以上の発現が確認されたものを陽性とした。その後，receiver operator characteristic curve(ROC曲線)による検討を経て，PD-L1陽性のカットオフ値は腫瘍細胞における膜表面のPD-L1陽性率50%と設定され，腫瘍組織については前治療終了後から本試験開始時までに採取されたものを評価するようプロトコールが改訂された。また，腫瘍バンクの組織を用いた品質チェックにより，6カ月を経過するとPD-L1の抗原性が変化することが判明し，6カ月以内に採取された組織のみが検討された。この検証コホート(validation cohort)では，腫瘍組織の50%以上陽性例(カットオフ値の設定に従ったPD-L1発現陽性症例)73例において奏効率45.2%と高値を示し，腫瘍組織の1～49%陽性例(n=103)では奏効率17%，腫瘍組織の1～49%陽性例(n=28)では奏効率3%であった[13]。これらの結果から，ペムブロリズマブがFDAより認可された際には，コンパニオン診断薬としてDAKO社のPD-L1 IHC 22C3 PharmDx™が承認された。米国では，ペムブロリズマブの添付文書にはカットオフ値の記載はないが，PD-L1 IHC 22C3 PharmDx™の承認文書に指定の染色キット・自動染色機を用い50%以上の発現を陽性とすることが明記されている。

PD-L1の発現と臨床効果については，ニボルマブを用いた臨床試験でも検討されている。CheckMate017，057試験においては，治療前の腫瘍生検サンプルにおけるPD-L1の発現を抗PD-L1抗体(クローン28-8)とDAKO社の自動染色機を用いて評価している[11)12)]。陽性の定義は，腫瘍細胞100個以上が評価可能なサンプルで腫瘍細胞表面のPD-L1の発現が1%以上としたうえで，さらに1%以上，5%以上，10%以上の3群に分類している。その結果は一致したものではなく，扁平上皮癌を対象としたCheckMate017試験ではPD-L1の発現はOS，PFSの両者に影響を与えなかった一方，非扁平上皮非小細胞肺癌を対象としたCheckMate057試験ではPD-L1の発現群においてOS(カットオフ値1% p=0.06，5%以上 p<0.001，10%以上 p<0.001)，PFS(カットオフ値1% p=0.02，5%以上 p<0.001，10%以上 p<0.001)とも差を認めた。ただし，ニボルマブはPD-L1陰性(発現が1%以下)の症例においても10%の奏効率を認め，奏効期間中央値18.3カ月と標準治療と同等の効果を認めている。FDAは非扁平非小細胞肺癌へのニボルマブ承認と同時にDAKO社のPD-L1 IHC 28-8 PharmDx™についてComplementary診断薬(特定の薬剤の使用に必須なものとして指定されるコンパニオン診断薬より広義の意味の付随診断で，ある領域の薬剤群の個別化医療の発展に有用な検査)に認定している。これは投与の際の参考となる情報を提供するが，必須ではないことを意味している。

抗PD-L1抗体であるアテゾリズマブの第Ⅰ相試験では53例の非小細胞肺癌を含む症例に対し，Ventana社の抗PD-L1抗体(クローンSP142)を用いたバイオマーカー解析が行われた[14]。この解析では腫瘍細胞におけるPD-L1の発現は奏効率に有意差を認めなかった(肺癌 p=0.920，全腫瘍 p=0.079)のに対し，腫瘍浸潤免疫細胞については有意な相関を認めた(肺癌 p=0.015，全腫瘍 p=0.007)[15]。これを受け，非小細胞肺癌の第Ⅱ相試験であるPOPLAR試験では，同じ抗体を用い腫瘍細胞(tumor cells：TC)と腫瘍浸潤免疫細胞(tumor-infiltrating immune cells：IC)のPD-L1の発現について評価し，次のように分類した。PD-L1腫瘍細胞陽性率50%以上(TC3)，5%以上

表6 主な大規模試験において使用されたPD-L1抗体と陽性判定基準

	試験名	アッセイ法	使用抗体	カットオフ値
ペムブロリズマブ	KEYNOTE-001, -010	DAKO IHC	murine 22C3 (Merck)	腫瘍細胞の50%
ニボルマブ	CheckMate 017, 057	DAKO IHC	clone 28-8 (Epitomics)	腫瘍細胞の1, 5, 10%
アテロリズマブ	POPLAR	SP142 IHC	clone SP142 (Ventana)	腫瘍細胞もしくは腫瘍浸潤免疫細胞の1, 5, 10%
デュルバルマブ		SP263 IHC	clone SP263 (Ventana)	腫瘍細胞の25%

50％未満(TC2)，1％以上5％未満(TC3)，1％以下(TC0)，PD-L1腫瘍浸潤免疫細胞陽性率10％以上(IC3)，5％以上10％未満(IC2)，1％以上5％未満(IC3)，1％以下(IC0)。これらをさらに組み合わせ評価を行ったところ，TC2/3またはIC2/3，もしくはTC1/2/3またはIC1/2/3(すなわち腫瘍組織もしくは腫瘍浸潤免疫細胞のどちらかが陽性)の場合にOSを有意に延長した。TC0かつIC0(すなわち腫瘍組織，腫瘍浸潤免疫細胞の両者とも陰性)の症例ではOSはドセタキセルとほぼ同等であった。また，TC, ICはそれぞれ独立したOSの予測因子であった。

■PD-L1の発現は抗PD-1/PD-L1抗体のバイオマーカーとなり得るか

これまで述べてきたように，PD-L1の発現は抗PD-1/PD-L1抗体の奏効と一定の関係があると考えられる一方，ニボルマブではPD-L1の発現がない症例でもドセタキセルと同程度の効果を示しており，症例選択マーカーとして使用するべきかどうかについては議論の余地がある。しかしながら免疫チェックポイント阻害薬の開発は急速に進行しており，議論が深まる前にPD-L1の発現はすでに多くの試験で症例選択基準に組み込まれている。今後基礎的検討から新たなバイオマーカーが同定された際には，PD-L1発現陰性例での評価も期待される。

また，PD-L1の発現と効果の関係を評価する際の最も大きな問題としては，各社が異なる抗体薬を使用していることである。これらの抗体はPD-L1の細胞内ドメインを認識するもの(SP142)および細胞外ドメインを評価するもの(SP263, 22C3, 28-8)があるうえ，それぞれの抗体に対する

PD-L1発現陽性の評価基準も異なる(表6)。現在米国ではペムブロリズマブに対しPD-L1 IHC 22C3 PharmDxがコンパニオン診断薬として認可されているが，ニボルマブやアテロリズマブの試験では使用されておらず，その有用性については不明である。したがって現在の状況が継続すると，それぞれの薬剤に対し各コンパニオン診断薬が必要となる危険性がある。実際，現在進行中の抗PD-1抗体を一次治療として評価する第Ⅲ相試験では，すでに各社が開発した方法でPD-L1の発現を検討することが症例選択に必須となっている。これは肺癌の生検検体の貴重性を考えると大きな問題である。米国ではコストの問題もあり，セルシグナリング社のE1L3N抗体とVentana社のSP142が薬事未承認検査法として広く使用されているが，この両者の染色を比較した試験では25％を超える臨床検体で発現陽性・陰性の評価に不一致例を認めている[16]。これらの問題を解決するため，米国では入手可能な抗体と検査法間の一致率を評価するblueprint projectが開始され，その結果が注目される。

これ以外の問題としては，検体の採取時期が挙げられる。腫瘍細胞におけるPD-L1の発現は腫瘍組織の微小環境により変化する可能性があり，どの時期の検体を用いるべきか明確な基準はない。また，腫瘍内の不均一性(heterogeneity)をどのように評価に組み込んでいくかも定まっていない。薬剤と標的が一対一対応であった分子標的薬とは異なり，抗PD-1/PD-L1抗体は腫瘍細胞以外にも作用していることから，単純にPD-L1の発現のみで効果を十分に予測することは困難と考えられる。

■腫瘍組織における遺伝子変異

体細胞突然変異のうち蛋白配列(すなわち遺伝子変異によりアミノ酸置換が起きる)の変化するものは非同義突然変異(non-synonymous mutation)と呼ばれる。非同義突然変異により異常蛋白が生じると、異常アミノ酸を含むペプチドが抗原エピトープとして提示される可能性があり、この癌抗原エピトープはT細胞に異物(neoantigen)として認識される。したがって、抗PD-1/PD-L1抗体の効果と非同義突然変異の頻度について関連が調べられている。

スローンケタリング記念がんセンターのグループは、ペムブロリズマブ投与例について、トレーニングセット(16例)と検証コホート(18例)を用いエクソンシークエンスを行った[17]。その結果、蛋白配列の変化する体細胞突然変異数の中央値は200(11～1192)であり、どちらのコホートでも6カ月以上の奏効が認められたものでは有意に変異数が多かった(検証コホートにおいては、奏効期間6カ月以上症例244個に対し、奏効6カ月以下症例は125個。p=0.04)。また、変異数の中央値である200を境に分類すると、200以上の症例は200以下の症例と比較し有意にPFSの延長を認めた(未到達に対し3.4カ月、p=0.006)。点突然変異にはトランジション変異とトランスバージョン変異があり、後者の方が変異による影響が大きく喫煙との関連も報告されている。奏効期間6カ月以上症例では、C→Aのトランスバージョン変異の頻度が有意に高く、C→Tのトランジション変異は有意に低かった(p=0.01)ことから、喫煙者で奏効例が認められる原因の一つと考えられる。

また最近、バイオインフォマティクスの手法を用い腫瘍内の癌抗原を同定し、癌免疫の腫瘍間多様性を評価した報告がなされている[18]。多くの腫瘍で共通して認められる癌抗原は、PD-L1, IL-6をはじめ、抗原提示、T細胞の遊走、エフェクターT細胞の機能に関わる遺伝子であり、このような癌抗原を多く有し、腫瘍特異的(その腫瘍に独自の)な癌抗原をもたない腫瘍では、ペムブロリズマブのPFSが有意に延長していた。またこのような腫瘍ではPD-L1の発現上昇も認められた。組織型による違いとしては、予測される癌抗原の数については腺癌と扁平上皮癌で差を認めなかったのに対し、扁平上皮癌ではHLAの発現低下が認められ、免疫逃避がより頻繁に起きているものと考えられた。

これらの結果は、PD-L1の発現のみでは説明できない免疫チェックポイント阻害薬の感受性に癌抗原が関与していることを示唆している。単一の癌抗原の発現が治療効果予測に結び付く可能性は低いと考えられるが、治療効果に関連することが予想される複数の癌抗原について発現解析パネルを作成しPD-L1の発現と組み合わせることで、効果予測を行うことは可能になるかもしれない。

■免疫関連細胞や関連分子

免疫チェックポイント阻害薬においては、上述の腫瘍細胞側の因子に加え免疫担当細胞やそれに関連する分子の発現も影響していると考えられる。抗PD-L1抗体であるアテゾリズマブについては、腫瘍免疫担当細胞におけるPD-L1分子の発現に加え、エフェクターT細胞・インターフェロンγに関する遺伝子の発現とOSに相関を認めた(HR 0.43, 95%CI 0.24-0.77)[14]。エフェクターT細胞・インターフェロンγに関する遺伝子の発現は、腫瘍浸潤免疫細胞におけるPD-L1の発現とも相関していたことから、治療前に抗腫瘍免疫反応をすでに生じていることが抗PD-L1抗体の治療効果に関係している可能性がある。

ドライバー遺伝子変異を有する腫瘍における効果

*EGFR*遺伝子変異、*ALK*融合遺伝子変異を有する腫瘍では、変異蛋白が誘導するシグナルにより癌細胞表面のPD-L1の発現が上昇することが報告されている[19,20]。一方で、ドライバー遺伝子変異を有する腫瘍は、非喫煙者が多く腫瘍の遺伝

子変異の多様性が少ないと予測されることから，抗PD-1抗体への感受性が少ない可能性がある。ペムブロリズマブとドセタキセルの比較試験ではEGFR変異症例86例が登録されたがドセタキセル群のPFSがよい傾向にあり（HR 1.79, 95%CI 0.94-3.42），同様の結果がニボルマブとドセタキセルの比較試験（EGFR変異症例は82例）でも得られている（HR 1.18, 95%CI 0.69-2.00）。ただし両試験を合わせても症例数が少なく，現時点では特定のドライバー遺伝子変異と抗PD-1/PD-L1抗体の効果について結論を出すことは困難である。

免疫チェックポイント阻害薬の併用療法

■免疫チェックポイント阻害薬同士の併用

PD-1/PD-L1シグナルが腫瘍の微小環境でT細胞の機能を抑制するのに対し，CTLA-4は，腫瘍反応性T細胞の増殖・活性化を抑制するとされ，これら両者の機能は独立している部分がある。このため抗PD-1/PD-L1抗体と抗CTLA-4抗体の併用療法が検討されている。ニボルマブとイピリムマブ併用第I相試験では，当初両者を3週毎に投与するスケジュールで開始されたが，grade3，4の毒性が58%，44%で出現し，毒性の強い抗CTLA-4抗体の影響と考えられた。その後，イピリムマブの投与を6～12週毎としたところ，grade3，4の毒性は28～35%と低下し，奏効率も13～39%と良好であった[21]。また，抗PD-L1抗体であるデュルバルマブと抗CTLA-4抗体のトレメリムマブの非小細胞肺癌を対象とした併用療法第I相試験も行われている[22]。デュルバルマブは4週毎，トレメリムマブは4週毎6回投与の後，12週毎3回投与された。投与量決定後のコホートでは，26例中6例（23%，95%CI 9-44%）に奏効が認められ，このうちPD-L1発現陽性例では9例中2例，陰性例では14例中4例において奏効を認めている。

これらの結果を受け，一次治療においてイピリムマブとニボルマブの併用療法を，ニボルマブ単剤もしくは標準化学療法と比較する第III相試験が進行中である。米国ではニボルマブとイピリムマブの併用療法はすでにメラノーマに対し認可されており，安全性については投与スケジュールの調整によりある程度の担保がなされている状況である。PD-L1の発現陰性例でも奏効を認めたこと，PD-L1の発現が抗PD-1抗体の試験における症例選択基準の一つとなっている現状から，本併用療法についてはPD-L1発現陰性例における奏効率の改善を目指した開発が進んでいくと思われる。

■殺細胞性抗癌薬との併用

殺細胞性抗癌薬は，①樹状細胞に癌抗原の提示を誘導することによるT細胞由来の免疫原性細胞死の誘導，②MHCクラスI分子の発現誘導によるT細胞の活性化，③樹状細胞の成熟を促進，④免疫抑制機能をもつ制御性T細胞や骨髄由来サプレッサー細胞の直接的な傷害，などを介し免疫反応を変化させることが報告されている[23)24]。このため，一次治療として殺細胞性抗癌薬（ゲムシタビン，パクリタキセル，ペメトレキセドのいずれかとプラチナ製剤の併用）にニボルマブを追加する併用療法が56人の患者を対象に行われた。副作用についてはそれぞれの治療薬によるものが認められたのみで，予期せぬ副作用の出現は認められなかったが，奏効率はゲムシタビン，パクリタキセル，ペメトレキセドそれぞれの併用療法で33，47，47%であり，本試験で対象としたニボルマブ単剤の奏効率43%と比較し差を認めなかった。また，18カ月時点での生存率も33，60，40%と満足すべきものではなかった[25]。この結果は，抗PD-1抗体の殺細胞性抗癌薬への上乗せ効果が低いことを示しており，症例選択に何らかのバイオマーカーが必要であることを示している。

■分子標的薬との併用

現在，多数の分子標的薬とPD-1/PD-L1パスウェイ阻害薬の併用療法が実施されている。その理由

としては，①分子標的治療薬が標的とする分子の多くは免疫機能に重要なパスウェイにも関与していることが多い。このため分子標的治療の併用により免疫療法が惹起する抗腫瘍免疫反応を最適化することができる可能性がある，②ドライバー遺伝子変異を有する腫瘍において，分子標的治療は腫瘍を急速に縮小させることが可能であるが，1～2年後には耐性を獲得し腫瘍の再増大を認める。免疫療法は効果持続期間が長期にわたることから，分子標的治療後の地固め目的で使用できる可能性がある，③分子標的治療は，tumor necrosis factor(TNF)，Fasリガンド，TNF-related apoptosis-inducing ligand(TRAIL)などのリガンドに対するレセプター(デスレセプター)の発現を上昇させ，また生存シグナル，抗アポトーシスシグナルを抑制することが可能である。これらは，免疫担当細胞による腫瘍細胞の除去に有利に働く可能性がある，ことなどが考えられる[26]。

肺癌においては，特にドライバー遺伝子変異を有する症例について，キナーゼ阻害薬との併用が検討されてきた。エルロチニブが一次治療として使用された20例について，耐性後にニボルマブとエルロチニブの併用療法が検討された。3例(15%)で部分奏効，9例(45%)でSD，1例で非典型的な免疫関連の奏効を認めた。この併用で認められた毒性はgrade3が最大で皮疹，倦怠感，下痢が主なものであった[27]。EGFR変異肺癌においては，第一世代EGFR-TKIに耐性となった症例に第三世代EGFR-TKIが使用されることから，デュルバルマブと第三世代EGFR-TKIであるオシメルチニブの併用試験が開始された。しかし2016年の欧州肺癌学会における報告では，併用療法を受けた計34人中13人で間質性肺炎が発生し，そのうちgrade3/4が5例で認められている。また本試験は第一世代EGFR-TKI耐性例・T790M確認例・初回治療例が混在しているものの，奏効率は評価可能であった31例中20例とオシメルチニブにおいて報告されている臨床成績と比較し満足すべきものではなかった。興味深いことに，同学会で報告されたデュルバルマブとゲフィチニブの併用療法では，少数例の検討ではあるが重篤な間質性肺炎は認められていない。間質性肺炎が，デュルバルマブとオシメルチニブの組み合わせのみで発症するのか，EGFR-TKI全般，もしくは分子標的治療薬全般と免疫療法の併用がリスクを上昇させるのかについては，検討が急がれるところである。

免疫チェックポイント阻害薬の実地臨床における使用

本稿作成時(2016年4月)，本邦ではニボルマブのみが扁平上皮癌および非扁平非小細胞肺癌に対し承認・販売されている。まだ症例の積み重ねが少なく，ガイドラインでの位置づけも確定していないが，CheckMate017試験の結果から扁平上皮癌には二次治療として投与することが一般的になる可能性が高いと考えられる。非扁平非小細胞肺癌については，ドライバー遺伝子変異を有する症例については対応するキナーゼ阻害薬の投与が優先される。ドライバー遺伝子変異陰性症例については，一次治療においてプラチナ製剤とペメトレキセドの併用療法後であれば，二次治療の選択肢がドセタキセルもしくはニボルマブとなる。本邦ではPD-L1発現検査は一般化されておらず，選択は主治医の判断となるが，喫煙者であれば二次治療での使用が候補になると思われる。この際の判断には，間質性陰影，放射線照射歴，併存感染症の有無も考慮に入れる必要があると思われる。ただし，本邦における使用経験が蓄積することで，副作用情報も含め状況が大きく変わる可能性がある。

おわりに

免疫チェックポイント阻害薬の基礎，臨床成績，バイオマーカー探索の状況について概説した。現在の免疫チェックポイント阻害薬をめぐる状況は，10～15年前の分子標的治療薬をめぐる

状況と類似している。しかしながら，細胞株を用いた検討が容易であった分子標的薬とは異なり，免疫療法の研究には癌微小環境の再現が必要であること，阻害薬が複数の免疫担当細胞に作用し得ることから，作用メカニズムの正確な理解やバイオマーカーの同定は，より困難であることが予想される。近未来的には，この数年間で PD-L1 の評価法をめぐる問題が解決され，バイオマーカーとしての役割が明確化されることが期待される。この間に，免疫チェックポイント阻害薬は一次治療として使用が可能となることが予想される。すでに PD-L1 の発現が症例選択基準となっていることや医療費の膨張抑制のためにもこの点はぜひとも実現が期待される。そのほかのバイオマーカー探索については，これまでの報告は少数例の検討のみであり道のりは遠い。免疫研究者，分子標的薬のバイオマーカー探索のノウハウをもつ研究者，検体解析に強みを持つ病理医，そして臨床医が英知を合わせる必要があると考えられる。

利益相反なし。

●文献

1) Schreiber RD, Old LJ, Smyth MJ. Cancer immunoediting: integrating immunity's roles in cancer suppression and promotion. Science 2011; 331: 1565-70.
2) Pardoll DM. The blockade of immune checkpoints in cancer immunotherapy. Nat Rev Cancer 2012; 12: 252-64.
3) Chen L, Han X. Anti-PD-1/PD-L1 therapy of human cancer: past, present, and future. J Clin Invest 2015; 125: 3384-91.
4) Ribas A. Adaptive immune resistance: how cancer protects from immune attack. Cancer Discov 2015; 5: 915-9.
5) Okazaki T, Chikuma S, Iwai Y, et al. A rheostat for immune responses: the unique properties of PD-1 and their advantages for clinical application. Nat Immunol 2013; 14: 1212-8.
6) Lynch TJ, Bondarenko I, Luft A, et al. Ipilimumab in combination with paclitaxel and carboplatin as first-line treatment in stage IIIB/IV non-small-cell lung cancer: results from a randomized, double-blind, multicenter phase II study. J Clin Oncol 2012; 30: 2046-54.
7) Reck M, Bondarenko I, Luft A, et al. Ipilimumab in combination with paclitaxel and carboplatin as first-line therapy in extensive-disease-small-cell lung cancer: results from a randomized, double-blind, multicenter phase 2 trial. Ann Oncol 2013; 24: 75-83.
8) Topalian SL, Hodi FS, Brahmer JR, et al. Safety, activity, and immune correlates of anti-PD-1 antibody in cancer. N Engl J Med 2012; 366: 2443-54.
9) Gettinger SN, Horn L, Gandhi L, et al. Overall survival and long-term safety of nivolumab (anti-programmed death 1 antibody, BMS-936558, ONO-4538) in patients with previously treated advanced non-small-cell lung cancer. J Clin Oncol 2015; 33: 2004-12.
10) Rizvi NA, Mazieres J, Planchard D, et al. Activity and safety of nivolumab, an anti-PD-1 immune checkpoint inhibitor, for patients with advanced, refractory squamous non-small-cell lung cancer (CheckMate 063): a phase 2, single-arm trial. Lancet Oncol 2015; 16: 257-65.
11) Brahmer J, Reckamp KL, Baas P, et al. Nivolumab versus docetaxel in advanced squamous-cell non-small-cell lung cancer. N Engl J Med 2015; 373: 123-35.
12) Borghaei H, Paz-Ares L, Horn L, et al. Nivolumab versus docetaxel in advanced nonsquamous non-small-cell lung cancer. N Engl J Med 2015; 373: 1627-39.
13) Garon EB, Rizvi NA, Hui R, et al. Pembrolizumab for the treatment of non-small-cell lung cancer. N Engl J Med 2015; 372: 2018-28.
14) Fehrenbacher L, Spira A, Ballinger M, et al. Atezolizumab versus docetaxel for patients with previously treated non-small-cell lung cancer (POPLAR): a multicentre, open-label, phase 2 randomised controlled trial. Lancet 2016 Mar 9 (Epub ahead of print)
15) Herbst RS, Soria JC, Kowanetz M, et al. Predictive correlates of response to the anti-PD-L1 antibody MPDL3280A in cancer patients. Nature 2014; 515: 563-7.
16) McLaughlin J, Han G, Schalper KA, et al. Quantitative assessment of the heterogeneity of PD-l1 expression in non-small-cell lung cancer. JAMA Oncol 2016; 2: 46-54.
17) Rizvi NA, Hellmann MD, Snyder A, et al. Cancer immunology. Mutational landscape determines sensitivity to PD-1 blockade in non-small cell lung cancer. Science 2015; 348: 124-8.
18) McGranahan N, Furness AJ, Rosenthal R, et al. Clonal neoantigens elicit T cell immunoreactivity and sensitivity to immune checkpoint blockade. Science 2016; 351: 1463-9.
19) Akbay EA, Koyama S, Carretero J, et al. Activation of the PD-1 pathway contributes to immune escape in EGFR-driven lung tumors. Cancer Discov 2013; 3: 1355-63.
20) Marzec M, Zhang Q, Goradia A, et al. Oncogenic kinase NPM/ALK induces through STAT3 expression of immunosuppressive protein CD274 (PD-L1, B7-H1). Proc Natl Acad Sci U S A 2008; 105: 20852-7.
21) Rizvi NA, Gettinger SN, Goldman JW, et al. Safety and efficacy of first-line nivolumab (NIVO: anti-programmed death-1 [PD-1]) and ipilimumab in non-small cell lung cancer (NSCLC). 15th WCLC 2015: Abstract 786.
22) Antonia S, Goldberg SB, Balmanoukian A, et al. Safety and antitumour activity of durvalumab plus tremelimumab in non-small cell lung cancer: a multicentre, phase 1b study. Lancet Oncol 2016; 17: 299-308.
23) Kodumudi KN, Woan K, Gilvary DL, et al. A novel chemoimmunomodulating property of docetaxel: suppression of myeloid-derived suppressor cells in tumor bearers. Clin Cancer Res 2010; 16: 4583-94.
24) Suzuki E, Kapoor V, Jassar AS, et al. Gemcitabine selectively eliminates splenic Gr-1+/CD11b+ myeloid suppressor cells in tumor-bearing animals and enhances antitumor immune activity. Clin Cancer Res 2005; 11: 6713-21.

25) Sundar R, Cho BC, Brahmer JR, et al. Nivolumab in NSCLC : latest evidence and clinical potential. Ther Adv Med Oncol 2015 ; 7 : 85-96.
26) Vanneman M, Dranoff G. Combining immunotherapy and targeted therapies in cancer treatment. Nat Rev Cancer 2012 ; 12 : 237-51.
27) Rizvi N, Chow L, Borghaei H, et al. Safety and response with nivolumab (anti-PD-1 ; BMS-936558, ONO-4538) plus erlotinib in patients (Pts) with epidermal growth factor receptor mutant (EGFR Mt) advanced NSCLC. ASCO Meeting Abstracts 2014 ; 32 : 8022.

第8章 骨転移治療薬

竹村佳純　髙山浩一

ポイント

- 骨関連事象(skeletal related event：SRE)はQOLを大きく悪化させる。
- SRE発現抑制および発現までの期間延長のために，骨転移を伴う肺癌症例に対してゾレドロン酸もしくはデノスマブを投与することが推奨される。
- 第Ⅲ相比較臨床試験の探索的解析の結果，デノスマブ投与によって骨転移を伴う肺癌患者の全生存期間が延長する可能性が判明した。現在，前向きの比較臨床試験が欧米で実施されている。
- ストロンチウム(β放射性核種)には疼痛緩和効果があり，外部放射線照射を含むほかの疼痛緩和治療で疼痛のコントロールが不十分な場合に適応があるが，SREを予防する効果はない。
- 前立腺癌の骨転移治療薬としてラジウム223やカボザンチニブが期待されている。肺癌についても検証する必要がある。

はじめに

　骨組織への癌の転移は頻度に差はあっても多くの癌腫で経験する腫瘍横断的な問題である。中でも肺癌は乳癌や前立腺癌と並んで骨転移の頻度が高いことが知られており，進行肺癌患者には診断時すでに30～40％に骨転移が存在するとされる。そして，骨転移巣が進行すると骨関連事象(skeletal related event：SRE)と呼ばれるさまざまな問題を起こす。SREには骨転移に伴う疼痛，病的骨折，椎骨転移に伴う脊髄圧迫，外科治療，放射線治療，高カルシウム血症などが含まれ，いずれも患者の生活の質(quality of life：QOL)の低下に直結する深刻な問題であると同時に，全生存期間(overall survival：OS)をも悪化させる可能性がある[1,2]。

　従来，SREに対して放射線照射や外科治療が有効な場合は局所療法が実施され，適応がない場合あるいは局所療法と併用して細胞障害性抗癌薬や分子標的治療薬による薬物療法および緩和治療が行われてきた。しかし近年，骨修飾薬(bone modifying agent：BMA)が上市され，骨転移に対する治療方針が見直されつつある。骨転移の治療方針については腫瘍内科だけでなく放射線科，整形外科，緩和医療科，歯科など多方面から検討する必要があり，標準治療の概要を示す目的で日本臨床腫瘍学会より骨転移診療ガイドライン[3]が発行されている。本章ではガイドラインに沿った薬物療法の位置付けと，各BMAの特徴，そして今後期待される骨転移治療薬などについて概説する。

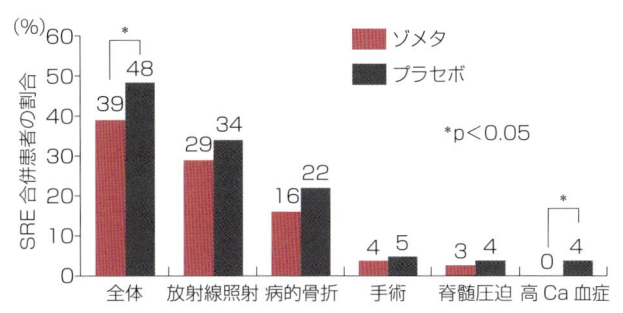

図1 ゾレドロン酸によるSREの抑制
(Rosen LS, Gordon D, Tchekmedyian NS, et al. Long-term efficacy and safety of zoledronic acid in the treatment of skeletal metastases in patients with nonsmall cell lung carcinoma and other solid tumors: a randomized, Phase III, double-blind, placebo-controlled trial. Cancer 2004；100：2613-21 より改変引用)

骨転移診療における薬物療法の位置づけ

　骨転移診療ガイドラインの治療アルゴリズムでは，骨転移がわかった時点で症状の有無にかかわらずBMAの投与開始が勧められている。ただし，経過中に(切迫)骨折・神経症状・強い痛みなどを認める場合は整形外科的な手術や放射線療法など，より積極的な治療介入の追加を検討する必要がある。薬物療法の主軸はBMAであるが，抗癌薬物療法や放射性医薬品が有効な場合もあるのでその特性に応じて適応を検討する。また，近年は分子標的治療薬の効果によって，骨に関連した症状や骨病変そのものが消失する症例も少なからず経験するが，中止や休薬について比較検討した臨床試験がなく，現時点ではいったんBMAを開始すると継続するのが一般的である。

肺癌の骨転移に使用される骨転移治療薬の現状と新規薬剤・治療レジメンの展望

■骨修飾薬(BMA)

●ゾレドロン酸(zoledronic acid)

　作用機序・適応・用法：ビスホスホネートは骨基質と強固に結合し，活性化した破骨細胞の中に取り込まれることで同細胞にアポトーシスを誘導し，骨転移巣の進行を抑制できると考えられている。ゾレドロン酸(ゾメタ®)は2006年に上市された側鎖に環状窒素を含む第三世代のビスホスホネート点滴製剤で，①悪性腫瘍による高カルシウム，②多発骨髄腫による骨病変および固形癌骨転移による骨病変に適応がある。通常，固形癌骨転移による骨病変に対してはゾレドロン酸4 mgを生理食塩水または5％ブドウ糖液100 mlに希釈し，15分以上かけて3～4週間隔で点滴静脈投与を行う。

　効果：ゾレドロン酸は肺癌において長期の有効性と安全性が示された唯一のビスホスホネート製剤で，2004年，固形癌骨転移に対するゾレドロン酸の有効性を示す臨床試験の結果がRosenらによって報告された。骨転移を有する固形癌773症例(非小細胞肺癌50％，小細胞肺癌8％)を対象としたゾレドロン酸とプラセボの21カ月間の投与を比較した無作為化比較第Ⅲ相試験の結果，SRE発現率(高カルシウム血症を含む)は全体でゾレドロン酸4 mg投与群が39％，プラセボ群が48％とゾレドロン酸群が有意に低く(p=0.039)，ハザード比は0.693(p=0.003)であった。SRE別の頻度をみてもすべての項目でゾレドロン酸が低い傾向を示した(高カルシウム血症については有意に低値)[4](図1)。

　また，肺癌患者のサブセット解析でもSRE合併におけるゾレドロン酸群のハザード比はプラセボ群に比較して0.675と有意な差を認め

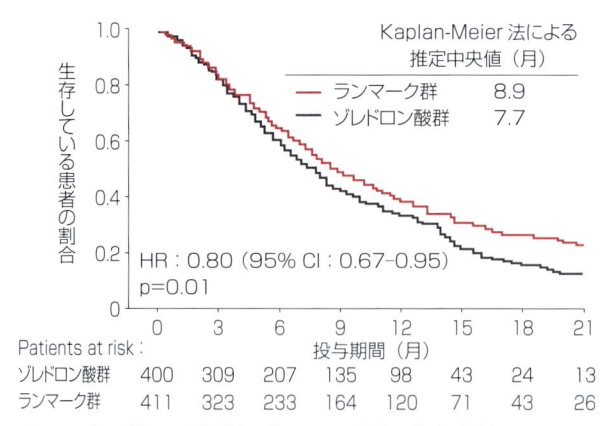

図2 ゾレドロン酸群とデノスマブ群の生存曲線
(Scagliotti GV, Hirsh V, Siena S, et al. Overall survival improvement in patients with lung cancer and bone metastases treated with denosumab versus zoledronic acid. Subgroup analysis from a randomized phase 3 study. J Thorac Oncol 2012；7：1823-9 より改変引用)

(p=0.016)．本試験の結果から肺癌骨転移に対してゾレドロン酸による治療が広く実施されることとなった．

●デノスマブ(denosumab)

作用機序・適応・用法：骨転移を起こした癌細胞は parathyroid-related protein(PTHrP)を分泌する．この PTHrP に刺激された骨芽細胞は receptor activator of nuclear factor $\kappa\beta$ ligand (RANKL)という物質を発現し，前破骨細胞に発現する受容体 RANK に結合する．この RANK と RANKL の結合により前破骨細胞の成熟が促進されて破骨細胞に分化する．前破骨細胞が破骨細胞に分化促進する結果，骨の浸食が進むとともに，骨に含まれる TGF-β が溶出して癌細胞をさらに刺激する"vicious cycle"が骨転移巣で起きている．2012 年に上市されたデノスマブ(ランマーク®)は RANKL と結合するヒト型抗 RANKL モノクローナル抗体で，破骨細胞およびその前駆細胞の細胞膜上に発現する RANK と RANKL の結合を特異的に阻害することで破骨細胞の活性を阻害，この悪循環を抑制する．適応症は多発性骨髄腫による骨病変および固形癌骨転移による骨病変で，デノスマブ 120 mg(1.7 ml)を 4 週に 1 回皮下に投与する．

効果：デノスマブの有効性については，乳癌と前立腺癌を除く進行癌(非小細胞肺癌40％)および多発性骨髄腫を対象としたゾレドロン酸との無作為化比較第Ⅲ相試験により検証された．主要エンドポイントである初回 SRE 発症までの期間はゾレドロン酸群 16.3 カ月，デノスマブ群 20.6 カ月であり，デノスマブのゾレドロン酸に対する非劣性は証明されたが優越性は認められなかった (p=0.06)[5]．一方，骨病変に対する放射線治療リスク，疼痛スコアの増悪，強オピオイドの使用頻度についてはデノスマブ群で有意に少なかった[6]．

また，興味深いことに同試験における探索的な解析ではデノスマブ投与群で OS の延長がみられており，確定的ではないものの肺癌に対する抗腫瘍効果の存在が示唆された(図2)[7]（詳細は後述）．

同じ試験デザインで，進行乳癌および進行前立腺癌を対象にした臨床試験がそれぞれ行われており，これら 3 試験の併合解析の結果ではデノスマブのゾレドロン酸に対する優越性が示されている[8]．

以上の臨床試験の結果に基づき，骨転移を有する肺癌に対して SRE の発現率軽減および SRE 発現までの期間延長のためにゾレドロン酸もしくは

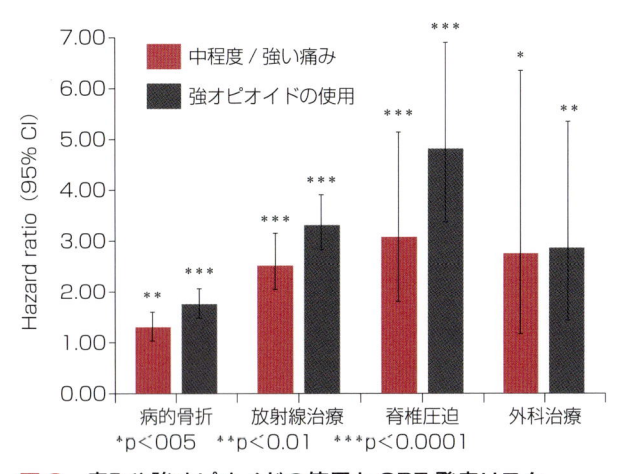

図3 痛みや強オピオイドの使用とSRE発症リスク
(von Moos R, Body JJ, Egerdie B, et al. Pain and analgesic use associated with skeletal-related events in patients with advanced cancer and bone metastases. Support Care Cancer. 2016; 24: 1327-37 より改変引用)

デノスマブの投与が勧められる。また，ゾレドロン酸もしくはデノスマブを投与中の疼痛の増悪や強オピオイドの使用はSREの発症リスクと相関するため，SRE発現を予防するこれら薬剤は疼痛や強オピオイドの使用を減らし，痛みによる活動の制限を軽減している可能性を示唆する報告もある(図3)[9]。

● **骨修飾薬の副作用**

BMAにはいくつかの特徴的な副作用が知られているが，中でも投与後短期間に発現する低カルシウム血症や，比較的遅い時期に発現する顎骨壊死については特に注意が必要である。

・**顎骨壊死(osteonecrosis of the jaw：ONJ)**

頻度は低いが，骨修飾薬により発症する重篤な副作用である。米国口腔外科学会はビスホスホネート製剤関連顎骨壊死の診断基準を，①ビスホスホネート系薬剤による治療を現在行っているか，または過去に行っていた。②顎顔面領域に露出壊死骨が認められ，8週間以上持続している。③顎骨の放射線療法の既往がないとしている[10]。

ONJの発生機序には不明な点が多いが，骨組織への血流低下が主な原因と考えられている。投与されたビスホスホネートが活性化した破骨細胞に取り込まれ，破骨細胞のアポトーシスを誘導し骨吸収を抑制する。しかし，この破骨細胞による骨吸収は歯周疾患や骨髄炎を予防するために必要な生理的骨代謝機構であるため，ビスホスホネートよる骨吸収の阻害は骨組織への血流低下をまねき，骨壊死が起きると考えられている。

典型的な症状は抜歯した部位の疼痛と骨の露出であるが，その他にも歯肉腫脹など歯周組織の変化，原因が不明瞭な歯肉の感染，歯の動揺，早期には顎骨の知覚異常(Vincent症状)が出現するなど，ONJによる口腔内症状は多岐にわたる。デノスマブでも同様のONJが発症する。ONJの累積発症率は前述の統合解析の結果ではゾレドロン酸群で1.3％，デノスマブ群で1.8％とほぼ同等である。

発症リスクには，長期の投与歴や抜歯・インプラントなどの侵襲的歯科処置，口腔内の衛生状態不良などがあるため，BMAを投与する前に歯科検診や必要な処置を済ませておく必要がある。そして抜歯が必要な場合は，創部の治癒を14〜21日程待ってからBMAを開始することが推奨されている。また，血管新生阻害薬の投与も顎骨壊死のリスクと考えられているので使用の際は注意が必要である。

ONJ発症時の治療方針は，①骨壊死の進行を抑える。②疼痛や知覚異常の緩和や感染制御によ

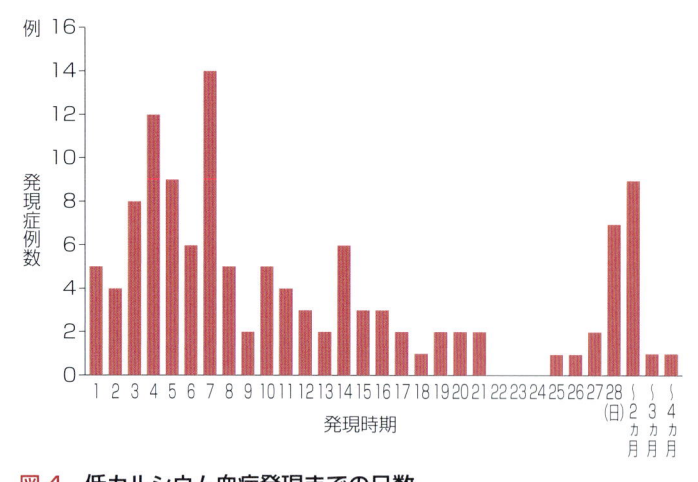

図4 低カルシウム血症発現までの日数
(ランマーク皮下注 120mg 適正使用ガイド. 第一三共より改変引用)

り，患者の QOL を改善する。③患者教育および経過観察を行い，口腔内清掃を徹底するの3点に集約される。具体的には局所の洗浄を中心に，疼痛などの症状を伴う場合は二次的な感染を疑い抗菌薬を投与する。より重症例には腐骨の除去を行うなどの積極的な感染コントロールも行うが，実際に治癒することは極めて難しい。発症時の BMA 治療薬の中断について，ビスホスホネート関連顎骨壊死検討委員会が発行するポジションペーパーの改訂版によればビスホスホネートの中止は原則不要とされている[11]。また，デノスマブについては中断の意義は不明であり今後の検討課題と思われる。いずれにしても肺癌診療における BMA 治療薬の継続の可否は，骨転移巣に対する効果を優先して決める必要がある。

● 低カルシウム血症

前記の3試験併合解析の結果では[7]，低カルシウム血症の頻度はゾレドロン酸群で 5.0％，デノスマブ群で 9.6％とデノスマブ群で高い傾向にあった。低カルシウム血症のリスク因子としては，甲状腺摘出や同部への放射線照射（副甲状腺機能の潜在的低下），投与前の高カルシウム血症（副甲状腺機能の慢性的抑制），慢性腎不全を含めた投与前の低カルシウム血症，ビタミンD作用の低下などがあり，その他前立腺癌などでは hungry bone 症候群が知られている。デノスマブは腎機能により体内薬物動態に影響を認めないことから用量調節は不要とされるが，eGFR 30 ml/min 未満の患者では明らかに重症の低カルシウム血症発現例が多く，多変量解析の結果でも eGFR 低値は有意なリスク因子であるとの報告があり注意が必要である[12]。実際に，デノスマブが 2012 年4月に上市され，市販後およそ4カ月間で重篤な低カルシウム血症の副作用が 32 例，死亡原因との関連が完全に否定できない腎機能障害を有する2例（推定使用患者約 7,300 人に対して）が発症したため，2012 年9月に注意喚起を促す安全性速報（ブルーレター）が配布された。これを機に，腎機能障害を有する患者ではより慎重に，また，血清補正カルシウム値※が高値でない限りカルシウム製剤および天然型ビタミンDの経口補充を併用しながら（腎機能障害患者の場合は活性型ビタミンDとカルシウム製剤については必要性を検討したうえで）デノスマブを投与することとなった。ゾレドロン酸もカルシウム製剤およびビタミンD剤の併用が有用であり，これらの薬剤の投与が勧められる。また，デノスマブ開始後3〜7日に低カルシウム血症発現のピークがみられるが，遅れて発症することもあるので投与前および投与後は慎重に血清カルシウム値を観察する必要がある（**図4**）[13]。

※血清補正 Ca 値＝血清 Ca 値(mg/dl)＋4－血清ア

表1 放射性核種の物理的特性

放射性元素	物理的半減期(日)	放射	最大放出エネルギー (kev)	推奨投与活性量	平均組織中飛程 (mm)
Phosphorus-32	14.3	β	1,710	185〜370MBq	2〜3
Strontium-89	50.5	β	1,470	1.48〜2.22MBq/Kg	2.4
Rhenium-186	3.7	β	1,070	1,295MBq	1.1
Rhenium-188	0.7	β	2,120	3,300MBq	3.1
Samarium-153	1.9	β	810	37MBq/Kg	0.6
Radium-223	11.4	α	5,850	0.05〜0.25MBq/Kg	0.05〜0.08

(Rubini G, Nicoletti A, Rubini D, et al. Radiometabolic treatment of bone-metastasizing cancer：from 186rhenium to 223radium. Cancer Biother Radiopharm 2014；29：1-11 より改変引用)

ルブミン値(g/dl)

● 腎機能障害

　肺癌患者の場合，比較的高齢で抗癌薬治療の影響により腎機能が低下している場合が多く注意が必要である。ゾレドロン酸は腎機能低下に伴って血中濃度の上昇がみられることから，クレアチニンクリアランス(CCr)値に従った減量投与が勧められている。投与量は 4 mg(>60 ml/分)，3.5 mg(50〜60 ml/分)，3.3 mg(40〜49 ml/分)，3.0 mg(30〜39 ml/分)となっており，血清クレアチニン値 3.0 ml/分以上の場合はより慎重な観察が必要である。腎機能障害のリスク因子としては，年齢，非ステロイド性抗炎の併用，そして投与回数が存在する。

　一方，デノスマブは腎機能により体内薬物動態に影響を認めないことから用量調節は不要であるが，前述の通り低カルシウム血症のリスク因子であることを理解しておく必要がある。

■放射性医薬品(ストロンチウム 89：strontium-89)

　作用機序・適応・用法：ストロンチウム 89 はカルシウムと同族元素であるため，造骨細胞によるコラーゲン合成やミネラル化に依存して，骨転移部位の造骨が亢進している部位に集積する。物理半減期は 50.5 日で，β線の飛程は平均 2.4(最大 8) mm と後述の α 線放射性核種よりも長いため，骨髄抑制がやや強い傾向にある[14](表1)。ストロンチウム 89 が疼痛を緩和する機序は，β線照射による直接的な癌細胞や破骨細胞に対する殺細胞性の効果と，この照射によって造骨細胞からの産生が亢進する骨代謝の生化学的修飾因子(PGE2 や IL-6 など)による間接的効果と，相互作用によるものと考えられている。

　適応は固形癌患者における骨シンチグラフィー検査で陽性が確認された骨転移部位の疼痛緩和で，外部放射線照射を含むほかの疼痛緩和治療でコントロールが難しい場合に適応がある。例えば，全身に多数の骨転移があって外部照射が実施できないような症例がよい適応である。2007 年に上市されたメタストロン®注は 1 バイアル当たり 141MBq を含有する水溶性薬剤で，成人に対して 1 回 2.0MBq/kg(最大 141MBq)を静脈投与する。静注後，血中のストロンチウム 89 濃度は速やかに低下し(投与後 8 時間後には投与量の 5％程度)，体内ではほぼ骨に集積する(骨以外への集積は 1％以下)。カルシウム製剤を内服している場合は骨への吸収が低下するため，投与前 2 週間はカルシウム製剤の使用を避ける。薬物代謝では，骨に集積されなかったストロンチウム 89 の 90％以上は腎・尿路系から排泄される。また，その大部分が投与後 2 日までに排泄されるため，特に投与後早期(1 週以内)は放射性物質を含む排泄物による汚染対策が必要であり，患者・家族(介護者)に対して指導を行う必要がある(詳細は有痛性骨転移の疼痛治療における塩化ストロンチウム-89 治療の適正使用マニュアルを参照)。投与 100 日後に体内に残存する放射能は，軽度(6

カ所以下の骨転移)の場合5%程度,中等度(骨盤や軸骨格への広範な骨転移であるが,四肢への転移はわずか)の場合は10%程度,重度(ほぼ全身の骨への骨転移を有する)の場合は排泄される量が少なくなり20%程度とされる[15]。

また,骨髄抑制の副作用が重なるため,細胞障害性抗癌薬による薬物療法や外部照射を併用することが難しくなることも事前に想定しておく必要がある。

効果:ストロンチウム89の有効性についてはさまざまな報告があり,それぞれ評価方法が若干異なるスコアリング評価が使用されている。Finlayらはこれら複数の報告を解析し[16],ストロンチウム89投与による疼痛の完全寛解率は平均32(8〜77)%,奏効率は平均76%,無効は平均25(14〜52)%,効果は投与後4〜28日後に発現し,最長で15カ月間効果が持続すると報告している。鎮痛薬の減量については71〜81%でみられる。ストロンチウム89は3カ月経てば再投与が可能となるが,通常は長期に疼痛緩和効果が持続し,かつ回数が増すごとにその期間が延長する傾向がある。Kasalickýらの報告によると,肺癌骨転移に対するストロンチウム89の疼痛緩和期間は平均(+SD)で初回投与時3.29(+1.27),2回目3.18(+0.96),3回目3.50(+0.50),4回目4.50(+0.50)カ月であった[17]。

また,現在までにOS延長やSREの発現を抑制した報告はなく,β線を発する放射性医薬品は疼痛緩和を目的に使用する。

副作用:副作用には骨髄抑制や一時的な疼痛の増強(pain flare)がある。骨髄抑制は白血球減少と血小板減少が主で,白血球は12〜80%の症例で11〜65%減少し,血小板は29〜80%の症例で平均29%減少する[17]。通常,これらの副作用は可逆性のある軽微な範囲であるが,まれに汎血球減少症,貧血,あるいは重篤な血小板減少の報告があるため,本剤の投与前および投与後には定期的な血液検査が必要である。また,約15%の患者で投与後1〜5日以内に4日程度持続する,一過性の疼痛増強がある。このpain flareは治療効果のよい症例に発生するとの報告もあるが,原因など詳細はわかっていない[18]。日本でも2005年,西尾らによりストロンチウム89の有用性と安全性を評価する多施設共同臨床試験の結果,既述の効果や副作用プロファイルに矛盾しない結果が報告されている[19]。

■今後期待される薬剤

●塩化ラジウム223(radium-223)

塩化ラジウム223は高い線エネルギー付与(linear energy transfer:LET)であるα線を発する放射性医薬品で,骨芽細胞に親和性があるため,代謝が亢進している骨領域に取り込まれて骨塩(ヒドロキシアパタイト)複合体を形成することで骨転移領域に特異的な抗腫瘍効果をもたらす。半減期11.4日,α線が及ぶ範囲は60〜100 μm(2〜10個の腫瘍細胞径に相当)と短く,正常骨組織や骨髄の障害を抑えながら,腫瘍細胞に対してDNA二本鎖の切断を誘発することにより強い殺細胞効果を示す。造骨性の転移性病変の場合,投与量の40〜60%が皮質骨病巣に取り込まれるが,骨以外にも肝臓や大腸,小腸にもわずかに取り込まれる[20]。

塩化ラジウム223(Xofigo®)は1,000 kBq/mlに溶解された溶液で,通常,減衰補正したうえで50 kBq/kgを4週毎に6回投与する。これは70 kgの患者では21 MBqに相当し,そのうち骨に16 Gy,赤色骨髄に1.5 Gyに相当する量が吸収される[21]。また,主に消化管から排泄されるため,投与後は衛生状態をよく保つ必要があり,投与後6カ月までは体液に触れるようなリネンなどの取り扱いに注意が必要である。

塩化ラジウム223は比較的骨髄抑制が少なく安全で,骨転移に伴う疼痛を緩和する効果があることが知られていたが,2013年,alpharadin in symptomatic prostate cancer(ALSYMPCA)試験の中間解析の結果,放射性医薬品で初めてOSを延長し,米国食品医薬品局(Food and Drug Administration:FDA)の販売承認を受けた[22]。ALSYMPCA試験は「症状を伴う骨転移」を有す

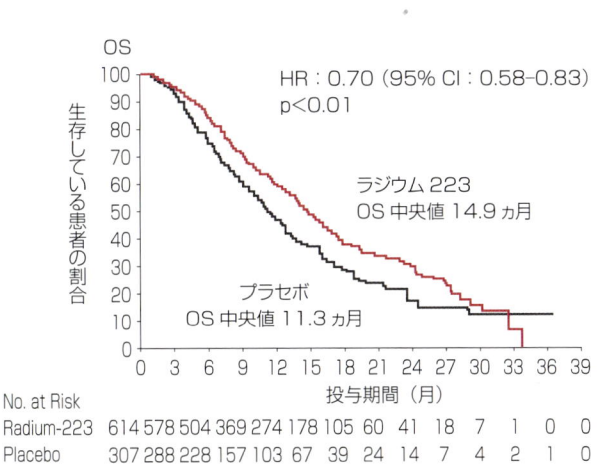

図5 ラジウム223による生存曲線
(Parker C, Nilsson S, Heinrich D, et al. Alpha emitter radium-223 and survival in metastatic prostate cancer. N Engl J Med 2013；369：213-23 より改変引用)

図6 ラジウム223によるSRE抑制効果
(Sartor O, Coleman R, Nilsson S, et al. Effect of radium-223 dichloride on symptomatic skeletal events in patients with castration-resistant prostate cancer and bone metastases：results from a phase 3, double-blind, randomized trial. Lancet Oncol 2014；15：738-46 より改変引用)

る去勢抵抗性前立腺癌症例に対し，標準的な抗癌薬治療を行ったうえで，2：1の比率で塩化ラジウム223を投与する群とプラセボを投与する群に無作為割り付けする二重盲検比較第Ⅲ相試験で，計921症例に対して4週毎に最大6回までの塩化ラジウム223 (50 kBq/kg) あるいはプラセボの静脈内投与が実施された．その結果，主要評価項目である生存期間中央値(median survival time：MST)が塩化ラジウム223群14.0カ月に対してプラセボ群11.2カ月(ハザード比0.70, 95％信頼区間0.58〜0.83, p<0.001)と有意な延長を示し(図5), 副次評価項目である症候性SREの初回発現(骨痛に対する緩和照射，脊椎やその他の新規症候性の病的骨折，脊椎圧迫，腫瘍関連の整形外科手術)までの期間は塩化ラジウム223群15.6カ月(95％信頼区間13.5〜18.0)に対してプラセボ群9.8カ月(95％信頼区間7.3〜23.7)(ハザード比0.66, 95％信頼区間0.52〜0.83, p=0.00037)と明らかに改善した．しかし，SREの内訳をみるとリスクが軽減したのは骨痛に対する放射線照射と脊椎圧迫であり，症状を伴う病的骨折や腫瘍関連の整形外科的な手術についてはリスク減少がみられなかった(図6)．副作用として骨痛，吐き気，貧血，倦怠感，下痢があったが，プラセボ群と有意差はなかった．しかし，grade5の血小板減少を来した1症例については本薬剤の関与が疑われている．ALSYMPCA試験の結果，症候性の骨転移を有する去勢抵抗性前立腺癌症例に対する，

塩化ラジウム223によるOSの延長とSRE発症抑制、そして安全性が示された[23]。

塩化ラジウム223は有望な放射性医薬品であるが、現在までに肺癌症例に対する効果は示されていない。また本薬剤はBMAとは違い、骨転移病巣に特異的な抗腫瘍効果がSRE抑制の主な作用機序であるため、癌腫別にその効果を評価検討する必要があると考えられる。

● カボザンチニブ(cabozantinib)

カボザンチニブはMET、VEGF受容体2、RETを含む、複数のチロシンキナーゼの活性を阻害する経口のチロシンキナーゼ阻害薬で、米国では2012年に甲状腺髄様癌に対してFDAの販売承認を受けた。現在も肺癌を含むその他多くの固形腫瘍に対する効果が期待されている。METは固形腫瘍の骨転移において過剰発現していることが知られており、前立腺癌では破骨細胞や骨芽細胞の増殖・分化・遊走に関与している。2013年、去勢抵抗性前立腺癌171症例(149人が骨転移を伴っていた)に対するカボザンチニブ内服の有用性を評価する第Ⅱ相試験の結果、骨病変に対する特異的な効果が存在することが示された。カボザンチニブ100 mg/dayを12週間内服した後の効果判定で、RECISTによる評価では奏効率5%、安定75%であったのに対し、骨シンチグラフィーによる骨転移病変の評価では完全奏効12%を含む68%で骨病変の奏効が確認された(骨シンチグラフィーの評価法については別に基準が設けられている)。また、67%で骨痛が軽減した。そして、alkaline phosphataseやplasma cross-linked C-terminal telopeptide of type I collagenなどの骨代謝マーカーが改善したことに比べて、PSA値が相関しなかったこともRECISTによる評価と骨シンチグラフィーの評価の乖離に矛盾しない結果であった。このような骨病変に対する特異的な効果は、VEGFRやVEGFあるいはMETおのおのを標的とした薬剤介入試験では確認されておらず、カボザンチニブがもつMETやVEGFに対する複合的な薬理作用機序が、抗腫瘍効果だけでなく骨の微小環境に影響している可能性があると考えられている。副作用には倦怠感(16%)や高血圧(12%)、四肢の紅斑異常感覚(8%)があった[24]。

この第Ⅱ相試験[24]の結果を受けてCOMET-1試験(Cabozantinib MET Inhibition CRPC Efficacy Trial)が実施された。治療歴のある去勢抵抗性前立腺癌1,028症例を対象とするカボザンチニブ60mg/dayとプレドニゾロン(5mg bid)がOSに及ぼす効果を比較する無作為化二重盲検比較第Ⅲ相試験で、結果は主要評価項目であるOSはカボザンチニブ群11.0カ月に対してプレドニゾロン群9.8カ月(ハザード比0.90、95%信頼区間0.76-1.06、p=0.212)と有意差は認められなかったが、副評価項目である骨シンチグラフィーによる抗腫瘍効果は奏効が41%対3%(p <0.001)と、やはり骨病変に対する良好な効果が示された。残念ながら主要評価項目を証明できずに終わった試験ではあるが、カボザンチニブが転移性骨病巣に特化した有望な分子標的治療薬である可能性が示唆された[25]。また、肺癌を含むそのほかの癌腫に対する効果は現在確認されていない。

● Src阻害薬

Srcはレセプターを介さないチロシンキナーゼで多くの細胞内シグナル伝達を制御する。基礎的な研究の結果、Srcの阻害は前駆細胞から破骨細胞への分化を抑制し、骨転移の増悪を改善させることが示されている。サラカチニブ(saracatinib)は経口のチロシンキナーゼ阻害薬で、c-Yes, Fyn, Lynなどの幅広いsrcファミリーキナーゼを阻害し、かつ、Ablファミリーキナーゼも阻害する作用がある。一方、肺癌はSrcを発現していることが知られているので、肺癌および肺癌骨転移に対する効果が期待されている。実際にプラチナ製剤を含む化学治療で安定している非小細胞肺癌患者(37人)を対象にしたサラカチニブの有用性を検証した第Ⅱ相試験の結果、軟部組織の奏効を示した症例が5.5%(95%信頼区間2-13%)、安定が17%(95%信頼区間4-29%)と、肺癌に対する抗

腫瘍効果が報告されている。副作用として倦怠感，胃腸障害，皮疹がある[26]。

現在，肺癌を含む固形腫瘍に伴う骨転移症例を対象に，サラカチニブ内服による疼痛改善の効果をペインスコアによって評価する第Ⅱ相試験 SarCaBon study（ClinicalTrials.gov Identifier：NCT02085603）が実施されている。

従来の大規模無作為化比較試験から得られた結果の意義と今後の課題

■骨関連事象の予防効果

前述の通り，ゾレドロン酸とデノスマブはともに肺癌骨転移に伴うSRE発現抑制効果が示された薬剤である。また，3つのⅢ相試験の併合解析の結果[8]からデノスマブの優越性が示されたものの，それぞれ対象疾患が異なる臨床試験の併合した解析であり（乳癌，前立腺癌，乳癌と前立腺癌を除く固形腫瘍と多発性骨髄腫），乳癌と前立腺癌を除く固形腫瘍と多発性骨髄腫の臨床試験[4]ではデノスマブの優越性は示されていない。よって現在は骨転移を有する肺癌に対してSREの発現率軽減およびSRE発現までの期間延長のためにゾレドロン酸もしくはデノスマブの投与が勧められる。

■骨転移の予防効果

2012年，前立腺癌症例に対するデノスマブの予防投与の効果をプラセボと比較した無作為化二重盲検比較試験第Ⅲ相試験で，デノスマブ群における"bone metastasis-free survival（BMFS）"が延長したとの報告がある[27]。この試験では骨転移がなく，転移ハイリスクと考えられるPSA高値またはPSAの倍増期間が10カ月以内である去勢抵抗性前立腺癌1,432症例に対して行われ，主要評価項目であるBMFS（または死亡）の中央値はデノスマブ対プラセボで29.5カ月対25.2カ月（ハザード比0.85, 95％信頼区間0.73-0.98, $p<0.028$）と約4.2カ月延長した。しかし，OSは延長しなかった。

また，2013年に報告されたこの試験の後方視的探索解析の結果によると，PSAの倍増期間が短い症例で転移リスクの高いこと，そしてそのようなハイリスク群ほどデノスマブによるBMFS延長が大きいことが示された。一方，OSの延長はPSA倍増期間にかかわらず確認されなかった。以上の結果からデノスマブの予防投与が前立腺癌の骨転移を抑制する可能性が示唆された。

肺癌症例におけるデータはないが，後述の欧州や米国で現在進行している臨床試験では骨転移を伴わない肺癌症例も登録されているため，骨転移予防に関する新たな知見が得られる可能性がある（ClinicalTrials. gov Identifier：NCT02129699, NCT01951586）。

一方，ビスホスホネート製剤による骨転移の予防効果は，2015年にEarly Breast Cancer Trialists' Collaborative Group（EBCTCG）による臨床試験のメタ解析の結果として報告されている[28]。このメタ解析は，早期の乳癌症例を対象にしたプラセボと（種類を問わない）ビスホスホネート製剤による26の無作為化比較臨床試験から抽出した，ビスホスホネート製剤による治療を2～5年間，平均5～6年間の観察を受けた18,766症例が対象となっている。結果，ビスホスホネート製剤投与群で再発や遠隔転移による再発，乳癌による死亡の減少は統計学的に有意とは言えないが，骨転移による再発はビスホスホネート製剤投与群で明らかに減少した（ハザード比0.83, 95％信頼区間0.73-0.94, $2p<0.004$）。また，このようなビスホスホネート製剤の効果は閉経前の乳癌症例ではみられず，閉経後の症例で顕著で，閉経後の乳癌11,767症例の検討では，再発（ハザード比0.86, 95％信頼区間0.78-0.94, $2p<0.002$），遠隔転移による再発（ハザード比0.82, 95％信頼区間0.74-0.92, $2p<0.0003$），骨転移による再発（ハザード比0.72, 95％信頼区間0.60-0.86, $2p<0.0002$），乳癌による死亡（ハザード比0.82, 95％信頼区間0.73-0.93, $2p<0.002$）と，いずれもビスホスホネー

表2 デノスマブによるOS改善の効果（後方視的解析）

	OS中央値（月）		HR（95% CI：p値）
	デノスマブ群	ゾレドロン酸群	
肺癌全体 （計n=811）	8.9	7.7	0.80（0.67-0.91：0.01）
非小細胞肺癌 （n=702）	9.5	8.0	0.78（0.65-0.94：0.01）
腺癌 （n=400）	9.6	8.2	0.80（0.62-1.02：0.075）
扁平上皮癌 （n=163）	8.6	6.4	0.68（0.47-0.97：0.035）
小細胞肺癌 （n=109）	7.6	5.1	0.81（0.52-1.26：0.036）

（Tsuya A, Kurata T, Tamura K, et al. Skeletal metastases in non-small cell lung cancer：a retrospective study. Lung Cancer 2007；57：229-32 より改変引用）

ト製剤投与群で有意な減少が示された。また，ビスホスホネート製剤として主にクロドロン酸（n=5,053）やゾレドロン酸（n=9,290），イバンドロン酸（n=3,072）が投与されているが，これら薬剤間で効果に差は認められなかった。しかし，症例が少ないものの経口のパミドロン酸投与群（n=953）では効果は確認されなかった。

■ OSの延長効果

既述のとおり，乳癌と前立腺癌を除く進行癌（非小細胞肺癌40％）および多発性骨髄腫を対象としたゾレドロン酸との無作為化比較第Ⅲ相試験[5]の，骨転移を有する肺癌患者（811人）を対象としたサブグループ解析の結果[7]，デノスマブ投与群とゾレドロン酸投与群のOSが中央値8.9カ月対7.7カ月（ハザード比0.80，95％信頼区間0.67-0.91，p=0.01）であり，デノスマブ群でおよそ1.2カ月延長することが示された。さらに組織型で比較した場合，特に扁平上皮癌で差が大きく，腺癌や小細胞肺癌では統計学的に有意差が得られなかった（表2）。確定的ではないものの肺癌に対するOSの延長と，デノスマブに抗腫瘍効果がある可能性が示された。現在，デノスマブの抗腫瘍作用の機序としてはいくつかの仮説が提唱されている。直接的な作用機序としては，RANKやRANKLは肺癌細胞を含むさまざまな細胞で発現していることが知られているので[29]，この阻害によってアポトーシスが誘導されるあるいは遊走が阻害される可能性がある[30,31]。また間接的な機序には骨転移病巣における微小環境の変化や抗癌薬との相乗効果など，基礎的な研究結果により示されているが現時点では明らかでない。いずれにしてもOSの延長は後方視的なサブセット解析の結果であるため，さらなるエビデンスの蓄積，前向きの比較臨床試験が必要となっている。

現在進行中または計画中の大規模無作為化比較試験に何が期待できるのか

骨転移を有する肺癌患者を対象としたサブグループ解析の結果，デノスマブ投与群のOSがおよそ1.2カ月延長することが示されたが[7]，現在これを明らかにするために前向きの臨床試験が欧州や米国で実施されている。

欧州ではSPLENDOUR試験（Survival imProvement in Lung cancEr iNduced by DenOsUmab theRapy．ClinicalTrials.gov Identifier：NCT02129699），プラチナダブレットによる標準化学療法を実施しているⅣ期非小細胞肺癌患者を対象に，デノスマブの併用によるOSの上乗せ効果を検証する無作為化非盲検比較第Ⅲ相試験が実施されている。主要評価項目がOS，副評価項目

は無増悪生存期間や奏効率で，2015年1月から1,000症例を目標に登録が開始された。

また，米国を中心としたDenosumab in Combination With Chemotherapy as First-line Treatment of Metastatic Non-small Cell Lung Cancer（ClinicalTrials. gov Identifier：NCT01951586）試験はプラチナダブレットによる標準化学治療を受けるIV期非小細胞肺癌患者を対象とした，プラセボ投与群とデノスマブ投与群の無作為化二重盲検比較第II相試験である。主要評価項目がOSで，すでに226症例の登録が完了し今後結果が待たれる。本臨床試験は腫瘍組織におけるRANKやRANKLの発現も同時に評価されているため，これらの発現と骨転移の有無やあるいはデノスマブの効果との関係など，デノスマブの抗腫瘍効果や作用機序に関わる知見が得られる可能性がある。結果によってはRANKやRANKLがバイオマーカーとなり得るかも知れない。

おわりに

現在，肺癌の骨転移症例に対してゾレドロン酸やデノスマブを投与することが一般的になっているが，欧米で実施されている臨床試験の結果でデノスマブによるOSの延長や骨転移の予防効果などが示された場合はデノスマブの適応を再検討する必要が出てくる。また，新規骨転移治療薬の臨床試験の多くが前立腺癌や乳癌を対象としたものが多く，将来期待されるラジウム223やカボザンチニブなども肺癌についての効果はわかっていない。今後は肺癌についても臨床試験によるさらなるエビデンスの積み重ねが必要とされている。

利益相反なし。

●文献
1）Hansen BH, Keller J, Laitinen M, et al. The Scandinavian Sarcoma Group Skeletal Metastasis Register. Survival after surgery for bone metastases in the pelvis and extremities. Acta Orthop Scand Suppl 2004；75：11-5.
2）Tsuya A, Kurata T, Tamura K, et al. Skeletal metastases in non-small cell lung cancer：a retrospective study. Lung Cancer 2007；57：229-32.
3）日本臨床腫瘍学会，編．骨転移診療ガイドライン．東京：南江堂，2015.
4）Rosen LS, Gordon D, Tchekmedyian NS, et al. Long-term efficacy and safety of zoledronic acid in the treatment of skeletal metastases in patients with nonsmall cell lung carcinoma and other solid tumors：a randomized, Phase III, double-blind, placebo-controlled trial. Cancer 2004；100：2613-21.
5）Henry DH, Costa L, Goldwasser F, et al. Randomized, double-blind study of denosumab versus zoledronic acid in the treatment of bone metastases in patients with advanced cancer（excluding breast and prostate cancer）or multiple myeloma. J Clin Oncol 2011；29：1125-32.
6）Vadhan-Raj S, von Moos R, Fallowfield LJ, et al. Clinical benefit in patients with metastatic bone diseases：results of a phase 3 study of denosumab versus zoledronic acid. Ann Oncol 2012；23；3045-51.
7）Scagliotti GV, Hirsh V, Siena S, et al. Overall survival improvement in patients with lung cancer and bone metastases treated with denosumab versus zoledronic acid. Subgroup analysis from a randomized phase 3 study. J Thorac Oncol 2012；7：1823-9.
8）Lipton A, Fizazi K, Stopeck AT, et al. Superiority of denosumab to zoledronic acid for prevention of skeletal-related events：a combined analysis of 3 pivotal, randomised, phase 3 trials. Eur J Cancer 2012；48：3082-92.
9）von Moos R, Body JJ, Egerdie B, et al. Pain and analgesic use associated with skeletal-related events in patients with advanced cancer and bone metastases. Support Care Cancer 2016；24：1327-37.
10）Ruggiero SL, Dodson TB, Assael LA, et al. American Association of Oral and Maxillofacial Surgeons position paper on bisphosphonate-related osteonecrosis of the jaw-2009 update. Aust Endod J 2009；35：119-30.
11）ビスフォスフォネート関連顎骨壊死検討委員会．ビスフォスフォネート関連顎骨壊死に対するポジションペーパー（改訂追補2012年版）．
12）Ikesue H, Tsuji K, Hata T, et al. Time course of calcium concentrations and risk factors for hypocalcemia in patients receiving denosumab for the treatment of bone metastases from cancer. Ann Pharmacother 2014；48：1159-65.
13）ランマーク皮下注120mg 適正使用ガイド．第一三共．
14）Rubini G, Nicoletti A, Rubini D, et al. Radiometabolic treatment of bone-metastasizing cancer：from 186rhenium to 223radium. Cancer Biother Radiopharm 2014；29：1-11.
15）日本核医学会，日本医学放射線学会，日本放射線腫瘍学会，日本緩和医療学会，編．有痛性骨転移の疼痛治療における塩化ストロンチウム-89治療の適正使用マニュアル（第5版）．2013.
16）Finlay IG, Mason MD, Shelley M. Radioisotopes for the palliation of metastatic bone cancer：a systematic review. Lancet Oncol 2005；6：392-400.
17）Kasalický J, Krajská V. The effect of repeated strontium-89 chloride therapy on bone pain palliation in patients with skeletal cancer metastases. Eur J Nucl Med 1998；25：1362-7.
18）Laing AH, Ackery DM, Bayly RJ, et al. Strontium-89 chloride for pain palliation in prostatic skeletal malignancy. Br J Radiol 1991；64：816-22.

19) 西尾正道, 佐野宗明, 玉木義雄, ほか. 疼痛を伴う骨転移癌患者の疼痛緩和に対する塩化ストロンチウム(Sr-89)(SMS.2P)の有用性及び安全性を評価する多施設共同オープン試験. 日医放会誌 2005;65:399-410.
20) Jadvar H, Quinn DI. Targeted α-particle therapy of bone metastases in prostate cancer. Clin Nucl Med 2013;38:966-71.
21) Lassmann M, Nosske D. Dosimetry of 223Ra-chloride: dose to normal organs and tissues. Eur J Nucl Med Mol Imaging 2013;40:207-12.
22) Parker C, Nilsson S, Heinrich D, et al. Alpha emitter radium-223 and survival in metastatic prostate cancer. N Engl J Med 2013;369:213-23.
23) Sartor O, Coleman R, Nilsson S, et al. Effect of radium-223 dichloride on symptomatic skeletal events in patients with castration-resistant prostate cancer and bone metastases: results from a phase 3, double-blind, randomized trial. Lancet Oncol 2014;15:738-46.
24) Smith DC, Smith MR, Sweeney C, et al. Cabozantinib in patients with advanced prostate cancer: results of a phase II randomized discontinuation trial. J Clin Oncol 2013;31:412-9.
25) Smith MR, De Bono JS, Sternberg CN, et al. Final analysis of COMET-1: cabozantinib versus prednisone in metastatic castration-resistant prostate cancer patients previously treated with docetaxel and abiraterone and/or enzalutamide. 2015 Genitourinary Cancers Symposium. J Clin Oncol 2015;33:abstr 139.
26) Laurie SA, Goss GD, Shepherd FA, et al. A phase II trial of saracatinib, an inhibitor of src kinases, in previously-treated advanced non-small-cell lung cancer: the princess margaret hospital phase II consortium. Clin Lung Cancer 2014;15:52-7.
27) Smith MR, Saad F, Oudard S, et al. Denosumab and bone metastasis-free survival in men with nonmetastatic castration-resistant prostate cancer: exploratory analyses by baseline prostate-specific antigen doubling time. J Clin Oncol 2013;31:3800-6.
28) Early Breast Cancer Trialists' Collaborative Group (EBCTCG); Coleman R, Powles T, Paterson A, et al. Adjuvant bisphosphonate treatment in early breast cancer: meta-analyses of individual patient data from randomised trials. Lancet 2015;386:1353-61.
29) Branstetter D. RANK and RANK Ligand (RANKL) expression in primary human lung cancer. IASLC 15th world conference on lung cancer oct. 2013.Sydney, Australia.
30) Gonzalez-Suarez E, Jacob AP, Jones J, et al. RANK ligand mediates progestin-induced mammary epithelial proliferation and carcinogenesis. Nature 2010;468:103-7.
31) Tan W, Zhang W, Strasner A, et al. Tumour-infiltrating regulatory T cells stimulate mammary cancer metastasis through RANKL-RANK signalling. Nature 2011;470:548-53.

第9章
癌性胸膜炎に対する胸膜癒着術

小暮啓人

ポイント

- 癌性胸膜炎は著明な呼吸困難を来し極めて予後不良な病態である。
- 有症状で1カ月以上の予後が望める癌性胸膜炎の症例に対し胸腔ドレナージ，胸膜癒着術が推奨される。
- 本邦では，JCOG9515試験の結果OK-432が標準治療とされている。
- 海外では，メタ解析の結果タルクが標準治療である。
- OK-432とタルクの優劣は不明である。

はじめに

癌性胸膜炎は著明な呼吸困難を来す病態であり，平均余命は2.5〜4カ月程度と極めて予後は不良である[1)2)]。本章では，癌性胸膜炎に対する胸膜癒着術の現状，将来の展望について解説する。

肺癌の悪性胸水に対して施行される胸膜癒着術の治療現状と新規承認薬タルクによる展望

癌性胸膜炎のある症例においては，症状があり1カ月以上の予後が望める際に，まず胸腔ドレナージを施行する。用いるチューブは，英国胸部疾患学会(British Thoracic Society：BTS)のガイドラインでは10〜14Fの細いものが推奨されている[3)]。本邦では，16〜20Fのドレナージチューブが用いられることが多い。肺の再膨張が得られた場合は胸膜癒着術を施行する。胸膜癒着剤にはブレオマイシン(bleomycin：BLM)，ドキソルビシン(doxorubicin：DXR)，シスプラチン(cisplatin：CDDP)などの抗癌薬や非抗癌薬である溶連菌抽出物(OK-432，ピシバニール®)，タルクなどがある。

■抗癌薬

本邦においては，低張性CDDPの有効性を検討した第Ⅱ相試験が報告されている[4)]。癌性胸膜炎を伴う非小細胞肺癌80例を対象に低張性CDDPを胸腔内投与したところ胸水無増悪生存期間中央値は173日(図1)，1年での胸水無増悪生存率は31.8％(95％信頼区間21.6-42.0)と良好な成績であった。

■OK-432

癌性胸膜炎に対する胸膜癒着効果を検討する試験としてOK-432，BLM，CDDP＋エトポシド(etoposide：ETP)を用いた無作為化第Ⅱ相試験(JCOG9515)が行われた[5)]。主要評価項目は4週間後の胸水無再発生存率(pleural progression

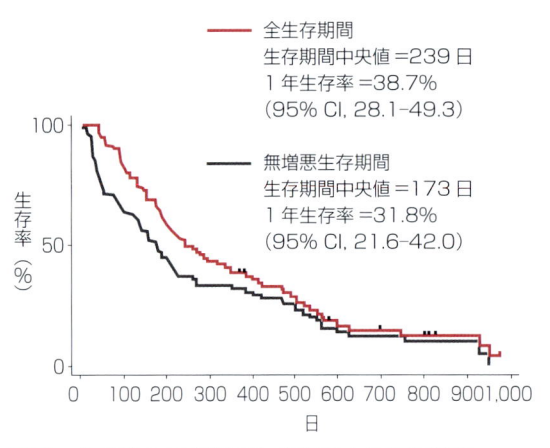

図1 低張性シスプラチン投与による生存曲線
(Seto T, Ushijima S, Yamamoto H, et al. Intrapleural hypotonic cisplatin treatment for malignant pleural effusion in 80 patients with non-small-cell lung cancer：a multi-institutional phase II trial. Br J Cancer 2006；95：717-21 より引用)

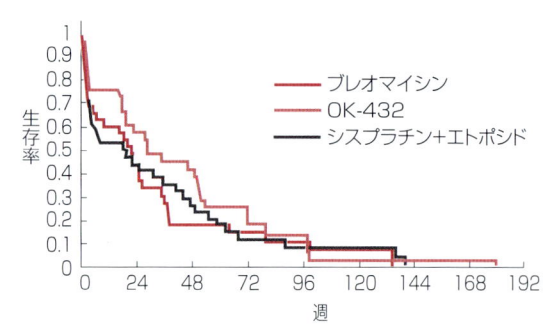

図2 胸水無再発生存率
(Yoshida K, Sugiura T, Takifuji N, et al. Randomized phase II trial of the management of malignant pleural effusion in previously untreated non-small cell lung caner Lung Cancer. 2007；58：362-8 より引用)

free survival：PPFS) であった。おのおののPPFS は 75.8％，68.6％，70.6％と3群間に有意差は認めなかったが，OK-432 の PPFS が最も良好であり（図2），標準治療とみなされた。また，それぞれの胸水無増悪生存期間中央値は 27.9 週，20.9 週，18.4 週であった。

■タルク

タルクは，海外ではメタ解析の結果 BLM，テトラサイクリンに比べ胸膜癒着効果が優れているとして標準治療薬とされている[6]。胸膜癒着術の方法にはパウダーとして噴霧する方法(poudrage)と懸濁して注入する方法(slurry)がある。両者の治療法を比較する第Ⅲ相試験の結果，30 日後の胸膜癒着成功率は poudrage 群が 78％，slurry 群が 71％と有意差を認めなかった(p=0.622，図3)[7]。これまでタルクは日本では未承認であったため，固形癌を対象としたタルクの胸膜癒着効果を検討する第Ⅱ相試験(J-TALC)が医師主導治験として行われた[8]。胸膜癒着 30 日後の胸水再貯留の有無が主要評価項目であった。対象症例は固形癌 30 例であり，そのうち 23 例が肺癌であった(表1)。使用するドレナージチューブは，上述の BTS ガイドラインとは異なり 16～20F のダブル・ルーメンのものとした。表2に示すような手順で胸膜癒着術を施行した。癒着

30 日後の再貯留抑制効果は 83.3％(95％信頼区間 61-92％)と良好な効果を示した。毒性は軽度な CRP 上昇や発熱のみであり，OK-432 でみられるような胸痛は認めなかった。また，タルク投与時に懸念される有害反応の急性呼吸窮迫症候群は認めなかった。2013 年 9 月に本邦でも承認されており，効能・効果は「悪性胸水の再貯留抑制」である。

従来の臨床試験から得られた結果の意義と今後の課題

海外ではタルクに対する臨床研究が多くなされており，メタ解析の結果タルクが標準治療とされている。一方，本邦では胸膜癒着剤に対する大規模な第Ⅲ相試験はなく，上述の JCOG9515 の結果をもって OK-432 がみなし標準治療とされている。低張性シスプラチンは OK-432 と同等の有効性を示しているものの単群の第Ⅱ相試験の結果であり，本邦からの報告に限られるため，標準治療に至るには比較試験が必要である。タルクは 2013 年から保険適用となったが，まだ標準治療には至っていないのが現状である。今後は，日本での標準治療である OK-432，世界の標準治療であるタルク，低張性シスプラチンのうちどの薬剤が最も有効性が高いのかを検証する必要がある。

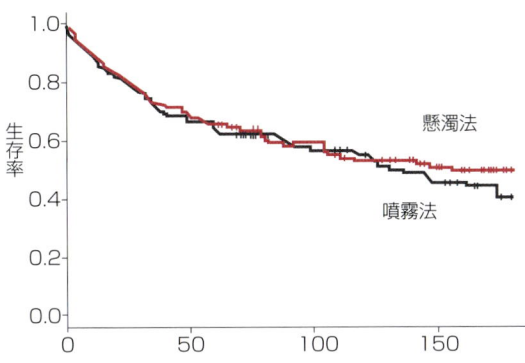

図3 タルク投与法別胸水無再発生存曲線
(Dresler CM, Olak J, Herndon II JE, et al. Phase III intergroup study of talc poudrage vs talc slurry sclerosis for malignant pleural effusion. Chest 2005；127：909-15 より引用)

表1　J-TALC 患者背景(n=30)

平均年齢(±SD)	61.0(±12.0)
男／女	22／8
原疾患	
肺癌	23
乳癌	2
悪性リンパ腫	1
口蓋癌	1
悪性胸膜中皮腫	1
胃癌	1
腎癌	1

〔坂　英雄. 滅菌調整タルクによるがん性胸膜炎の癒着療法. JSCO 2013；48：1(17)より引用〕

表2　方法

1. 16〜20F のダブル・ルーメン胸腔ドレナージ・チューブ留置。
2. 1日 1,000 ml 以下で胸水を可能な限り排液，肺の膨張を胸部X線写真で確認。
3. 1％リドカイン 10 ml を前処置として注入後，生理食塩液 50 ml に懸濁させた調整滅菌タルク 4g を，薬液注入用チューブから胸腔内に緩徐に注入。クランプ。
4. 15 分毎 2 時間の体位変換後，クランプ解放。
5. 低圧持続吸引による排液。
6. 1 日の排液量が 150 ml 以下になった時点で抜管。

〔坂　英雄. 滅菌調整タルクによるがん性胸膜炎の癒着療法. JSCO 2013；48：1(17)より引用〕

現在計画中の臨床試験に何が期待できるのか

　西日本がん研究機構で OK-432 に対するタルクの胸膜癒着効果における優越性を検証する比較第Ⅲ相試験を計画している。この試験結果により本邦の標準治療であるピシバニールと世界の標準治療であるタルクのどちらの胸膜癒着効果が高いかが示されることになる。

おわりに

　現時点では，ピシバニールとタルクとでどちらの効果が高いかは不明である。臨床試験は蓋を開けてみないとわからないものなので，結果が非常に楽しみである。

●文献

1) Burrows CM, Mathews WC, Colt HG. Predicting survival in patients with recurrent symptomatic malignant pleural effusions：an assessment of the prognostic values of physiologic, morphologic, and quality of life measures of extent of disease. Chest 2000；117：73-8.
2) Clive AO, Kahan BC, Hooper CE, et al. Predicting survival in malignant pleural effusion：development and validation of the LENT prognostic score. Thorax 2014；69：1098-104.
3) Roberts ME, Neville E, Berrisford RG, et al. Management of a malignant pleural effusion：British Thoracic Society pleural disease guideline 2010. Thorax 2010；65：ii32-ii40.
4) Seto T, Ushijima S, Yamamoto H, et al. Intrapleural hypotonic cisplatin treatment for malignant pleural effusion in 80 patients with non-small-cell lung cancer：a multi-institutional phase II trial. Br J Cancer 2006；95：717-21.
5) Yoshida K, Sugiura T, Takifuji N, et al. Randomized phase II trial of the management of malignant pleural effusion in previously untreated non-small cell lung caner. Lung Cancer 2007；58：362-8.
6) Shaw P, Aqarwal R. Pleurodesis for malignant effusions. Cochrane Database Syst Rev 2004；1：CD002916.
7) Dresler CM, Olak J, Herndon II JE, et al. Phase III intergroup study of talc poudrage vs talc slurry sclerosis for malignant pleural effusion. Chest 2005；127：909-15.
8) 坂　英雄. 滅菌調整タルクによるがん性胸膜炎の癒着療法. JSCO 2013；48：1(17).

第10章 シスプラチン投与時のショートハイドレーション法

堀田勝幸

ポイント

- シスプラチン投与後早期に急性の腎障害を生じ得る。
- 腎障害に対する予防策として、強制利尿と大量補液が行われてきた。
- この四半世紀でシスプラチンの催吐作用に対する支持療法の改善がなされた。
- これらを受けて、ショートハイドレーション法が確立されてきた。

はじめに

シスプラチン（cisplatin：CDDP）は肺癌をはじめとして抗腫瘍スペクトルが広く、強力な抗腫瘍効果を有する一方、強い腎毒性を有する。腎毒性の軽減目的で行う大量補液によって患者は必然的に入院加療を余儀なくされ、簡便な治療法とは言いがたい。昨今、米国の National Comprehensive Cancer Network（NCCN）の化学療法オーダーテンプレートの普及や、国内での補液法に関する前向き研究の成果報告を通して、国内各施設で少量かつ短時間の補液法が日常診療で行われている。昨年には日本肺癌学会より少量かつ短時間の補液法に関する手引きが作成された[1]。本章はこの手引きに基づいてショートハイドレーション（短時間補液）法に触れる。なお CDDP 承認当時、2.5〜3 l 以上の補液が約 10 時間以上かけて行われていたことから[2]、「ショートハイドレーション法」をそれよりも「少量かつ短時間の補液法」と位置づける。

CDDP の腎毒性

CDDP の腎毒性の機序として、静脈内に投与された CDDP、特に蛋白と結合しない遊離型 CDDP が糸球体からろ過された後に近位尿細管へ蓄積し同部を障害する[3]。これらは投与直後から約 2 時間において生じると考えられている。その他、CDDP による消化器毒性（悪心・嘔吐）に伴う経口補液量の著しい低下や循環血漿量の低下なども腎障害の原因となり得る[4]。

今までの腎毒性対策と関連研究

腎障害回避のポイントは大きく3つあり、①大量補液、②強制利尿、③マグネシウム製剤が挙げられる。

①について、CDDP の厳密な至適補液法はいまだ明らかでない。承認以降、経験的に CDDP 投与前後に 3 l 以上の補液が 10 時間以上かけて行われてきた[2]。これによる腎障害（grade 2 以上）は 10% 程度とされる[5]。

その後欧米を中心に，経口補液が腎障害発症予防の観点から点滴補液と比べて遜色のないことが複数の臨床研究を通じて明らかにされてきた[6][7]。米国のNCCNの化学療法オーダーテンプレートでは，非小細胞肺癌，小細胞肺癌をはじめ多くの癌腫において，最小1 l，最短2時間のショートハイドレーション法が推奨されている[8]。

わが国のCDDPの添付文書上は，計2.5〜5 l，10時間以上かけて補液を行うこととされている[2]。これは1983年に承認された当時の臨床試験成績を反映したものである。その後，セロトニン拮抗薬やニューロキニン1受容体阻害薬の開発を通じて，CDDPに伴う消化器毒性に対する安定的な支持療法が確立されてきた[9][10]。

これらを背景に，中等量(60〜80 mg/m^2)のCDDPを投与予定の肺癌患者を対象として，合計1.6〜2.5 l，4〜4時間30分のショートハイドレーション法の認容性試験が国立がん研究センターと岡山大学とで独立してほぼ同時に行われた[11][12]。両試験とも，① performance status(PS) 0〜1であること，および，②治療前に腎障害を有していないことが主たる登録条件であった。第1サイクル目におけるgrade 2以上のクレアチニン値上昇はそれぞれ0/44例と0/46例，全サイクルでみても1(2%)/44例と0/46例であり，いずれの試験でもショートハイドレーション法は認容可能であると結論づけられた[11][12]。今までの補液法と比較して，腎機能以外の有害事象が増加する，あるいは有効性が劣るなどの傾向はみられていない[13]。

強制利尿薬の使用も腎障害を回避するための対策と考えられてきた。マンニトールあるいはフロセミドはいずれも尿中のプラチナ濃度を下げ得る[14]。NCCNの化学療法オーダーテンプレートでは，マンニトールの使用を推奨しているが，現時点では，強制利尿薬としていずれの薬剤を用いるべきかは明らかでなく，施設ごとに精通している薬剤を選択するのがよい。

腎障害回避にマグネシム製剤の使用も要である。CDDP投与により近位尿細管などでマグネシウムの不適切な分泌が引き起こされて低マグネシウム血症が生じる。これによりCDDPの近位尿細管での再吸収が促進され，近位尿細管におけるシスプラチン濃度が上昇して，広範な腎障害が惹起される[15]。これに対し，マグネシウム補充で腎障害の軽減が得られることが無作為化比較試験で明らかにされ[16][17]，NCCNの化学療法オーダーテンプレートでも，マグネシウム投与が推奨されている。

ショートハイドレーション法の留意点

総論として，従前従来のハイドレーション法でもショートハイドレーション法でも，一定の頻度で腎障害を生じる危険性があり得ることをまず十分念頭におく。各論として，より安全・適切にショートハイドレーション法を実践するために，下記に留意する。詳細は手引きに記載されているので，是非ご参照いただきたい[1]。

■適応患者の選定

まず，以下の項目を中心に，シスプラチン投与自体の適応患者かどうかを見極める。

・腎機能が十分に維持されていること。一例として，血清クレアチニン値施設基準上限値以下，かつ，クレアチニンクリアランス値≧60 ml/minなどで評価する。
・飲水指示に対して十分な理解力を有すること。
・時間500 ml程度の補液を行うに耐えられる心機能が保持されていること。心臓超音波検査で得られるEF値(60%以上)などを参考にする。
・PS 0〜1程度の良好な全身状態であること。

■投与の実際

・ショートハイドレーション法の導入は，必要に応じて入院で行う。自施設で初めて同法を導入するにあたっては，安全性を最大限担保するため入院を前提とすることが望まれる。
・補液については表を参考にする。投与例は手引

表　補液に含める内容

生理食塩液を含めた補液	合計 1.6〜2.5 ℓ（4〜4時間30分）
経口補液	当日CDDP投与終了までに1ℓ程度
マグネシウム	合計 8 mEq
強制利尿薬	20%マンニトール150〜200 ml程度，または，フロセミド20 mg静注

きに記載されている。

特に医療者は，①腎障害発現の観点から，CDDP投与後，血中に遊離型プラチナが残存している約2時間が最も重要であること，②上記の2時間を中心に水分バランスの管理を図ること（詳細は手引きも参照），③同法は点滴補液量の一部を経口補液で担保するというコンセプトを有するため，基本的には移行分の量をCDDP投与が終了するまでに経口摂取する必要があること，④一方，過度の飲水は問題であり，水中毒を介した低ナトリウム血症を生じる危険性があること，⑤食思不振が続き，日常的に行われる飲水が困難となった場合，あるいは尿回数が少な目となったなどの場合は，腎前性腎障害を回避するために追加点滴補液を積極的に行うこと，⑥具体的な診療フローや体制構築については，医師，看護師，薬剤師を含めた多職種で事前にしっかり検討し，施設単位で情報共有しておくなどのポイントにそれぞれ留意する。

■患者への説明

ショートハイドレーション法を安全に施行するには，医療者側の対策構築・実践のみならず，患者の理解や協力を得ることも大事である。医師・看護師・薬剤師などメディカルスタッフの各職種の専門性を生かした多方面からの指導が重要である。適時・適量の飲水を促すことや病状変化を生じた際の遅滞ない受診の指示も含めて，諸留意点が挙げられる。これらは手引きに記載されておりご参照いただきたい。

まとめ

ショートハイドレーション法について，エビデンスの整理と投与法の実際を纏めた。

利益相反なし。

●文献

1) 日本肺癌学会，編. シスプラチン投与におけるショートハイドレーション法の手引き. URL：https://www.haigan.gr.jp/modules/guideline/index.php?content_id=25（2015.8.11掲載）
2) 医薬品医療機器総合機構. URL：http://www.info.pmda.go.jp/go/pack/4291401A1097_1_10/（Accessed 3 April 2015）
3) Daugaard G, Abildgaard U, Holstein-Rathlou NH, et al. Renal tubular function in patients treated with high-dose cisplatin. Clin Pharmacol Ther 1988；44：164-72.
4) Furukawa N, Kawaguchi R, Kobayashi H. Use of high-dose cisplatin with aprepitant in an outpatient setting. Eur J Cancer Care（Engl）2012；21：436-41.
5) Klastersky J, Sculier JP, Lacroix H, et al. A randomized study comparing cisplatin or carboplatin with etoposide in patients with advanced non-small-cell lung cancer：European Organization for Research and Treatment of Cancer Protocol 07861. J Clin Oncol 1990；8：1556-62.
6) Dana R, Kachhwaha VS. Comparison of oral and intravenous hydration and diuretic, choice for protecting cisplatin induced nephrotoxicity. Indian J Cancer 1996；33：168-70.
7) Tiseo M, Martelli O, Mancuso A, et al. Short hydration regimen and nephrotoxicity of intermediate to high-dose cisplatin-based chemotherapy for outpatient treatment in lung cancer and mesothelioma. Tumori 2007；93：138-44.
8) National Comprehensive Cancer Network Chemotherapy Order Templates（NCCN Templates®）. URL：http://www.nccn.org/ordertemplates/（Accessed 26 Dec 2014）
9) Hesketh PJ, Grunberg SM, Gralla RJ, et al. The oral neurokinin-1 antagonist aprepitant for the prevention of chemotherapy-induced nausea and vomiting：a multinational, randomized, double-blind, placebo-controlled trial in patients receiving high-dose cisplatin-the Aprepitant Protocol 052 Study Group. J Clin Oncol 2003；21：4112-9.
10) Saito M, Aogi K, Sekine I, et al. Palonosetron plus dexamethasone versus granisetron plus dexamethasone for prevention of nausea and vomiting during chemotherapy：a double-blind, double-dummy, randomised, comparative phase III trial. Lancet Oncol 2009；10：115-24.
11) Horinouchi H, Kubota K, Itani H, et al. Short hydration in chemotherapy containing cisplatin（≥75 mg/m²）for patients with lung cancer：a prospective study. Jpn J Clin Oncol 2013；43：1105-9.
12) Hotta K, Takigawa N, Hisamoto-Sato A, et al. Reappraisal of short-term low-volume hydration in cisplatin-based chemotherapy：results of a prospective feasibility study in advanced lung cancer in the Okayama Lung Cancer Study Group Trial 1002. Jpn J Clin Oncol 2013；43：1115-23.

13) Hotta K, Ninomiya K, Takigawa N, et al. Reappraisal of short-term low-volume hydration in cisplatin-based chemotherapy ; hoping for it as a public domain. Jpn J Clin Oncol 2015 ; 45 : 603-4.
14) Pera MF Jr, Zook BC, Harder HC. Effects of mannitol or furosemide diuresis on the nephrotoxicity and physiological disposition of cis-dichlorodiammineplatinum-(II) in rats. Cancer Res 1979 ; 39 : 1269-78.
15) Yokoo K, Murakami R, Matsuzaki T, et al. Enhanced renal accumulation of cisplatin via renal organic cation transporter deteriorates acute kidney injury in hypomagnesemic rats. Clin Exp Nephrol 2009 ; 13 : 578-84.
16) Willox JC, McAllister EJ, Sangster G, et al. Effects of magnesium supplementation in testicular cancer patients receiving cisplatin : a randomised trial. Br J Cancer 1986 ; 54 : 19-23.
17) Bodnar L, Wcislo G, Gasowska-Bodnar A, et al. Renal protection with magnesium subcarbonate and magnesium sulphate in patients with epithelial ovarian cancer after cisplatin and paclitaxel chemotherapy : a randomised phase II study. Eur J Cancer 2008 ; 44 : 2608-14.

第11章 癌薬物療法中の制吐薬

本田 健　関 順彦

ポイント

- 癌薬物療法における制吐薬治療を成功させることは，患者の生活の質を含めた治療成績の向上につながる。
- 癌薬物療法に伴う悪心・嘔吐(chemotherapy-induced nausea and vomiting：CINV)は，①急性嘔吐，②遅発性嘔吐，③予期性嘔吐，④突出性嘔吐に分けられる。
- 抗癌薬によりCINV発症のリスクが異なり，高度催吐性，中等度催吐性，軽度催吐性，最小催吐性に分類される。
- CINV発症のリスクに応じて制吐治療を行い，急性嘔吐から遅発性嘔吐まで嘔気・嘔吐を制御することが必要である。
- CINVの発症時期，原因に応じて，各種制吐薬を使い分ける必要がある。
- CINVの予防には，抗癌薬だけでなく，患者関連因子加味して十分に検討する必要がある。
- CINVは予防が最も重要であり，今後は嘔吐のみだけでなく，悪心のコントロールも目指すことが必要である。

癌薬物療法中に使用される制吐薬の治療現状，新規薬剤・新規治療レジメンによる展望

■化学療法による嘔気・嘔吐とは

　癌患者の40〜70%に嘔気・嘔吐が起きるとされている。癌薬物療法以外にも手術やオピオイド投与，放射線治療なども嘔気・嘔吐の原因になり，さらに胃内容物貯留，腸閉塞，生化学的因子，頭蓋内圧亢進なども原因となり得る[1](表1)。元来嘔気・嘔吐は患者にとって耐え難い苦痛であり，癌薬物療法に伴う悪心・嘔吐(chemotherapy-induced nausea and vomiting：CINV)はなかでも重篤で生活の質(quality of life：QOL)を損なうことが多い。1983年に発表されたCoatesらの調査[2]では，癌化学療法に伴う有害事象の苦痛で嘔吐は第1位，嘔気は第2位であった。その当時から比べれば薬剤や治療法も進歩したとはいえ，CINVは出現頻度が高く，患者にとっては辛い有害事象である。このため，いまだにマネジメントに注意すべき有害事象のひとつとして重要である。本章においては主に「化学療法による嘔気・嘔吐」を取り上げる。手術治療・放射線治療による嘔気・嘔吐やオピオイド，消化器症状のマネジメントも重要であり，癌薬物療法中に互いに関与する場合はそれぞれの嘔気・嘔吐をマネジメントすることが重要である。

　現在化学療法は，癌診療において，術前・術後や根治的治療，緩和的治療に至るまで治療手段と

表1 癌患者の嘔気・嘔吐の原因

原因	例
薬剤性	オピオイド，抗悪性腫瘍薬，抗コリン薬など
胃内容物貯留	癌性腹膜炎，腹水，腹腔内腫瘍
腸閉塞	腹腔内腫瘍，便秘
生化学的因子	高カルシウム血症，低ナトリウム血症，尿毒症，ケトアシドーシス
頭蓋内圧亢進	脳浮腫，頭蓋内病変
その他	放射線治療，不安感

(Mannix KA. Palliation of nausea and vomiting. In：Doyle D, Hanks G, Cherny NI, et al, editors. Oxford textbook of palliative medicine, 3rd ed. New York：Oxford University Press, 2004：459-68 より引用)

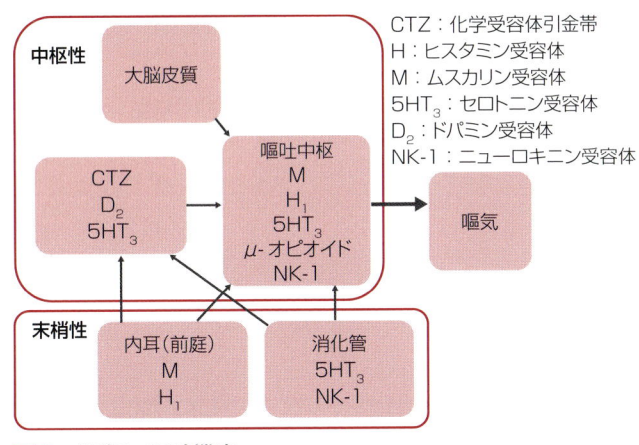

図1 嘔気・嘔吐機序
(Hesketh PJ. Chemotherapy-induced nausea and vomiting. N Engl J Med 2008；358：2482-94 より引用)

CTZ：化学受容体引金帯
H：ヒスタミン受容体
M：ムスカリン受容体
$5HT_3$：セロトニン受容体
D_2：ドパミン受容体
NK-1：ニューロキニン受容体

して重要な位置を占めており，適切なCINVのコントロールがなされない場合，患者のQOLを低下させ，有効かつ安全に治療継続ができずに予後を悪化させる可能性がある。CINVは予防することが最も重要な目標であり，使用する抗癌薬のリスクに応じて，予防投与としての制吐薬使用ガイドラインが発表されている。

本章では，国際的に評価されているNational Comprehensive Cancer Network(NCCN)，米国臨床腫瘍学会(American Society of Clinical Oncology：ASCO)，国際癌サポーティブケア学会(Multinational Association of Supportive Care in Cancer：MASCC)による3つのガイドライン[3)～5)]と，それらをもとにして作成された本邦の制吐薬適正使用ガイドライン[6)]を中心にCINVとそれに対する制吐薬使用の現状について概説する。

■癌薬物療法による嘔気・嘔吐の発生機序と制吐薬

●発生機序(図1)

嘔気とは腹部上部に不快感を覚え，胃内容物を嘔吐したくなる症状を促す感覚である。そして嘔吐は胃内容物が食道を逆流し口腔から外へ出す症状をいう。これは何らかの原因により嘔吐中枢が刺激され，迷走神経・交感神経・体性運動神経を介して起こり，嘔吐に至らないものが嘔気となる。一方，幽門の閉鎖と食道括約筋の弛緩，続いて胃の逆流運動が起き，同時に横隔膜や腹筋の収縮により機械的に胃が圧迫されることで，胃内容物が排出されるものが嘔吐となる。しかし嘔気を伴わない嘔吐もあり不明な点も多い。

嘔吐中枢は血液脳関門に覆われた部位にある。このため催吐性物質つまり抗癌薬に反応するので

はなく，神経回路を介した入力により反応する。神経伝達に関与する受容体としてはムスカリン受容体，セロトニン（5-hydroxytryptamine：5HT）受容体，ドパミン受容体，ニューロキニン-1（neurokinin-1：NK-1）受容体，ヒスタミン受容体などがある。そして，嘔吐の発生機序は次に示すようにいくつかある[7]。

● 化学受容器引き金帯からの入力刺激

　CINVに関与する中心的な臓器は中枢および末梢神経，消化管などさまざまであるが，なかでも延髄に存在する嘔吐中枢（vomiting center：VC）と第四脳室底の最後野（area postrema：AP）が中心となっている。VCは，延髄に存在する嘔吐反射を司る受容体や運動核の集合体であるが，解剖学的にははっきりしない。一方でAPには嘔吐中枢と関連する化学受容体トリガーゾーン（chemoreceptor trigger zone：CTZ）があり，CTZは血液脳関門の外側で体循環にさらされた状態にある。CTZは，ムスカリン，5HT，ドパミン，NK-1，ヒスタミンなどの受容体が分布している。このため，抗癌薬の代謝物や腸管由来のペプチド，代謝異常（高カルシウム血症，低ナトリウム血症など）に反応することで，嘔吐中枢へ信号を送り，嘔気・嘔吐を誘発すると考えられている[7]。

● 前庭からの入力刺激

　前庭にはヒスタミンH1，ムスカリン，オピオイド受容体が分布しており，これら前庭の受容体が刺激されるとCTZに伝わり，間接的に嘔吐中枢を刺激し，嘔気・嘔吐を誘発すると考えられている。

● 末梢性（消化管）からの入力刺激

　消化管からは，抗癌薬が消化管へ作用（例：粘膜障害）することで，腸内分泌細胞からセロトニン，サブスタンスP，コレシストキニンなどさまざまなメディエータが放出される。これらのメディエータからの信号は迷走神経求心路と求心性内臓神経を介して，最後野深層の孤束核へ伝えられる。メディエータのうち最も重要な役割を果たすのが腸クロム親和性細胞が分布するセロトニンと考えられており，この迷走神経を介した経路が急性嘔吐を引き起こす中心的な経路と考えられている。

● 大脳皮質（精神的）からの刺激入力

　精神的あるいは感情的な誘因によっても嘔吐は引き起こされる。過去の癌薬物療法やオピオイド鎮痛薬，その他による嘔気に対する対応が不十分であった場合，不安などの精神的要因により，どのような経路で大脳皮質から嘔吐中枢に刺激が伝わるか不明であるが，嘔気・嘔吐が引き起こされる原因となる。

● 生理活性物質

　次に，癌薬物療法による嘔気・嘔吐に関与する生理活性物質と制吐薬について説明する。これまで30以上の生理活性物質がCINVに関与していることが同定されている。そのうちドパミン，セロトニン，サブスタンスPの3つが，先に述べた嘔気に対して中心的な役割を担っていることがわかった。そのため制吐薬もこれらの働きを抑えるように開発されてきた[8]。

　1980年代まではドパミンD2受容体に焦点が合わせられ制吐治療が開発された。CTZに存在するドパミンD2受容体は，刺激されることで催吐作用を起こしたことから，ドパミンD2受容体遮断薬〔フェノチアジン（メトクロプラミドなど）やブチロフェノン（ハロペリドール，ドロペリドールなど）〕が主として用いられた。高用量メトクロプラミド療法などが主に行われていたが，副作用（錐体外路症状の発現，アカシジア）にも注意が必要である[9]。

　1980年代になると作用機序は不明であるがコルチコステロイド，なかでもデキサメタゾンの効果が報告された[10]。延髄におけるGABAの枯渇，脳幹における嘔気・嘔吐に関与する生理活性物質の産生放出抑制が推察されている。さらにメトクロプラミド単剤治療よりもデキサメタゾン＋メトクロプラミド併用療法のほうが，嘔気・嘔吐を抑制する作用をもつことが示唆され[11]，幅広く使用されるようになった。

表2 分類・出現時期・原因と対応する制吐薬

分類	出現時期	原因	対応する制吐薬
予測性嘔吐	抗癌薬投与前	過去の化学療法に関連するCINVの症状体験などの精神的因子	ベンゾジアゼピン系抗不安薬：ロラゼパム
急性嘔吐	抗癌薬投与から24時間以内	セロトニン（5HT₃）が関与，抗癌薬の催吐性リスク，投与量，投与スケジュールの影響を受ける	5HT₃受容体拮抗薬：グラニセトロン・パロノセトロン，ステロイド薬：デキサメタゾン
遅発性嘔吐	抗癌薬投与24時間後から数日間	サブスタンスP（NK-1）が関与，急性嘔吐のコントロール不良時に増強する	NK1受容体拮抗薬：アプレピタント，ステロイド薬：デキサメタゾン

〔文献4)～7)より引用〕

また，1980年代後半にはCINVに腸粘膜のクロム親和性細胞から放出されるセロトニンが関与することが明らかとなった。セロトニン受容体のなかでも特に5HT₃受容体は中枢ではCTZ，末梢では迷走神経末端に分布し，化学療法による急性嘔吐に重要な役割を果たすことが報告された[12]。この後，1990年代に5HT₃受容体拮抗薬が開発され，CINVの治療薬として重要な位置を占めることとなった。

1990年代にはサブスタンスPはneurokinin-1（NK-1）受容体に結合する物質であり，CINVに関与することが明らかとなった。NK-1受容体は脳幹の嘔吐中枢であるAPや孤束核，さらに消化管に分布しており，嘔吐に関与している[13]。NK-1受容体拮抗薬は脳幹の嘔吐中枢にあるNK-1受容体へのサブスタンスPの結合を選択的に遮断でき，さらに既存の制吐薬とは異なった相補的な作用機序で効果を発現する点において，制吐薬治療を進歩させることになった[14]。

2000年代になり，非定型抗精神病薬のひとつであるオランザピンの制吐作用が明らかになった。オランザピンは，マルチレセプターブロッカーとしての働きをもち，セロトニン受容体，ドパミン受容体，ヒスタミン受容体などに加え，交感神経α1受容体，ムスカリン受容体に拮抗性をもつ。そのうち5HT₃受容体やD2受容体への作用が嘔気・嘔吐の抑制に関与していると考えられている[19]。

■癌薬物療法による嘔気・嘔吐の分類（表2）

CINVは大きく①急性嘔吐，②遅発性嘔吐，③予期性嘔吐，④突出性嘔吐に分類される[4)～7)]。

①急性嘔吐：癌薬物療法後24時間未満で出現し，24時間以内に消失することが多い嘔気・嘔吐。多くは，化学療法の直後から数時間以内に始まり，4～6時間後に嘔気・嘔吐のピークになる。

②遅発性嘔吐：癌薬物療法後24時間以上経過してから出現する嘔気・嘔吐。急性嘔吐の予防が不十分なときに起こりやすいとされる。シスプラチンの場合，投与から48～72時間後に嘔吐がピークとなり，約5～10日間持続する。

③予期性嘔吐：患者が過去の癌薬物療法で強い嘔気や嘔吐があった場合に，治療開始前から出現する嘔気・嘔吐である。このような条件反射によるCINVを予期性嘔吐という。

④突出性嘔吐：癌薬物療法を行う際，セロトニン（5HT₃）受容体拮抗薬，NK-1受容体拮抗薬，デキサメタゾンなどの制吐薬の十分な予防投与を行っても，発現・継続するCINVをいう。

■癌薬物療法における制吐薬の種類（予防投与）

●セロトニン（5HT₃）受容体拮抗薬

1990年代に5HT₃受容体拮抗薬が開発されたことによって化学療法に伴う制吐治療は大きく進歩した。1980年代に行われていた高用量メトクロプラミド療法と比較し5HT₃受容体拮抗薬単剤療法が，また高用量メトクロプラミドとデキサメ

タゾン併用療法と比較し，5HT$_3$受容体拮抗薬とデキサメタゾン併用療法がそれぞれ有意に高い効果を示し，急性嘔吐の治療の中核をなす薬剤である[15]。第一世代5HT$_3$受容体拮抗薬はグラニセトロンなど複数あるが，セロトニン受容体が飽和すると追加投与しても制吐作用が増強されず，遅発性嘔吐に対する効果については否定的な報告が多い[16]。またグラニセトロンについては貼付薬も存在し有効性が報告されている[17]。さらに，第二世代5HT$_3$受容体拮抗薬にはパロノセトロンがあり，第一世代の薬剤と比較し，5HT$_3$受容体に対する親和性が30〜100倍高く，半減期は第一世代制吐薬の約6時間程度に比して約40時間と長いことが特徴である。このため第一世代制吐薬と比較して遅発性嘔吐に対しても有効である点に優越性が認められる[18]。

● NK-1受容体拮抗薬

NK-1受容体拮抗薬は最も新しい種類の制吐薬である。わが国で2009年に経口薬，ついで2011年に静注薬が承認されたアプレピタントは，脳幹の嘔吐中枢にあるNK-1受容体へのサブスタンスPの結合を選択的に遮断する。既存の制吐薬とは異なった相補的な作用機序で効果を発現するため，5HT$_3$受容体拮抗薬およびデキサメタゾンと組み合わせて使用され，急性および遅発性嘔吐両者の予防治療の効果は大きく改善されることとなった[14]。

アプレピタント投与時の注意点としてCYP3A4によって代謝されるほかの薬剤の血中濃度を変化させる可能性がある。このためコルチコステロイドと併用する場合はコルチコステロイドを減量する。

● コルチコステロイド

CINVの制吐薬として30年以上前から使用されているが，その作用機序についてはほとんど解明されていない。種類による効果の差は明らかでなく，臨床的にはデキサメタゾンとメチルプレドニゾロンが最もよく検討され，特に前者が経験的に多く使用されている。

デキサメタゾンは急性嘔吐，遅発性嘔吐のいずれにも効果を認める。催吐性リスクに応じて単剤または併用療法で用いる[4]。

● その他の補助薬

・ベンゾジアゼピン

ベンゾジアゼピンは制吐薬としての効果は限局的であるが，本来の抗不安作用がほかの制吐薬の補助薬として有用であると考えられている[4]。ロラゼパムが最も一般的に用いられる薬剤であり，予期性嘔吐を抑制する場合に有用である[7]。

・オランザピン

オランザピンはマルチレセプターブロッカーとしての働きをもち，5HT$_3$受容体やドパミンD2受容体，ヒスタミン受容体，ムスカリン受容体への作用により癌薬物療法やオピオイドなどに伴う難治性の嘔気や終末期の悪心にも有効性が示唆されている[19,20]。

癌薬物療法における制吐薬治療

CINV対策の目的は，対症治療ではなく予防が重要である。このため，使用する抗癌薬の催吐性リスクを評価し，各リスクに応じた適切な制吐薬治療を行うことが必要である。使用される抗癌薬によってもCINV発症のリスクが異なるため，各抗癌薬の催吐性リスクは，制吐薬なしで各抗癌薬を投与された場合に，24時間以内に発症するCINV(急性嘔吐)の割合で以下の4つのカテゴリーに分類されている[21]（表3）。その後，遅発性CINVの概念も導入された。

・High emetic risk（高度催吐性）：急性・遅発性の催吐性リスクが両者とも90％以上である。
・Moderately emetic（中等度催吐性）：急性の催吐性リスクが30〜90％で遅延性も問題となり得る。
・Low emetic risk（軽度催吐性）：急性の催吐性リスクが10〜30％で遅延性は問題とならない。
・Minimally emetic risk（最小催吐性）：急性の催吐性リスクが<10％で遅延性は問題とならない。

表3 主な抗癌薬の催吐性リスク分類

催吐リスク	主な薬剤名
高度 (>90%)	シスプラチン，シクロホスファミド >1,500mg/m² ダカルバジン，ドキソルビシン(A)/エピルビシン(E)＋シクロホスファミド(C)：AC/EC療法，プロカルバジン(経口)
中等度 (30〜90%)	カルボプラチン，イリノテカン，オキサリプラチン ≧75mg/m² ネダプラチン，シクロホスファミド ≦1,500mg/m² シタラビン >200mg/m²，イホスファミド，ブスルファン >4mg/day メトトレキサート 250〜1,000mg/m²，メルファラン ≧50mg/m² テモゾロミド，ドキソルビシン，ダウノルビシン，エピルビシン イダルビシン，エノシタビン，テラルビシン，アムルビシン アクチノマイシンD，インターロイキン2 >12〜15million units/m² インターフェロンα ≧10,000units/m²，イマチニブ(経口)
軽度 (10〜30%)	インターロイキン2 ≦12 million units/m²，シタラビン 100〜200mg/m² ドセタキセル，リポソーマルドキソルビシン，エトポシド 5-フルオロウラシル，ゲムシタビン インターフェロンα 5,000〜10,000units/m² メトトレキサート 50〜250mg/m²，マイトマイシンC ミトキサントロン，パクリタキセル，ペメトレキセド，トポテカン ペントスタチン，ニムスチン，ラニムスチン，S-1(経口) カペシタビン(経口)，テガフール・ウラシル(経口)
最小度 (<10%)	L-アスパラギナーゼ，ベバシズマブ，ブレオマイシン，ボルテゾミブ セツキシマブ，クラドリビン，シタラビン <100mg/m²，フルダラビン ゲムツズマブオゾガマイシン，メトトレキサート ≦50mg/m² リツキシマブ，トラスツズマブ，ネララビン，ビンブラスチン ビンクリスチン，ビノレルビン，多くの経口分子標的薬

(Roila F, Hesketh PJ, Herrstedt J. Prevention of chemotherapy- and radiotherapy-induced emesis : results of the 2004 Perugia International Antiemetic Consensus Conference. Ann Oncol 2006 ; 17 : 20-8 より引用)

またCINVの個別リスク因子のうち，患者側の要因も認められる(表4)。若年者(50歳未満)，女性，以前に化学療法後嘔吐の既往のあることが挙げられる。逆に過去のアルコール消費量が多い患者ではCINVのリスクは低下する[22]。また癌治療とCINV研究会による癌薬物療法によるCINVの実態調査が行われた。その結果から急性期悪心については，女性においてつわりの経験が有意な予測因子であった。遅発性悪心の予測因子は，男性では低年齢，飲酒歴なし，女性では低年齢が認められた。嘔吐については，急性期有意な予測因子が見いだされなかったが，遅発性嘔吐については男女ともに制吐薬2剤併用療法が重要な因子であった。さらに女性では，低アルブミンも予測因子だった[23]。

● **催吐リスク別の制吐薬選択(表5)**

各抗癌薬の催吐性リスクに応じて制吐薬を選択する。制吐薬選択において，レジメンのemetic

表4 患者の個別リスク因子

・50歳以上よりも50歳未満
・男性よりも女性
・PSが不良である
・副作用への不安がある
・病気に対する思い込みが強い
・前治療で症状の経験がある
・同室者の症状をみている
・妊娠中のつわりが強かった

(Hesketh P, Navari R, Grote T, et al. Double-blind, randomized comparison of the antiemetic efficacy of intravenous dolasetron mesylate and intravenous ondansetron in the prevention of acute cisplatin-induced emesis in patients with cancer. Dolasetron Comparative Chemotherapy-induced Emesis Prevention Group. J Clin Oncol 1996 ; 14 : 2242-9. de Wit R, de Boer AC, vd Linden GH, et al. Effective cross-over to granisetron after failure to ondansetron, a randomized double blind study in patients failing ondansetron plus dexamethasone during the first 24 hours following highly emetogenic chemotherapy. Br J Cancer 2001 ; 85 : 1099-101 より引用)

risk(表3)にわが国のガイドラインに則った治療[6]が推奨されている(表5)。また，多剤併用レジメンを行う場合の制吐療法については，組み合わせのなかで最も催吐リスクの高い薬剤に対する予防投与を行うことが推奨されている[4]。ただし，アントラサイクリン系薬剤およびシクロホスファミドの場合は，単剤での使用は中等度催吐リスクに分類されるが，両者の併用レジメンで使用する場合には高度催吐リスクとして扱うことに注意が必要である[4]。

- **高度催吐リスク**

急性嘔吐

$5HT_3$受容体拮抗薬とデキサメタゾンの2剤併用療法の場合，デキサメタゾンの量は16〜20mg(注射薬：13.2〜16.5mg)とされてきた。アプレピタントを加えた3剤併用療法の場合，アプレピタント125mg，$5HT_3$受容体拮抗薬，デキサメタゾン12mg(注射薬：9.9mg)とされる。アプレピタントとの併用でデキサメタゾンの血中薬物濃度時間曲線下面積(area under the curve：AUC)が増加するため3剤併用ではデキサメサゾンを減量する。ただし，コルチコステロイドが抗癌薬として投与されるシクロホスファミド＋ドキソルビシン＋ビンクリスチン＋プレドニゾロン(CHOP)療法などでは減量してはならない。その他の補助薬として，状況に応じてロラゼパムやH_2ブロッカーやプロトンポンプ阻害薬を追加併用することもある。$5HT_3$受容体拮抗薬については，第一世代薬，第二世代薬どちらを使用してもよい。

遅発性嘔吐

アプレピタント80mg(day2〜3)とデキサメタゾン8mg(注射薬：6.6mg，day2〜4)の投与を行う。急性嘔吐の予防としてパロノセトロンを投与した場合は遅発性嘔吐の軽減が期待できる。また，アプレピタントの投与期間については通常3日間であるが，効果不十分の場合は5日目までの追加投与が可能である。

- **中等度催吐リスク**

急性嘔吐

$5HT_3$受容体拮抗薬とデキサメタゾン8〜12mg(注射薬：6.6〜9.9mg)を併用する。一部の特定の抗癌薬(カルボプラチン，イリノテカン，イホスファミド，メトトレキサートなど)を投与する場合は，アプレピタント125mgの追加投与が推奨され，その場合はデキサメタゾンを4〜6mg(注射薬：3.3〜6.6mg)に減量する。

遅発性嘔吐

デキサメタゾン8mg(注射薬：6.6mg，day2〜4)を単独で使用する場合のほか，デキサメタゾンとアプレピタント80mgの併用，アプレピタント単独や$5HT_3$受容体拮抗薬の単独投与を行う。デキサメタゾンを積極的に使用できない場合は，デキサメタゾンをday2〜4に投与する代わりに，$5HT_3$受容体拮抗薬をday2〜4に投与する。

表5　催吐性リスクに応じた推奨制吐薬

高度催吐性	アプレピタント(またはホスアプレピタント) ＋ $5HT_3$受容体拮抗薬 ＋ デキサメタゾン (必要時ロラゼパムなどの制吐補助薬)
中等度催吐性	「1日目」 $5HT_3$受容体機構薬 ＋ デキサメタゾン(必要時アプレピタントまたはホスアプレピタント，制吐補助薬) 「2〜3日目」 デキサメタゾン(必要時アプレピタント，$5HT_3$受容体拮抗薬，制吐補助薬)
軽度催吐性	デキサメタゾン＋(制吐補助薬)
最小度催吐性	特に必要としない

(日本癌治療学会，編．制吐薬適正使用ガイドライン第2版．東京：金原出版，2015より引用)

● 軽度催吐リスク

急性嘔吐

デキサメタゾン 4～8mg（注射薬：3.3～6.6mg）単剤投与を行う。状況に応じてプロクロルペラジンまたはメトクロプラミドを使用する。さらにロラゼパムや H_2 ブロッカーあるいはプロトンポンプ阻害薬の併用も検討される。

遅発性嘔吐

基本的に制吐薬投与は不要である。ただし前回治療の際に嘔吐などあれば，次回サイクルからは担当医の判断で使用する場合もある。

● 最小度催吐性

基本的に制吐薬投与は不要である。ただし前回治療の際に嘔吐などあれば，次回サイクルからは担当医の判断で使用する場合もある。

上記のように制吐薬治療を行ったものの初回の予防治療が失敗した場合，医師は病状，投薬状況などを再評価する必要がある。抗癌薬のみならず，オピオイド，脳転移や消化管閉塞などの器質的疾患，高カルシウム血症などの電解質異常，同時に行われた放射線治療の影響などの評価が必要である。それらに問題がない場合には，次回サイクルからは再度抗癌薬の催吐リスクの評価を行い，催吐リスクに応じた追加治療が必要である（**表6**）[1]。また，嘔気，嘔吐の原因を同定したうえで，嘔吐反射を伝達する経路，嘔吐反射を伝達する経路に関わる神経伝達物質・受容体を可能な限り同定し，同定された受容体を最も効果的に遮断できる薬物を決定することが必要である。さらに薬物の効果が確実に得られる投与経路を選択する（経口投与が不可能なときには経静脈投与を選択する）ことも必要である。

ほかには，現在使っている $5HT_3$ 受容体拮抗薬を，ほかの $5HT_3$ 受容体拮抗薬へ変更することが有効な場合がある[23]。

● 予期性嘔吐

予期性嘔吐を予防する最善の方法は，催吐性リスクを適切に評価し，癌薬物療法の際に CINV を生じさせないことである。実際の予防にはロラゼパムやアルプラゾラムを前日から当日にかけて投与する方法が有効である。海外では行動療法を併用することがあるが，本邦で可能な施設は少ない。

● 突出性嘔吐

CINV は治療よりも予防の方がはるかに容易であるため，十分な予防を行う点が重要である。それでも突出性嘔吐が出現した場合は，使用されている予防薬とは作用機序の異なる薬剤を追加投与する。

ロラゼパムやメトクロプラミド，ハロペリドールが古くは追加投与薬剤として選択されてきた。これらはドパミン受容体拮抗作用により制吐作用

表6　病態に基づいた薬物療法

原因			機序	薬物療法
薬剤性	抗悪性腫瘍薬	急性嘔吐	CTZ，末梢性	$5HT_3$ 受容体拮抗薬＋コルチコステロイド（＋アプレピタント）
		遅発性嘔吐	CTZ，末梢性	コルチコステロイド（＋アプレピタント）
		予期性嘔吐	大脳皮質	ベンゾジアゼピン，オランザピン
	オピオイド		CTZ，前庭，末梢性	中枢性 D2 受容体拮抗薬，抗ヒスタミン薬
胃内容物貯留	癌性腹膜炎，腹腔内腫瘍		末梢性	消化管運動改善薬，コルチコステロイド
腸閉塞	腹部腫瘍		末梢性	オクトレオチド，ムスカリン受容体拮抗薬，コルチコステロイド
	便秘		末梢性	下剤
生化学的因子	高カルシウム血症		CTZ	ビスホスホネート製剤，コルチコステロイド
頭蓋内圧亢進	脳浮腫，頭蓋内腫瘍		前庭，大脳皮質	コルチコステロイド，浸透圧利尿薬
その他	放射線治療		末梢性	$5HT_3$ 受容体拮抗薬，コルチコステロイド，中枢性 D2 受容体拮抗薬

（Mannix KA. Palliation of nausea and vomiting. In：Doyle D, Hanks G, Cherny NI, et al, editors. Oxford textbook of palliative medicine, 3rd ed. New York：Oxford University Press, 2004：459-68 より引用）

表7 有害事象共通用語基準（CTCAE v4.0）

有害事象	Grade1	Grade2	Grade3	Grade4	Grade5
嘔吐	24時間に1〜2エピソードの嘔吐（5分以上間隔が開いたものをそれぞれ1エピソードとする）	24時間に3〜5エピソードの嘔吐（5分以上間隔が開いたものをそれぞれ1エピソードとする）	24時間に6エピソード以上の嘔吐（5分以上間隔が開いたものをそれぞれ1エピソードとする）：TPNまたは入院を要する	生命を脅かす：緊急処置を要する	死亡
悪心	摂食習慣に影響のない食欲低下	顕著な体重減少，脱水または栄養失調を伴わない経口摂取量の減少	カロリーや水分の経口摂取が不十分：経管栄養/TPN/入院を要する	―	―
食欲不振	食生活の変化を伴わない食欲低下	顕著な体重減少や栄養失調を伴わない摂食量の変化：経口栄養剤による補充を要する	顕著な体重減少または栄養失調を伴う（例：カロリーや水分の経口摂取が不十分）：静脈内輸液/経管栄養/TPNを要する	生命を脅かす：緊急処置を要する	死亡

CTCAE：common terminology criteria for adverse events.

を示すが，副作用として錐体外路症状を起こすことがある。錐体外路症状に対しては抗ヒスタミン薬を使用する。それらに加え，近年ではマルチレセプターブロッカーであるオランザピンを追加投与することがある。二重盲検無作為試験が行われており，高度催吐性リスク化学療法を施行した後，突出性CINVを来した患者に対し，オランザピン（10mg，1回/日×3日間）およびメトクロプラミド（10mg，3回/日×3日間）を投与した試験では，72時間の観察期間中にオランザピン群が有意にCINVを抑制した。ただし本邦ではCINVに対するオランザピンの使用は未承認である[19)20)]。

これらの癌薬物療法中に起きる嘔吐・悪心・食欲不振に対しては，米国国立癌研究所（National Cancer Institute：NCI）のCancer Therapy Evaluation Program（CTEP）が公表した有害事象共通用語規準（Common Terminology Criteria for Adverse Events：CTCAEv4.0）に従い評価し，重症度を勘案して治療していくことが必要であり（表7），実際の治療においては，抗癌薬やレジメンによる催吐リスクだけでなく患者要因を考慮して治療を進めていくことが重要である。

大規模無作為化比較試験結果の意義と今後の課題

これまでの大規模無作為化比較試験の結果（表8）を応用することで，癌薬物療法における嘔気・嘔吐は大幅に減少した。

古くは，メトクロプラミド単剤治療よりもデキサメタゾン＋メトクロプラミド併用療法のほうが，嘔気・嘔吐を抑制する作用をもつことが示唆され[11)]，それに引き続いて5HT$_3$受容体拮抗薬とデキサメタゾンの併用により，急性の嘔気・嘔吐に対してそれまで標準的に用いられていたメトクロプラミド＋デキサメタゾンと比較して，嘔吐完全抑制率が54.7% vs. 37.2%と優れた制吐作用が示された[15)]。その後，5HT$_3$受容体拮抗薬は第一世代から第二世代へと進歩し，パロノセトロン＋デキサメタゾン vs. グラニセトロン＋デキサメタゾンの比較では嘔吐完全抑制率が51.5% vs. 40.4%，急性期75.3% vs. 73.3%，遅発期56.8% vs. 44.5%と急性期のみでなく遅発期における嘔吐の制御も改善してきた[18)]。そして，アプレピタントの追加治療によりアプレピタント＋オンダンセトロン＋デキサメタゾン vs. オンダンセトロン＋デキサメタゾンの比較では，嘔吐完全抑制率が72.7% vs. 45.2%，急性期89.2% vs. 78.1%，遅発期

表8 主な制吐薬の治療成績

試験名，比較薬剤	年	嘔吐完全制御割合(%) 急性	遅発性	全体
グラニセトロン＋デキサメタゾン vs. メトクロプラミド＋デキサメタゾン[15]	1994			54.7/37.2
PROTECT試験，パロノセトロン＋デキサメタゾン vs. グラニセトロン＋デキサメタゾン[18]	2009	75.3/73.3	56.8/44.5	51.5/40.4
アプレピタント＋オンダンセトロン＋デキサメタゾン vs. オンダンセトロン＋デキサメタゾン[14]	2003	89.2/78.1	75.4/55.8	72.7/45.2
オランザピン＋パロノセトロン＋デキサメタゾン vs. アプレピタント＋パロノセトロン＋デキサメタゾン[19]	2011	87/87	69/38	69/38

〔文献11)14)15)18)19)より引用〕

75.4% vs. 55.8%と急性期から遅発期にわたり嘔吐を抑制できるようになってきた[14]。また，オランザピンについてもオランザピン＋パロノセトロン＋デキサメタゾン vs. アプレピタント＋パロノセトロン＋デキサメタゾンの比較において，嘔吐完全抑制率が69% vs. 38%，急性期87% vs. 87%，遅発期69% vs. 38%と遅発期において効果が認められた[19]。

嘔気・嘔吐は食欲低下の原因にもなり，経口摂取が不十分な場合は補液を行うことが必要にもなる。補液により，入院期間の延長や外来通院回数の増加に繋がり，これはQOLの低下を引き起こす。また，癌薬物療法が行えなければ予後も悪化し，胃癌においては食欲不振，嘔気・嘔吐は治療歴を有する胃癌および食道胃接合部癌における独立した全生存期間(overall survival：OS)の予後不良因子であると報告されている[24]。

以前の制吐薬の臨床試験において，エンドポイントとして最も重要視されたのは急性期の制吐作用であった。それが最近承認を受けた制吐薬は，遅発期の制吐作用について重要視されている。2009年に承認を受けたアプレピタント，2010年に承認を受けたパロノセトロンは，早期の制吐作用のほかに，これまで従来の薬剤では認められなかった癌薬物療法の開始翌日以降に発現する遅発期のCINVに対する抑制効果を示したことが，これまでと大きな違いである。デキサメタゾンの使用が広まったこともあり，抗癌薬における嘔気・嘔吐を急性期から遅発性まで制御できるようになったことは，癌薬物療法が入院のみで行うものではなく，外来でも安全に行えるようになってきていることに貢献していると思われる。もちろん，嘔気・嘔吐は抗癌薬自体の進歩やレジメンにより減少した可能性は否定できず，分子標的薬のように抗癌薬自体が嘔気・嘔吐作用の少ないものが出現しているが，以前から用いられているシスプラチン(cisplatin：CDDP)の重要性は揺るぎないものであり，制吐薬の役割は重要であるといえよう。

高度催吐リスクをもつ薬剤の中でも，多くの悪性腫瘍に汎用されてきたプラチナ製剤であるCDDPは，優れた抗腫瘍効果をもつ反面，腎毒性や嘔気・嘔吐などの有害作用が問題となってきた。そのためCDDP投与時は，腎毒性を軽減するために水分負荷を行っている。本邦の添付文書に準じて行う場合，総輸液量は2,500～5,000ml，総投与時間は10時間にもなる。さらに治療2日目以降も嘔気・嘔吐に対して制吐薬のほかに補液を行うことが一般的であった。このためCDDPを用いる場合は必然的に入院加療となっていたが，輸液量2,100mlと少量の水分負荷でCDDP投与時の腎機能管理が可能であるとの報告もある[25]。さらに先に述べたようにアプレピタントやパロノセトロンにより急性嘔吐，遅発性嘔吐ともに改善できることから，経口での食事・水分摂取が可能となり，2日目以降に行っていた補液も不要となる。これによりシスプラチン使用レジメンでも外来で安全に治療を行うことが可能となる[26]。

表9 ショートハイドレーションの投与例

Day1
- 維持液 500ml（1時間）
- 生理食塩液 100ml＋パロノセトロン 0.75mg＋デキサメタゾン 9.9mg（10分）
- 併用抗癌薬＋生理食塩液（適時）
- 維持液 500ml＋硫酸マグネシウム 8mEq（1時間）
- 20％マンニトール 200ml（30分）
- シスプラチン＋生理食塩液（全体で500ml）（1時間）
- 維持液 500ml（1時間）
- 経口：アプレピタント 125mg

Day2〜3
- 経口：アプレピタント 80mg
- デキサメタゾン 8mg（day2〜4）

〔Horinouchi H, Kubota K, Itani H, et al. Short hydration in chemotherapy containing cisplatin（≥75 mg/m²）for patients with lung cancer：a prospective study. Jpn J Clin Oncol 2013；43：1105-9 より引用〕

（表9）。また，このレジメンには硫酸マグネシウムが 8mEq，CDDP の投与前に点滴静注されている。これは CDDP を投与された患者の半数以上で低マグネシウム血症が起きるとの報告[27]や，低マグネシウム血症で CDDP の近位尿細管での再吸収が促進されることにより，近位尿細管における CDDP の濃度が上昇するため，広範な腎障害が惹起されるとの報告[28]にもとづく結果である。実際，抗癌薬投与に際しマグネシウム補充群で腎障害の軽減がみられたとの報告がなされている[29]。

このように多少の工夫は必要ではあるものの，以前に比べ制吐薬の進歩により，これまで多くの場合で入院治療が必要であった CDDP 投与が，外来通院で可能となったことは，例えば仕事を続けながら治療を行うことがより可能となり，癌薬物療法中の患者の QOL が向上することが期待できる。

現在進行中・計画中の大規模無作為化比較試験に何が期待できるのか

現在進行中の試験として，UMIN ではパロノセトロンについて「MEC に対するパロノセトロン vs パロノセトロン＋デキサメサゾン day1 のランダム化比較第Ⅲ相試験（HOPE-02），UMIN000013249」，アプレピタントやパロノセトロンについて「婦人科癌に対するカルボプラチン＋パクリタキセル療法におけるアプレピタントとパロノセトロンの有効性，安全性に関する phase Ⅲ試験，UMIN000009585」，「中等度催吐リスクの化学療法施行時のグラニセトロン＋デキサメタゾン（Day1〜3）＋アプレピタント（Day1〜3）からパロノセトロン＋デキサメタゾン（Day1）への切り替えによる悪心・嘔吐の発現の探索的検討，UMIN000021593」，さらにオランザピンについて「胸部悪性腫瘍に対するシスプラチンを含む化学療法に伴う悪心・嘔吐の予防におけるアプレピタント＋パロノセトロン＋デキサメタゾン＋オランザピンの4剤併用の第Ⅱ相試験，UMIN000017486」が検索される。これらの試験では，急性期のみならず遅発期の催吐性が検討されるようになっている。

一方 NCI では，オランザピンについて「Antiemetic Therapy with or without Olanzapine in Preventing Chemotherapy-Induced Nausea and Vomiting in Patients with Cancer Receiving Highly Emetogenic Chemotherapy, NCI-2014-00446, NCT02116530」や，グラニセトロン貼付薬について「Ondansetron Hydrochloride or Granisetron Transdermal Patch in Reducing Nausea and Vomiting in Patients with Cervical Cancer, Endometrial or Vaginal Cancer

Receiving Radiation Therapy and Cisplatin, NCI-2012-00221, NCT01536392」などが行われている。オランザピンもグラニセトロン貼付薬も非点滴投与であることが注目点である。投与経路がそれぞれ経口投与，外用貼付薬であり，これは外来治療の際に投与が簡便にできる点が有用である。特に外用貼付薬は，嘔気により内服が困難な際も投与が確実にできる点に有用性がある。

最近米国食品医薬品局(Food and Drug Administration：FDA)に承認された薬剤に関してはNK-1受容体拮抗薬であるロラピタント(rolapitant)がある[30)31)]。ロラピタントはシスプラチンベースの高度催吐性化学療法，中等度催吐性化学療法に対し，主要評価項目であるCINVの遅発期(24～120時間)の嘔吐完全抑制率，副次的評価項目であるCINVの急性期(0～24時間)および全体(0～120時間)の嘔吐完全抑制率，悪心の抑制に対して有効性が検討された。高度催吐性化学療法に関する試験は，$5HT_3$受容体拮抗薬とデキサメタゾンを投与する対照群とロラピタント200mgの経口投与を追加する群（ロラピタント群）のいずれかに割り付け検討が行われた。

また，ネツピタント・パロノセトロン配合薬も同様にFDAに承認された。ネツピタント・パロノセトロン配合薬はカプセル状の配合薬であり，経口パロノセトロンは癌薬物療法における急性期のCINVを予防し，ネツピタントは急性期および遅発期のCINVを予防する。ネツピタント・パロノセトロン配合薬の有効性は，経口パロノセトロンと比較され，癌薬物療法開始後の急性期，遅発期，および全期間にみられる嘔吐に対する治験薬の予防効果を評価する目的で計画され，急性期，遅発期，全期間を通して経口パロノセトロン投与群と比較し有効であった[32)]。

このように，近年は制吐薬に関して評価項目として急性期の嘔気・嘔気だけでなく，遅発期における嘔気・嘔吐のコントロールが重要視されている。その投与方法も点滴ではなく，内服や貼付薬などが開発検討されている。外来化学療法を行う際，とりわけ抗癌薬の点滴を行わない2日目以降に関しての制吐薬治療が来院することなく行えることは，患者のQOLを保つうえで重要である。

そして現在では抗癌薬の催吐性リスクにより，高度から最小度催吐性までリスク分類を行い，それに合わせて制吐薬を選択している状況であるが，より個々の症例に合わせた制吐薬を選択することが必要である。今後は過去のさまざまな報告よりCINVの発現に関与する因子が明らかにされてきており(表4)，それらの因子を考慮に入れた均一性の高い対象集団を対照に臨床試験を実施することが必要である。現在エンドポイントはCINVの総合的，客観的指標としてcomplete response(嘔吐なし，および追加制吐治療なし)が広く用いられている。確かに現在の制吐治療により，嘔吐の頻度は確実に低下したが，悪心の頻度はいまだ高頻度に認められている。このため，今後は悪心についても十分にコントロールできる制吐治療が必要である。

おわりに

癌薬物療法に伴うCINVは，出現した場合の対処には難渋することが多い。しかし，近年では適切なリスク評価と事前の薬物療法によって，CINVのコントロールが可能となってきている。CINVを十分にコントロールすることは，入院治療中心の医療から外来通院治療中心の癌薬物療法にすることができ，患者のQOLの向上が期待できる。また，効果的な化学療法を継続し，癌薬物療法における治療効果の向上にも寄与することになり，今後も癌薬物療法のなかで重要な位置を占めるであろう。

利益相反：大鵬製薬，アストラゼネカ，ベーリンガーインゲルハイム，中外製薬，小野薬品，イーライリリー。

●文献

1）Mannix KA. Palliation of nausea and vomiting. In：Doyle D, Hanks G, Cherny NI, et al, editors. Oxford textbook of palliative medicine, 3rd ed. New York：Oxford University Press, 2004：459-68.
2）Coates A, Abraham S, Kaye SB, et al. On the receiving end-patient perception of the side-effects of cancer chemotherapy. Eur J Cancer Clin Oncol 1983；19：203-8.
3）NCCN Clinical Practice Guidelines in Oncology. Antiemesis, Ver 1. 2012. URL：http://www.nccn.org（Accessed 29/Feb/2016）
4）Basch E, Prestrud AA, Hesketh PJ, et al. Antiemetics：American Society of Clinical Oncology clinical practice guideline update. J Clin Oncol 2011；29：4189-98.
5）Roila F, Herrstedt J, Aapro M, et al. Guideline update for MASCC and ESMO in the prevention of chemotherapy- and radiotherapy-induced nausea and vomiting：results of the Perugia consensus conference. Ann Oncol 2010；21：v232-43.
6）日本癌治療学会，編．制吐薬適正使用ガイドライン第2版．東京：金原出版，2015．
7）Hesketh PJ. Chemotherapy-induced nausea and vomiting. N Engl J Med 2008；358：2482-94.
8）Leslie RA. Neuroactive substances in the dorsal vagal complex of the medulla oblongata：nucleus of the tractus solitarius, area postrema, and dorsal motor nucleus of the vagus. Neurochem Int 1985；7：191-211.
9）Saller R, Hellenbrecht D. High doses of metoclopramide or droperidol in the prevention of cisplatin-induced emesis. Eur J Cancer Clin Oncol 1986；22：1199-203.
10）D'Olimpio JT, Camacho F, Chandra P, et al. Antiemetic efficacy of high-dose dexamethasone versus placebo in patients receiving cisplatin-based chemotherapy：a randomized double-blind controlled clinical trial. J Clin Oncol 1985；3：1133-5.
11）Strum SB, McDermed JE, Liponi DF. High-dose intravenous metoclopramide versus combination high-dose metoclopramide and intravenous dexamethasone in preventing cisplatin-induced nausea and emesis：a single-blind crossover comparison of antiemetic efficacy. J Clin Oncol 1985；3：245-51.
12）Miner WD, Sanger GJ, Turner DH. Evidence that 5-hydroxytryptamine3 receptors mediate cytotoxic drug and radiation-evoked emesis. Br J Cancer 1987；56：159-62.
13）Saria A. The tachykinin NK1 receptor in the brain：pharmacology and putative functions. Eur J Pharmacol 1999；375：51-60.
14）Hesketh PJ, Grunberg SM, Gralla RJ, et al. The oral neurokinin-1 antagonist aprepitant for the prevention of chemotherapy-induced nausea and vomiting：a multinational, randomized, double-blind, placebo-controlled trial in patients receiving high-dose cisplatin--the Aprepitant Protocol 052 Study Group. J Clin Oncol 2003；21：4112-9.
15）Heron JF, Goedhals L, Jordaan JP, et al. Oral granisetron alone and in combination with dexamethasone：a double-blind randomized comparison against high-dose metoclopramide plus dexamethasone in prevention of cisplatin-induced emesis. The Granisetron Study Group. Ann Oncol 1994；5：579-84.
16）Geling O, Eichler HG. Should 5-hydroxytryptamine-3 receptor antagonists be administered beyond 24 hours after chemotherapy to prevent delayed emesis? Systematic re-evaluation of clinical evidence and drug cost implications. J Clin Oncol 2005；23：1289-94.
17）Boccia RV, Gordan LN, Clark G, et al. Efficacy and tolerability of transdermal granisetron for the control of chemotherapy-induced nausea and vomiting associated with moderately and highly emetogenic multi-day chemotherapy：a randomized, double-blind, phase III study. Support Care Cancer 2011；19：1609-17.
18）Saito M, Aogi K, Yoshizawa H, et al. Palonosetron plus dexamethasone versus granisetron plus dexamethasone for prevention of nausea and vomiting during chemotherapy：a double-blind, double-dummy, randomised, comparative phase III trial. Lancet Oncol 2009；10：115-24.
19）Navari RM, Gray SE, Kerr AC. Olanzapine versus aprepitant for the prevention of chemotherapy-induced nausea and vomiting：a randomized phase III trial. J Support Oncol 2011；9：188-95.
20）Navari RM, Nagy CK, Gray SE, et al. The use of olanzapine versus metoclopramide for the treatment of breakthrough chemotherapy-induced nausea and vomiting in patients receiving highly emetogenic chemo-therapy. Support Care Cancer 2013；21：1655-63.
21）Roila F, Hesketh PJ, Herrstedt J. Prevention of chemotherapy- and radiotherapy-induced emesis：results of the 2004 Perugia International Antiemetic Consensus Conference. Ann Oncol 2006；17：20-8.
22）Hesketh P, Navari R, Grote T, et al. Double-blind, randomized comparison of the antiemetic efficacy of intravenous dolasetron mesylate and intravenous ondansetron in the prevention of acute cisplatin-induced emesis in patients with cancer. Dolasetron Comparative Chemotherapy-induced Emesis Prevention Group. J Clin Oncol 1996；14：2242-9.
23）de Wit R, de Boer AC, vd Linden GH, et al. Effective cross-over to granisetron after failure to ondansetron, a randomized double blind study in patients failing ondansetron plus dexamethasone during the first 24 hours following highly emetogenic chemotherapy. Br J Cancer 2001；85：1099-101.
24）Chau I, Fuchs C, Muro K, et al. Quality of life（QoL）as a prognostic factor for survival in previously treated advanced gastric or gastroesophageal junction（GEJ）cancer：analysis of pooled data from two phase 3 studies（REGARD and RAINBOW）. European Cancer Congress 2015, Abstract number：2343.
25）Tiseo M, Martelli O, Mancuso A, et al. Short hydration regimen and nephrotoxicity of intermediate to high-dose cisplatin-based chemotherapy for outpatient treatment in lung cancer and mesothelioma. Tumori 2007；93：138-44.
26）Horinouchi H, Kubota K, Itani H, et al. Short hydration in chemotherapy containing cisplatin（≧75 mg/m2）for patients with lung cancer：a prospective study. Jpn J Clin Oncol 2013；43：1105-9.
27）Lajer H, Daugaard G. Cisplatin and hypomagnesemia. Cancer Treat Rev 1999；25：47-58.
28）Yokoo K, Murakami R, Matsuzaki T, et al. Enhanced renal accumulation of cisplatin via renal organic cation transporter deteriorates acute kidney injury in hypomagnesemic rats. Clin Exp Nephrol 2009；13：578-84.
29）Willox JC, McAllister EJ, Sangster G, et al. Effects of

magnesium supplementation in testicular cancer patients receiving cisplatin : a randomised trial. Br J Cancer 1986 ; 54 : 19-23.
30) Schwartzberg LS, Modiano MR, Rapoport BL, et al. Safety and efficacy of rolapitant for prevention of chemotherapy-induced nausea and vomiting after administration of moderately emetogenic chemotherapy or anthracycline and cyclophosphamide regimens in patients with cancer : a randomised, active-controlled, double-blind, phase 3 trial. Lancet Oncol 2015 ; 16 : 1071-8.
31) Rapoport BL, Chasen MR, Gridelli C, et al. Safety and efficacy of rolapitant for prevention of chemotherapy-induced nausea and vomiting after administration of cisplatin-based highly emetogenic chemotherapy in patients with cancer : two randomised, active-controlled, double-blind, phase 3 trials. Lancet Oncol 2015 ; 16 : 1079-89.
32) Aapro M, Rugo H, Rossi G, et al. A randomized phase III study evaluating the efficacy and safety of NEPA, a fixed-dose combination of netupitant and palonosetron, for prevention of chemotherapy-induced nausea and vomiting following moderately emetogenic chemotherapy. Ann Oncol 2014 ; 25 : 1328-33.

第12章

肺癌薬物療法中の好中球減少予防薬

間邊早紀

ポイント

- 肺癌治療レジメンごとのFN発症リスク。
- FN発症を高める患者リスク，および，FN発症時に重篤化する患者リスク。
- G-CSFの一次予防的／二次予防的／治療的投与の違いと推奨レベル。
- G-CSFバイオシミラーのエビデンス。
- 新規G-CSF製剤ペグフィルグラスチムの予防的投与の意義。

はじめに

　抗癌薬治療の有害事象のひとつとして好中球減少症はしばしば経験される有害事象であり，また多くの抗癌薬で用量制限毒性（dose limiting toxicity：DLT）となっている。好中球減少時の発熱はその大半が感染症であり，しばしば重篤で致死的となり得る。この病態を発熱性好中球減少症（febrile neutropenia：FN）と呼び，発熱の程度と末梢血液中の好中球絶対数（absolute neutrophil count：ANC）の程度で定義される。種々のガイドラインで微妙に定義が異なるものの，発熱については，汎用される腋窩温で37.5[1]～38.3℃[2]，および好中球減少の程度についてはANCが500/μl未満の状態[3]，48時間以内に500/μl未満[2,4,5]あるいは1,000/μl未満の状態[1,2,5]が提唱されている（表1）。

　好中球減少症を伴うあるいは伴うことが予想される病態に対して，しばしば顆粒球コロニー刺激因子（granulocyte-colony stimulating factor：G-CSF）の投与が行われる。G-CSF使用は抗癌薬治療における支持療法に相当するが，単に支持療法にとどまらず，治療強度を高めることにより治療効果に直接の影響を与える可能性をもつ。治療強度を高める意義は，疾患・レジメンにより異なり，欧米ではFN発症率が主要な評価項目とされる。欧米のG-CSF使用に関するガイドラインでは，G-CSF使用のベネフィットが明確となる基準としてFN発症率20％が採用されており，一定の治療強度が必要なレジメンにおいてFN発症率が有意に下がることも示されている[6]。本邦のガイドラインもFN発症率をG-CSF使用の判断基準としており，さらに患者のFN発症および重症化リスクを総合的に考慮してG-CSF使用の推奨グレードを決定している[7]。しかしながら，これまでG-CSF非投与またはプラセボをコントロールとした前向き比較試験はほとんどなく，本邦でのG-CSF投与に関する大規模無作為化比較試験は皆無である。さらに，レジメンごとのFN発症率が記載された報告もほとんどない。したがって本邦のガイドラインは欧米のエビデンスを外挿して用いることはやむを得ず，欧米のエビデンスに日本のエビデンスを加え作成されている。FN発

表1　主なガイドラインにおける発熱性好中球減少症の定義

	ESMO	IDSA	NCCN	CTCAEv4.0	JSMO
発熱の程度	腋窩体温＞38℃が1時間以上持続	口腔内体温≧38.3℃ or 38.0℃が1時間以上持続	口腔内体温≧38.3℃ or 38.0℃が1時間以上持続	体温≧38.3℃ or ≧38.0が1時間以上持続	腋窩体温≧37.5℃ or 口腔内体温≧38℃
好中球数の程度	ANC＜500/μl	ANC＜500/μl or 48時間以内に＜500/μlを予測できる	ANC＜500/μl or ANC＜1,000/μlで48時間以内に＜500/μlを予測できる	ANC＜1,000/μl	ANC＜500/μl or ANC＜1,000/μlで48時間以内に＜500/μlを予測できる

ESMO：European Society for Medical Oncology, IDSA：Infectious Diseases Society of America, NCCN：National Comprehensive Cancer Network, CTCAE：Common Terminology Criteria for Adverse Events, JSMO：Japanese Society of Medical Oncology.

症および重症化リスクは，疾患および治療目的といった治療レジメンの骨髄抑制に伴うリスクと，年齢や全身状態などの患者側のリスク因子により異なる。

この章では，現行の肺癌治療レジメンにおけるFN発症リスク，肺癌治療レジメンにおけるG-CSFおよびG-CSFバイオシミラーのエビデンスに加え，近年発売された持続型G-CSF製剤であるペグフィルグラスチムの使い方について概説する。

現行の肺癌治療におけるFN発症と重症化のリスク

■肺癌治療レジメンにおけるFN発症リスク

G-CSFの投与適応を判断するためには，使用するレジメンのFN発症リスクを知る必要がある。米国臨床腫瘍学会（American Society of Clinical Oncology：ASCO）ガイドライン[6]では代表的なレジメンのFN発症率が示されており，また，欧州癌研究治療機構（European Organization for Research and Treatment of Cancer：EORTC）ガイドライン[8]およびNational Comprehensive Cancer Network（NCCN）ガイドライン[5]では，FN発症リスクを20％以上（高リスク），10〜20％（中等度リスク），10％未満（低リスク）に分類し，各リスク分類に該当するレジメンが示されている。本邦のガイドライン[7]では，

①日本において保険で承認され，広く用いられているレジメン，②日本のガイドラインで推奨されているレジメン，③日本で行われた第Ⅲ相試験で評価されたレジメン，のいずれかの条件を満たすレジメンが抽出されている。表2には本邦のガイドラインに記載されているレジメン〔出典1)3)4)6)8)10)11)〕のほか，本邦で比較的高頻度に用いられ得るレジメン〔出典2)5)7)9)〕についても追記した。表2に示したFN発症率や好中球減少症発症率は，各臨床試験の規定に則りG-CSFを投与した患者が含まれた結果であり，真のFNや好中球減少症の発症率はより高い可能性があることを加味する必要がある。

■FN発症頻度を高める患者リスク

FN発症に関する患者側のリスク因子を表3にまとめた。各ガイドラインに示されるリスク因子は微妙に異なるものの，年齢，PS（Eastern Cooperative Oncology Groupのperformance status）不良，FNの既往，進行癌などが共通するリスク因子である。好中球減少時の感染症発症リスクは，原因病原体，患者の免疫状態，皮膚や粘膜障害の有無，好中球減少の程度と期間により増減する[4)9)]とされる。肺癌患者は疾患年齢中央値が65歳以上であり，それゆえ複数の合併症を有する症例も多い。また，一部の小細胞肺癌を除いて，肺癌に対する化学療法は根治的治療とはなり得ていないが，標準治療での予後延長効果が示されている。そのため，肺癌患者の多くは複数レジメンの化学療法が行われることが想定され，結果

表2 主な呼吸器癌化学療法におけるFN発症頻度

対象疾患(臓器癌)	レジメン	FN発症率(%) G3+G4	Grade 3/4 neutropenia(%)	Grade 4 neutropenia(%)	対象 Stage and Prior Therapy	出典
肺小細胞癌 (SCLC)	CDDP/ETP	—	92	65	進展型 初回治療	1)
	CDDP/CPT-11	—	65	25	進展型 初回治療	1)
	CBDCA/ETP	3.3	80	50	高齢者 進展型 初回治療	2)
	AMR	14	93	79	進展型 既治療	3)
肺非小細胞癌 (NSCLC)	CDDP/CPT-11	14	84	45	進行期 初回治療	4)
	CDDP/GEM	2	63	23	進行期 初回治療	4)
	CBDCA/PTX	18	88	69	進行期 初回治療	4)
		<1	58	26	進行期 初回治療	5)
	CBDCA/nab-PTX	<1	47	14	進行期 初回治療	5)
	CDDP/DTX	—	74	35	進行期 初回治療	6)
		16	70	37	進行期 初回治療	7)
	NDP/DTX	13	82	55	進行期 初回治療	7)
	DTX	7	74	NA	進行期 既治療	8)
		14	80	—	進行期 既治療	9)
肺非小細胞癌 (非扁平上皮癌)	CBDCA/PTX/bev	8	91	73	進行期 初回治療	10)
	PEM	2	5	NA	進行期 既治療	11)

CDDP：cisplatin, CBDCA：carboplatin, ETP：etoposide, CPT-11：irinotecan, AMR：amrubicin, GEM：gemcitabine, PTX：paclitaxel, nab-PTX：nanoparticle albumon-bound paclitaxel, DTX：docetaxel, NDP：nedaplatin, PEM：pemetrexed, bev：bevacizumab.

出典1) N Engl J Med 2002；346：85-91.
出典2) Clin Lung Cancer 2014；15：96-102.
出典3) J Clin Oncol 2008；26：5401-6.
出典4) Ann Oncol 2007；18：317-23.
出典5) J Clin Oncol 2012；30：2055-62.
出典6) J Clin Oncol 2004；22：254-61.
出典7) Lancet Oncol 2015；16：1630-8.
出典8) J Clin Oncol 2008；26：4244-52.
出典9) J Clin Oncol 2014；32：1902-8.
出典10) Lung Cancer 2012；76：362-7.
出典11) J Clin Oncol 2004；22：1589-97.

(日本癌治療学会. G-CSF適正使用ガイドライン2013年版, Ver. 2. 2013より一部改変引用)

的に表3に示したようなFN発症リスク因子を多く有する患者が多いと予想される。

■FN発症時に重症化する患者リスク

FN発症時に重症化するリスクは，感染症の症状，基礎となる悪性腫瘍の種類と状態，治療方法，合併症により高リスク患者と低リスク患者に分けられる[3)4)10)]。

●高リスク

難治性癌，慢性閉塞性肺疾患や臓器障害を有する患者，高齢者はFNの高リスク患者とされるが[4)]，これらは肺癌の患者背景に合致している。化学療法によりANCが100/μl未満の，より重度な好中球減少が7日間以上持続するか，重篤な合併症を有する患者が重症化の高リスクである。重篤な合併症には，低血圧，食事摂取が困難な口腔粘膜の炎症や重篤な下痢による消化管粘膜障害，神経症状，低酸素血症を伴う肺浸潤や慢性肺疾患，肝機能障害(正常値の5倍を超える高トランスアミナーゼ血症)，腎機能障害(クレアチニンクリアランス<30 ml/min)が含まれる。FN重症化の高リスク患者におけるFN治療は，入院下で適切な抗菌薬の経静脈的投与を要する。

●低リスク

好中球減少期間が7日以内，合併症がないかわずかな場合は低リスク患者であり，抗菌薬の経口投与で慎重な管理をしつつ外来治療が可能とされる。

表3 発熱性好中球減少症(FN)発症に関するリスク因子

NCCN	ASCO
高齢患者，特に65歳以上 化学療法または放射線療法の治療歴 既存の好中球減少症または腫瘍の骨髄浸潤 既存の疾患 　・好中球減少症 　・感染症／開放創 　・最近の手術歴 Performance status 不良 腎機能低下 肝機能障害(高ビリルビン血症) HIV 感染患者(特にCD4低値)	年齢65歳以上 進行期の疾患 化学療法または放射線療法の治療歴 既存の好中球減少または腫瘍の骨髄浸潤 感染症 開放創または最近の手術歴 Performance status 不良または栄養状態不良 腎機能低下 肝機能低下(高ビリルビン血症) 心血管系疾患 複数の合併症 HIV 感染症

(Smith TJ, Bohlke K, Lyman GH, et al. Recommendations for the Use of WBC Growth Factors：American Society of Clinical Oncology Clinical Practice Guideline Update. J Clin Oncol 2015；33：3199-212. Table1 より引用)

● MASCC によるリスク分類

FN における各症状を点数化し，FN 重症化の低リスク患者を分類するリスク・インデックスが国際癌サポーティブケア学会(Multinational Association for Supportive Care in Cancer：MASCC)より提唱され[10]，いくつかの臨床試験でその信頼性が示されている[11)12)]。このリスク・インデックスはFN 重症化高リスク症例の判別にも有用とされ，ASCO，米国感染症学会(Infectious Diseases Society of America：IDSA)ガイドラインにも示されている(表4)。表4 に従い合計点数21 未満を高リスク，21 以上は低リスクとし，重症化の高リスク，低リスクとともにリスク分類の把握に役立てられている。肺癌患者を例とすると，慢性閉塞性肺疾患を合併する60 歳以上の肺癌患者は全例 FN 重症化の高リスクに該当する。

■まとめ：本邦の G-CSF 保険適用と，FN 発症および重症化リスクを踏まえた G-CSF 投与

G-CSF の使用にあたって，投与量・投与方法・投与期間に関する根拠論文は極めて少なく，白血病で研究された重篤と考えられる病態，すなわち高度な好中球減少に伴う感染症を避けることを目的としている。わが国においては欧米のガイドラインと比較してG-CSF の適用範囲は広い。

本邦の保険診療では，肺小細胞癌(small cell lung cancer：SCLC)に対する化学療法終了後の翌日からG-CSF の一次予防的投与(後述)を根拠のひとつとしている。この適用取得の背景となったのは，進展型SCLC に治療強度(dose intensity：DI)を高めたシスプラチン，ビンクリスチン，ドキソルビシン，エトポシド(cisplatin, vincristine, doxorubicin, etoposide：CODE)療法にG-CSF を追加投与(一次予防的投与)することにより全生存期間(overall survival：OS)が延長した報告[13)]である。しかし，その後行われた無作為化比較試験では，G-CSF を併用したCODE 療法はG-CSF 一次予防的投与を行わない標準治療に対して優越性を示せず[14)]，現在G-CSF(一次予防的投与)併用CODE 療法は標準治療ではない。このことより，実臨床で行われている肺癌化学療法において，治療強度増強を目的としたG-CSF の一次予防的投与は確たるエビデンスを失っているのが実際である。

本邦の発熱性好中球減少症(FN)ガイドライン[1)]における，「癌薬物療法でのG-CSF 予防投与」のシェーマを図1 に示す。肺癌化学療法においてG-CSF によるFN 対策を考える際，肺癌患者は表3 および表4 に示したようなFN 発症リスク因子および重症化因子を有する症例が多く，標準治療では延命効果が証明されていること，高齢者および進行例が多いこと，特に小細胞肺癌では

第12章 肺癌薬物療法中の好中球減少予防薬

表4　癌の支持療法のための多国籍連合リスクインデックススコア

項目	重みづけ
無症状あるいは軽度の症状を伴う発熱性好中球減少症の負担[*1]	5
低血圧なし（収縮期血圧が 90 mmHg を超えている）	5
慢性閉塞性肺疾患なし[*2]	4
固形腫瘍である，あるいは真菌感染の既往のない血液悪性腫瘍[*3]	4
補液を必要とする脱水なし	3
中等度の症状を伴う発熱性好中球減少症の負担[*1]	3
外来	3
60歳未満	2

スコアの最大値は26である。

[*1] 発熱性好中球減少症の負担とは好中球減少症のエピソードの影響による患者の一般的な臨床状態を示す。以下のスケールで評価されるべきであり，無症状あるいは軽度の症状（スコア5），中等度の症状（スコア3），および重篤な症状や瀕死（スコア0）のスケールで評価され，この発熱性好中球減少症に関する3と5のスコアは累積されない。

[*2] 慢性閉塞性肺疾患とは，活動性慢性気管支炎，肺気腫，強制呼気量の低下，発熱性好中球減少症のエピソード発現時に酸素療法および／またはステロイドおよび／または気管支拡張剤が必要なことを意味する。

[*3] 真菌感染症既往とは，確定診断された真菌感染症または経験的に真菌感染症が疑われ治療を受けたことを意味する。

（日本癌治療学会，G-CSF適正使用ガイドライン2013年版，Ver. 2, 2013より引用）

化学療法により治癒を含む十分な効果が期待できることより，G-CSF予防的投与が推奨されると思われる。しかしながら，現時点ではG-CSF使用の適用を肯定する無作為化比較試験はなく，実地臨床でのG-CSF投与はガイドラインに従っているとはいえない場合も多いと推測される。

次の項では，肺癌治療レジメンを中心に，G-CSFの一次予防的投与，二次予防的投与，治療的投与のエビデンスと意義につき紹介する。

肺癌治療レジメンにおける G-CSF 投与の意義

■肺癌化学療法における G-CSF 一次予防的投与の意義（図2）

G-CSFの一次予防的投与とは，抗癌薬治療の1コース目から，FNを予防する目的で，好中球減少や発熱を確認することなくG-CSFを投与することである。

本邦におけるG-CSF適正使用ガイドライン[7]はASCOガイドライン[15]，EORTCガイドライン[8]，NCCNガイドライン[5]に基づき，G-CSF一次予防的投与の推奨グレードを示している。すなわち，「FN発症率が20％以上のレジメンを使用するとき，FNを予防するために，G-CSFの一次予防的投与が推奨される（グレードA）」，「FN発症率が10〜20％のレジメンを使用するとき，FN発症または重症化のリスクが高いと考えられる因子を持つ患者ではG-CSFの一次予防的投与が考慮されるが，それ以外の患者ではG-CSFの一次予防的投与は推奨されない（グレードB）」，「FN発症率が10％未満のレジメンを使用するとき，G-CSFの一次予防的投与は推奨されない（グレードD）」とされる。

肺癌に対する化学療法で，G-CSF未使用時のFN発症率が24％であったレジメンにおいて，G-CSF使用によるFN発症率の有意な減少（24％ vs. 10％）が認められているが，今日では本邦で一般的ではない治療〔肺小細胞癌に対するシクロホスファミド＋ドキソルビシン＋エトポシド（cyclophosphamide, doxorubicin, etoposide：CDE療法）〕[16]であり，患者の背景因子やFN発症率が20％未満のレジメンについてのG-CSF使

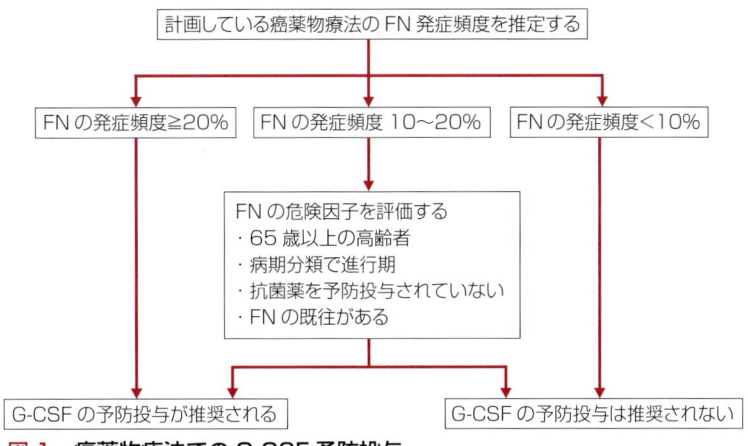

図1 癌薬物療法でのG-CSF予防投与
〔日本臨床腫瘍学会, 編. 発熱性好中球減少症（FN）ガイドライン. 2012より引用〕

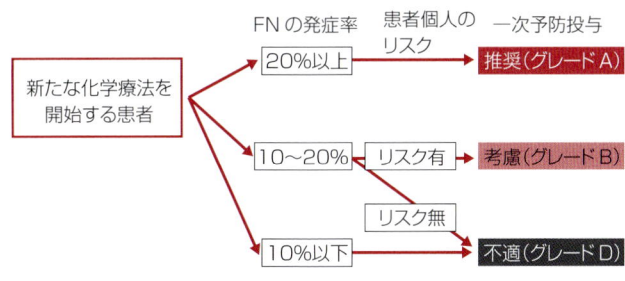

図2 G-CSF一次予防的投与の考え方

用の意義についても今後の検討課題である．現時点では，FN発症率が10～20％のレジメンについては，FN発症または重症化リスクに基づく個別の判断が重視される．

標準的な化学療法にG-CSFを併用することでFNを予防し，より安全に化学療法を実施することが一般的なG-CSF一次予防的投与の目的であり，これについてのエビデンスは確立されている．標準治療とは「科学的根拠に基づいた観点から，現在選択できる最善の治療法」である．標準治療の完遂はガイドラインなどに記載された治療レジメンを行うだけではなく，科学的根拠となった試験などと同じ治療強度（dose intensity：DI），すなわち，化学療法の単位時間あたりのDIを保持して治療することで，期待される抗腫瘍効果を得られる．逆に抗癌薬の減量やスケジュール延期により，期待される効果が得られない可能性を考慮しなければならない．化学療法のDIを相対的に評価する指標として，（実際のDI／計画されたDI）で示されるものが相対用量強度（relative dose intensity：RDI）である．非小細胞肺癌（non-small cell lung cancer：NSCLC）においては治癒を目的としない化学療法において，RDIと予後の検討がなされており，高齢者のNSCLCにおいて，RDIが80％未満の集団では，RDI 80％以上を維持できた集団に比し，生存期間中央値が悪い傾向[17]が示されている．しかしながら，進行期もしくは再発非小細胞肺癌における化学療法は延命と症状緩和を目的とすることが多く，FN発症は避けるべき副作用である．そのため，時にANCが500/μl未満とならないような用量調節（減量）や治療間隔の延長を行うことが重要である．

以上より，化学療法の強度を増強または維持する目的でのG-CSF一次予防的投与は，「治癒もしくは生存期間の延長を目的とする化学療法における，DIが低下すると予後が不良となることが示

されている場合には，DI を増強または維持する目的での G-CSF 一次予防的投与が推奨される（グレード B）」，「症状緩和を目的とする化学療法では，G-CSF 一次予防的投与は推奨されず，G-CSF を使用するよりも，レジメン，用量，投与スケジュールの変更を考慮すべきである（グレード C2）」とされている．しかし，たとえ頻度 10％ 未満であっても，FN を合併した患者にとっては極めて重篤な合併症を経験したことになる．今後，理想的には化学療法に特異的な FN の発症頻度による選別ではなく，個々の患者が持つ特異性 patients-specific（年齢，合併症，全身状態など）に基づき，個別化された G-CSF 一次予防的投与基準が望まれる．

■肺癌化学療法における G-CSF 二次予防的投与の意義（図3）

G-CSF の二次予防的投与とは，抗癌薬治療において前コースで FN を生じたり，遷延性の好中球減少症で投与スケジュールの延期が必要となった場合に，次コースで予防的に G-CSF を投与する場合を指す．

G-CSF の二次予防的投与の目的は，抗癌薬の減量を避け，既定の投与量を維持することにある．治癒を目指した治療を行う場合，抗癌薬の減量やスケジュール変更を行うことが望ましくない患者において，二次予防的に G-CSF を投与すると，FN の発現や好中球回復までの期間，抗菌薬投与のために入院する期間を有意に減少させることができると報告されている[18)19)]．また，前コースで FN を生じた 50 例に対し，抗癌薬の減量を行わず G-CSF の二次予防的投与を行いその有効性を検討した報告[19)]によると，二次予防的投与を行った後の 1 コース目での FN 発症率は 64％，次コースでの発症率は 14％，3 コース目の発症率は 10％とコースを重ねるにつれて有意に FN を抑制することが報告されている．

肺癌に対する検討として，肺小細胞癌に対するシクロホスファミド，ドキソルビシン，エトポシド 3 剤併用療法において，抗菌薬単独予防投与群と抗菌薬＋G-CSF による予防投与群を比較し，FN の発症頻度や罹病期間を検討した試験がある[16)]．前コースで FN を生じながらも原則減量せず次コース以降も治療を継続した場合，抗菌薬単独の予防投与群で 24％に，抗菌薬＋G-CSF 投与群で 10％に再び FN が生じた[16)]．報告によりさまざまであるが，前コースで FN を生じた場合，抗癌薬の減量など適切な処置を取らない場合，G-CSF の二次予防的投与を行っても次コース以降での FN 発症リスクは 10〜60％と低くない．

これらの過去の報告より，ガイドラインでは「抗癌薬の減量やスケジュール変更を行うことが望ましくない患者において，前コースで FN を認めた場合，次コース以降で G-CSF の二次予防的投与を考慮する（グレード B）」が，「前コースで FN を生じた場合，抗癌薬の減量やスケジュール変更を行うことが望ましくない患者でなければ，原則として次コース以降は抗癌薬の減量もしくはスケジュールの変更を検討することが望ましい（グレード C2）」とされている．

G-CSF 二次予防的投与の目的は，抗癌薬減量を避け既定の投与量を維持することにある．G-CSF の一次予防的投与を行うことで FN 発症割合および感染による死亡率を減少させる可能性が示されている[20)]一方で，G-CSF の二次予防的投与が肺癌患者の無増悪生存期間（progression-free survival：PFS）や OS の延長を示した報告はない．しかし，非ホジキンリンパ腫に対する化学療法での後方視的検討では DI が高い群で OS が長い傾向[21)]にあり，また，乳癌に対する術後化学療法において G-CSF の二次予防的投与により DI の増加を認めた報告もある[22)]．これらより，「G-CSF の二次予防的投与により，生存期間のいずれも延長したという報告はこれまでにない．しかしながら，抗癌薬の減量やスケジュール変更を行うことが望ましくない患者において，G-CSF の二次予防的投与を行うことで DI を維持し，その結果，生存期間延長に寄与する可能性はある（グレード C1）」とされる．

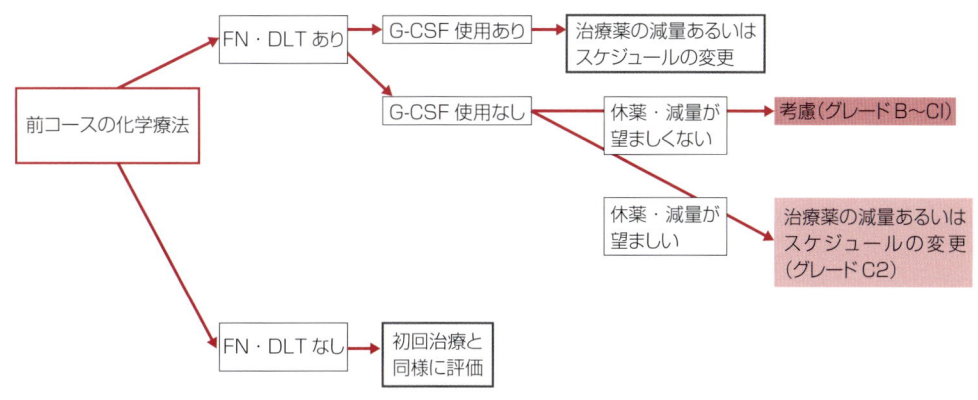

図3 G-CSF 二次予防的投与の考え方

[フローチャート：
前コースの化学療法 → FN・DLT あり → G-CSF 使用あり → 治療薬の減量あるいはスケジュールの変更
　　　　　　　　　　　　　　　　　→ G-CSF 使用なし → 休薬・減量が望ましくない → 考慮（グレードB～C1）
　　　　　　　　　　　　　　　　　　　　　　　　　→ 休薬・減量が望ましい → 治療薬の減量あるいはスケジュールの変更（グレードC2）
前コースの化学療法 → FN・DLT なし → 初回治療と同様に評価]

■肺癌化学療法におけるG-CSF治療的投与の意義（図4）

G-CSFの治療的投与とは，化学療法の経過中に好中球減少を来したのちに，好中球減少状態からのすみやかな回復を期待してG-CSFを投与することを指す。

FN患者に対するG-CSFの治療的投与は，予防投与に比しさらにエビデンスが少ない。臨床試験のメタアナリシスは2件の報告がなされている。Cochrane Libraryのメタアナリシスでは，G-CSF/GM-CSF（granulocyte macrophage colony-stimulating factor, 本邦未承認）を用いた13の臨床試験，1,518名の患者について解析し，G-CSF/GM-CSF投与群での入院期間短縮（ハザード比 0.63，95％信頼区間：0.49-0.82，p＜0.0006）および好中球数回復までの期間短縮（ハザード比 0.32，95％信頼区間 0.23-0.46，p＜0.00001）を認めたが，全死亡率には有意差はなかった（p=0.10）[23]。Berghmansらによるメタアナリシスでも，G-CSF投与群と非投与群の間で，FNによる死亡率に有意差はなく，ほかの臨床的項目での優位性も示されていない[24]。しかし，好中球減少症の期間はFN患者の重篤な合併症のリスク因子とされていることから[10]，表4に示したような高リスクの患者に対するG-CSFの治療的投与は，重篤な合併症発症の低減が期待できる。これらより「発熱性好中球減少症患者に対し，ルーチンにG-CSFの治療的投与をすべきでない。ただし，G-CSFの予防投与を受けていたFN患者では，G-CSFの継続投与が勧められる（グレードC1）」「G-CSFの予防投与を受けていないFN患者では，高リスクの場合，G-CSFの治療的投与を検討する（グレードC1）」とされる。

無熱性好中球減少症（afebrile neutropenia）に対するG-CSFの治療的投与の有効性について，ASCOガイドライン[15]では，データが不十分であることからルーチンの投与を推奨していない。またEORTCガイドライン[8]およびNCCNガイドラインにおいても[5]，無熱性好中球減少症に対するG-CSFの治療的投与には言及されていない。現時点では，無熱性好中球減少症に対するエビデンスは新たに報告されておらず，「無熱性好中球減少症患者に対し，ルーチンにG-CSFの治療的投与をすべきでない（グレードC2）」。しかし本邦では，化学療法におけるG-CSF製剤の効能・効果として，ANCが500/μl未満が観察された時点での投与が認められている。

ペグフィルグラスチムの予防投与を受けたFN患者に対しては，追加のG-CSF治療的投与の効果を検証した臨床試験はないことから，NCCNガイドラインでは追加のG-CSF治療的投与は推奨していない。

■その他，注意すべきG-CSF使用法：放射線併用時

肺癌治療において特に注意が必要な点として，「放射線同時併用化学療法施行時，縦隔領域が照

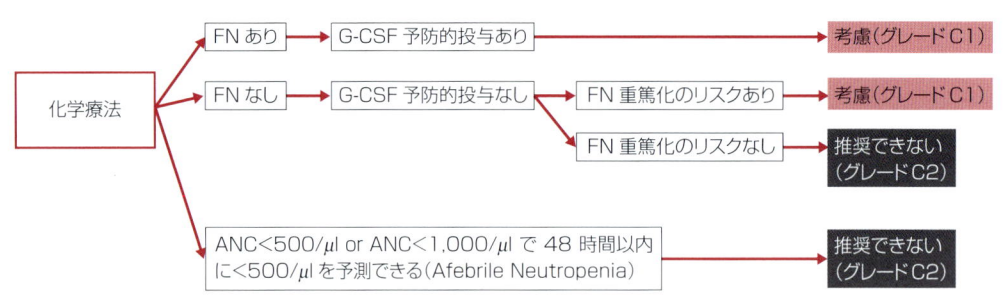

図4 G-CSF治療的投与の考え方

射野内に含まれる場合は，血小板減少や肺毒性が高まる危険性があり，G-CSF使用は推奨されない（グレードD）」。これは，肺非小細胞癌患者で化学療法と放射線療法を併用した場合に，G-CSFを投与した群では，G-CSF非投与群に比較して血小板数が有意に減少していた報告[25]があり，また，肺小細胞癌患者で，GM-CSF投与でも同様の結果が示されている[26]。なお，縦隔以外の部位での照射においては，これらの毒性は証明されていない。

G-CSFバイオシミラーの有効性と安全性，およびガイドラインにおける位置づけ

バイオシミラーとは，国内ですでに承認されているバイオテクノロジー応用医薬品（先行バイオ医薬品）と同等／同質の品質，安全性および有効性を有する医薬品として，異なる製造販売業者により製造される医薬品を指す。バイオシミラーがジェネリック医薬品と大きく異なる点として，細胞培養技術を用いた蛋白質で，分子量が大きく構造が複雑であることから，先行バイオ医薬品とバイオシミラーとの同一性を示すことが困難である。そのため，品質，安全性，有効性において，先行バイオ医薬品との同等性・同質性を科学的に検証することが求められる。また，バイオシミラーでは免疫原性などに注意が必要であり，製造販売後に安全性に関する調査が必要とされる。

EORTCのG-CSFに関するガイドライン（2010）update[8]では，フィルグラスチム，レノグラスチム，ペグフィルグラスチムに加え，XM02を含むフィルグラスチムバイオシミラーも臨床的に有効であり，FNおよびFN関連合併症の予防に使用するよう推奨している。フィルグラスチムバイオシミラーXM02とG-CSF標準製剤を比較した2件の無作為化クロスオーバー試験における両者の薬物動態学（pharmacokinetics：PK）および薬力学的（pharmacodynamics：PD）試験の結果，両者の効果安全性プロファイルの同等性が示されている[27)28]。また，多国籍多施設共同第Ⅲ相無作為化比較試験において，フィルグラスチムバイオシミラーXM02とフィルグラスチムの一次予防的投与の臨床的有効性の同等性が確認された[29)〜31]。安全性においても，両剤の有害反応は類似しており，忍容性はともに良好であったと報告されている[29)〜31]。

本邦では現在バイオシミラーが3製剤承認されているが，承認申請における有効性と安全性に関して，先行バイオ医薬品であるフィルグラスチム（グラン®）とのPK，PD特性（ANC，CD34陽性細胞数）を比較する健康成人を対象とした国内臨床試験が実施され，各剤の同等性／同質性が検証されている[32)〜37]。また安全性に関して，フィルグラスチム後続1の安全性データは国内で乳癌を対象とした治療的投与で検討したデータをもとに，またフィルグラスチム後続2の安全性は，欧州で販売されているフィルグラスチムバイオシミラーXM02の導入品であることから，海外第Ⅲ相無作為化比較試験の安全性データなどが外挿されている。

G-CSFバイオシミラーは，NCCNガイドライ

ン[5]ではカテゴリー1，EORTC ガイドライン[8]では grade A，ASCO ガイドライン[15]でも強い推奨とされている。G-CSF バイオシミラーの位置づけは，G-CSF 適正使用ガイドライン2013年版ver.3[38]において，実地臨床におけるデータの集積を根拠に，「現時点では先行バイオ医薬品G-CSF と G-CSF バイオシミラーの安全性と有効性は同等とされており，投与を行うよう勧められる。ただし，実地臨床における大規模で長期にわたる安全性の確認も必要（グレードB）」と改訂された。さらに，わが国で使用される3種類のG-CSF バイオシミラーにおいては，海外第Ⅲ相比較試験およびメタ解析の有無により，製剤ごとにエビデンスレベルが付記された。すなわち，後続2は3つの第Ⅲ相比較試験とメタ解析があるためエビデンスレベル（Ⅰ），後続3は第Ⅲ相試験のみでありエビデンスレベル（Ⅱ），後続1は大規模な第Ⅲ相試験がないことよりエビデンスレベル（Ⅲ）とされた。

新規 G-CSF 製剤ペグフィルグラスチムの使用現状と，新規治療レジメンによる展望

■新規 G-CSF 製剤ペグフィルグラスチムの本邦ガイドラインにおける位置づけと予防的投与の意義

ペグフィルグラスチムは，G-CSF であるフィルグラスチムのN末端にポリエチレングリコール（polyethylene glycol：PEG）を化学的に結合させ，血中消失半減期を長期化した持続型製剤である。2週毎または3週毎投与レジメンでは，抗癌薬投与終了から24時間以上経過したタイミングで，1コースあたり1回のみ皮下注射で投与される。2002年に米国および欧州で承認され，わが国でも，2014年9月に「癌化学療法による発熱性好中球減少症の発症抑制」の効能効果で承認されており，投与意義は FN 発症抑制（prophylactic use）を目的としている。

Prophylactic use は，化学療法投与終了後に好中球減少を確認することなくペグフィルグラスチム単回投与を行うことで，好中球減少症およびFN 発症を抑制することを目的としており，2002年よりペグフィルグラスチムを使用している欧米諸国ではすでに定着している投与方法である。肺癌を含む複数の悪性腫瘍において，ペグフィルグラスチムの一次予防的投与の意義を調べた臨床試験では，ペグフィルグラスチム使用により有意にFN 発症を減らせることが示されている[39)40)]。また，一次予防的投与として，ペグフィルグラスチムを day2 に1回投与する群と，フィルグラスチムの day2 以降連日投与群とを比較した試験では，ペグフィルグラスチムの FN 予防効果は，フィルグラスチムと同等か，より優れていることが示されている[41)～45)]。

ペグフィルグラスチムの投与タイミングについて検討する比較試験はこれまでにいくつか行われている。悪性リンパ腫に対して，day1 に抗癌薬の投与が終了する2週毎投与の化学療法において，day2 投与と day4 投与を比較した臨床試験では，day4 に投与した方が grade3 以上の白血球減少と感染の頻度が低いという報告[46)]と，day2 と day4 で結果に有意差はなかったという報告[47)]がある。なお，抗癌薬投与当日（day1）にペグフィルグラスチムを投与した試験では，day2 投与と比較して，好中球減少期間が長く FN 発症率が高くなる傾向が示されており[48)]，ペグフィルグラスチムの最適な投与タイミングについては今後の検討課題であるものの，抗癌薬投与と同日のペグフィルグラスチム投与は推奨されていない。

■肺癌患者を対象としたペグフィルグラスチムを用いた試験

肺癌患者のみを対象にした，ペグフィルグラスチムの一次予防的投与の意義を検証した臨床試験，およびフィルグラスチムとの比較試験はない。肺癌患者を対象として，本邦で行われたペグフィルグラスチムの薬物動態および安全性を評価した臨床試験を示す。

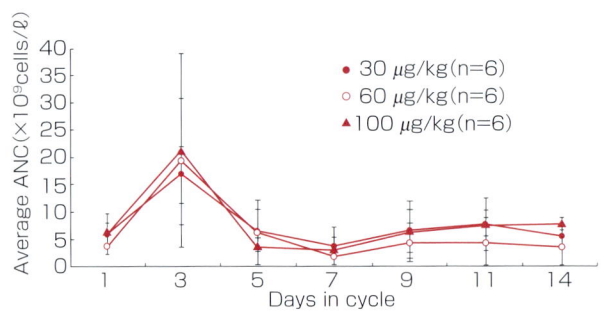

図5 ペグフィルグラスチム投与後のANC推移
〔Yamamoto N, Sekine I, Nakagawa K, et al. A pharmacokinetic and dose escalation study of pegfilgrastim（KRN125）in lung cancer patients with chemotherapy-induced neutropenia. Jpn J Clin Oncol 2009；39：425-30, Figure2 より引用〕

　3～4週間で1サイクルの化学療法施行中にANC＜500/μlが認められたNSCLC患者18例を対象に，ペグフィルグラスチムの30 μg/kg，60 μg/kg，100 μg/kgを化学療法の1サイクルごとに化学療法の最終投与後の翌日（day1投与の化学療法の場合はday2，day1～3投与の化学療法の場合はday4）に単回皮下投与し，薬物動態，安全性および有効性を検討した試験では，ペグフィルグラスチムを投与した第1サイクルにおける血清中ペグフィルグラスチム濃度は用量依存的に上昇し，最高血中濃度および血中濃度-時間曲線下面積（area under the blood concentration-time curve：AUC）は投与量比以上に増加し，薬物動態は非線形性を示した。また，ペグフィルグラスチムを投与した第1サイクルにおけるANCは，いずれの投与量でもペグフィルグラスチム投与後48時間（day3）で最高値に達し，144時間（day7）で最低値となり，192時間（day9）でペグフィルグラスチム投与前値まで回復した（図5）。ペグフィルグラスチムの30 μg/kg，60 μg/kgおよび100 μg/kg単回投与後に，ANC＜500/μlの好中球減少を認めた被験者（発現割合）は，各用量でそれぞれ1名（16.7％），1名（16.7％）および2名（33.3％）であり，いずれの投与群においても同様の好中球数回復効果が認められ，FNを発現した患者は認めなかった[49]。また，NSCLC患者18例を対象にした，ペグフィルグラスチム30 μg/kg，100 μg/kg，300 μg/kg単回皮下投与と，フィルグラスチム5 μg/kg/day連日皮下投与を比較する多施設共同無作為化オープン群逐次増量試験では，薬力学的特性，薬物動態および安全性が検討された。10名にペグフィルグラスチムが投与され，3名にフィルグラスチムが投与された。ペグフィルグラスチム単回投与は，30 μg/kg，100 μg/kg，300 μg/kgのいずれの投与量でも，化学療法後のANCの回復（$2\times10^3/\mu l$以上）に対してフィルグラスチム連日投与と同様の結果を示した[50]。

　肺癌を対象とした試験ではないが，化学療法後のペグフィルグラスチム投与が好中球減少ならびにFNの発生を抑制した報告があり紹介する。ドイツで行われた，乳癌術前化学療法としてのドセタキセル＋ドキソルビシン＋シクロホスファミド（TAC）療法の有用性を検証したGEPAR-TRIO試験に参加した患者集団を対象に，FNの一次予防としてTAC療法のサイクルごとに，①シプロフロキサシン（ciprofloxacin：CPFX，図6中ではCIP）500mgを1日2回，各サイクルの第5～14日に経口投与，②フィルグラスチム5 μg/kg/日もしくはレノグラスチム150 mg/m²を各サイクルの第5～10日に皮下投与，③ペグフィルグラスチム6 mg/日を各サイクルの第2日に皮下投与，④ペグフィルグラスチム6 mg/日を各サイクルの第2日に皮下投与かつCPFX500 mgを1日2回，各サイクルの第5～14日に経口投与の4群に分けた。その上で，FNを発症した患者割合，grade4の好中球減少症を発症した患者割合

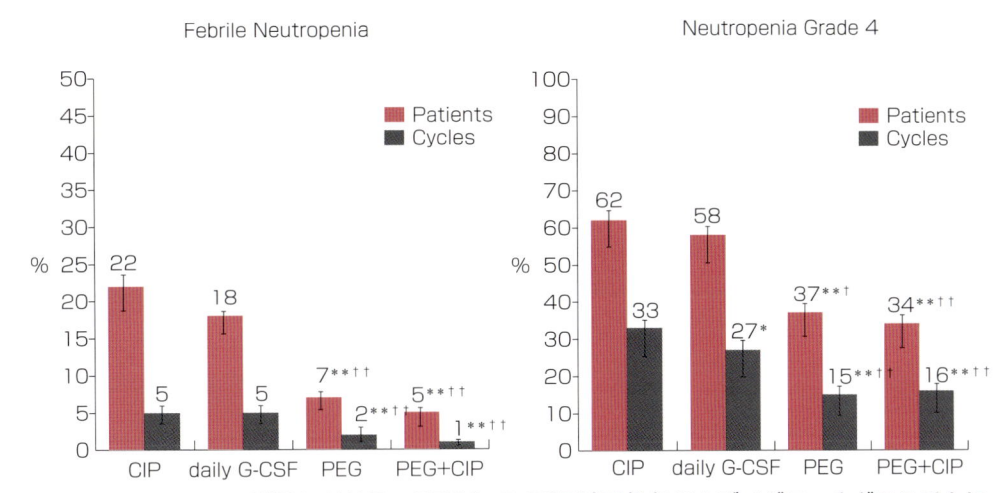

図6 GEPAR-TRIO試験における，CPFX，G-CSF連日投与およびペグフィルグラスチムによるFN一次予防(患者毎／サイクル毎)

CIP：ciprofloxacin，daily G-CSF：フィルグラスチムまたはレノグラスチム，PEG：ペグフィルグラスチム．
* $p<0.01$, ** $p<0.001$ versus CIP. † $p<0.001$, †† $p<0.001$ versus daily G-CSF.
〔von Minckwitz G, Kummel S, du Bois A, et al. Pegfilgrastim +/-ciprofloxacin for primary prophylaxis with TAC (docetaxel/doxorubicin/cyclophosphamide) chemotherapy for breast cancer. Results from the GEPARTRIO study. Ann Oncol 2008；19：292-8 より引用〕

を非無作為化で比較した試験が並行して行われた(図6)。主要評価項目であるFN発症割合は，①CPFX群が22％，②daily G-CSF群が18％，③ペグフィルグラスチム群が7％，④ペグフィルグラスチム＋CPFX群が5％であり，③ペグフィルグラスチム群，および④ペグフィルグラスチム＋CPFX群のFN発症率は，①CPFX群または②daily G-CSF群よりも有意に低かった(それぞれp＜0.001)。さらに，grade 4の好中球減少症を発症した患者割合は，①CPFX群が62％，②daily G-CSF群が58％，③ペグフィルグラスチム群が37％，④ペグフィルグラスチム＋CPFX群が34％であり，③ペグフィルグラスチム群，および④ペグフィルグラスチム＋CPFX群のgrade4の好中球減少症発症割合は，①CPFX群または②daily G-CSF群よりも有意に抑制された(それぞれp＜0.001)[51]。

現在のところ，肺癌治療レジメンにおいてペグフィルグラスチムのエビデンスは不足しているといわざるを得ず，また術前TAC療法は本邦での標準治療ではない。しかし，ペグフィルグラスチムによる利点として，FNおよび好中球減少症の発症抑制効果が治療アドヒアランスを向上させたり，患者の通院負担および医療者の負担減が期待できる可能性がある。一方で不利益な点として，化学療法投与終了翌日の来院の必要性が生じるほか，高額であること，長期毒性に関して検証されていないなどの問題点も残されている。いずれにしても，肺癌化学療法においてペグフィルグラスチム使用を考慮するためには，今後さらにエビデンスを集積する必要がある。

おわりに

現状では肺癌化学療法のみならず，G-CSFおよびG-CSFバイオシミラー，ペグフィルグラスチムのエビデンスは不十分であるといわざるを得ない。明確なエビデンスに基づいたG-CSF製剤投与が望ましいものの，FNや好中球減少症は時に治療関連有害事象の原因となるほか，抗癌薬用量調節の結果RDIを低下させることで予後を悪化させる可能性がある。また，進行期非小細胞肺癌のプラチナ併用化学療法中にgrade3または4の好中球減少を来した患者へのG-CSF投与を後方視的に検討し，G-CSF投与が行われた患者に

おいて累積生存が上回ったという報告もされている[52]。現状では，投与する化学療法レジメンにおけるFN発症リスクおよび患者のFNリスクを総合的に判断し，肺癌化学療法においてもFNの高リスクと考えられる患者に対しては，G-CSF製剤の使用を選択肢に入れておく必要がある。

利益相反なし。

●文献
1) 日本臨床腫瘍学会，編. 発熱性好中球減少症(FN)診療ガイドライン．2012.
2) Common Terminology Criteria for Adverse Events (CTCAE) Version 4.0. Published: May 28, 2009 (v4.03: Jun. 14, 2010). 有害事象共通用語規準 v.4.0 日本語訳 JCOG版 (CTCAE v.4.0-JCOG2015年9月10日版).
3) Crawford J, Caserta C, Roila F. Hematopoietic growth factors: ESMO Clinical Practice Guidelines for the applications. Ann Oncol 2010; 21: v248-51.
4) Freifeld AG, Bow EJ, Sepkowitz KA, et al. Clinical practice guideline for the use of antimicrobial agents in neutropenic patients with cancer: 2010 update by the infectious diseases society of america. Clin Infect Dis 2011; 52: e56-93.
5) NCCN Clinical Practice Guidelines in Oncology (NCCN Guidelines®). Myeloid Growth Factors Version 1. 2015.
6) Smith TJ, Khatcheressian J, Lyman GH, et al. 2006 update of recommendations for the use of white blood cell growth factors: an evidence-based clinical practice guideline. J Clin Oncol 2006; 24: 3187-205.
7) 日本癌治療学会. G-CSF適正使用ガイドライン 2013年版, Ver. 2. 2013.
8) Aapro MS, Bohlius J, Cameron DA, et al. 2010 update of EORTC guidelines for the use of granulocyte-colony stimulating factor to reduce the incidence of chemotherapy-induced febrile neutropenia in adult patients with lymphoproliferative disorders and solid tumours. Eur J Cancer 2011; 47: 8-32.
9) Viscoli C, Varnier O, Machetti M. Infections in patients with febrile neutropenia: epidemiology, microbiology, and risk stratification. Clin Infect Dis 2005; 40: S240-5.
10) Klastersky J, Paesmans M, Rubenstein EB, et al. The Multinational Association for Supportive Care in Cancer risk index: a multinational scoring system for identifying low-risk febrile neutropenic cancer patients. J Clin Oncol 2000; 18: 3038-51.
11) Uys A, Rapoport BL, Anderson R. Febrile neutropenia: a prospective study to validate the Multinational Association of Supportive Care of Cancer (MASCC) risk-index score. Support Care Cancer 2004; 12: 555-60.
12) Klastersky J, Paesmans M. The Multinational Association for Supportive Care in Cancer (MASCC) risk index score: 10 years of use for identifying low-risk febrile neutropenic cancer patients. Support Care Cancer 2013; 21: 1487-95.
13) Fukuoka M, Masuda N, Negoro S, et al. CODE chemotherapy with and without granulocyte colony-stimulating factor in small-cell lung cancer. Br J Cancer 1997; 75: 306-9.
14) Furuse K, Fukuoka M, Nishiwaki Y, et al. Phase III study of intensive weekly chemotherapy with recombinant human granulocyte colony-stimulating factor versus standard chemotherapy in extensive-disease small-cell lung cancer. The Japan Clinical Oncology Group. J Clin Oncol 1998; 16: 2126-32.
15) Smith TJ, Bohlke K, Lyman GH, et al. Recommendations for the Use of WBC Growth Factors: American Society of Clinical Oncology Clinical Practice Guideline Update. J Clin Oncol 2015; 33: 3199-212.
16) Timmer-Bonte JN, de Boo TM, Smit HJ, et al. Prevention of chemotherapy-induced febrile neutropenia by prophylactic antibiotics plus or minus granulocyte colony-stimulating factor in small-cell lung cancer: a Dutch Randomized Phase III Study. J Clin Oncol 2005; 23: 7974-84.
17) Luciani A, Bertuzzi C, Ascione G, et al. Dose intensity correlate with survival in elderly patients treated with chemotherapy for advanced non-small cell lung cancer. Lung Cancer 2009; 66: 94-6.
18) Haim N, Shulman K, Goldberg H, et al. The safety of full-dose chemotherapy with secondary prophylactic granulocyte colony stimulating factor (G-CSF) following a prior cycle with febrile neutropenia. Med Oncol 2005; 22: 229-32.
19) Gupta S, Singh PK, Bhatt ML, et al. Efficacy of granulocyte colony stimulating factor as a secondary prophylaxis along with full-dose chemotherapy following a prior cycle of febrile neutropenia. Biosci Trends 2010; 4: 273-8.
20) Lyman GH, Dale DC, Wolff DA, et al. Acute myeloid leukemia or myelodysplastic syndrome in randomized controlled clinical trials of cancer chemotherapy with granulocyte colony-stimulating factor: a systematic review. J Clin Oncol 2010; 28: 2914-24.
21) Bosly A, Bron D, Van Hoof A, et al. Achievement of optimal average relative dose intensity and correlation with survival in diffuse large B-cell lymphoma patients treated with CHOP. Ann Hematol 2008; 87: 277-83.
22) Rivera E, Erder MH, Moore TD, et al. Targeted filgrastim support in patients with early-stage breast carcinoma: toward the implementation of a risk model. Cancer 2003; 98: 222-8.
23) Clark OA, Lyman GH, Castro AA, et al. Colony-stimulating factors for chemotherapy-induced febrile neutropenia: a meta-analysis of randomized controlled trials. J Clin Oncol 2005; 23: 4198-214.
24) Berghmans T, Paesmans M, Lafitte JJ, et al. Therapeutic use of granulocyte and granulocyte-macrophage colony-stimulating factors in febrile neutropenic cancer patients. A systematic review of the literature with meta-analysis. Support Care Cancer 2002; 10: 181-8.
25) Momin F, Kraut M, Lattin P, et al. Thrombocytopenia in patients receiving chemoradiotherapy and G-CSF for locally advanced non-small cell lung cancer (NSCLC) (meeting abstract). Proc Am Soc Clin Oncol 1992: 249 (abstr).
26) Bunn PA Jr., Crowley J, Kelly K, et al. Chemoradiotherapy with or without granulocyte-macrophage colony-stimulating factor in the treatment of limited-stage small-cell lung cancer: a prospective phase III randomized study

of the Southwest Oncology Group. J Clin Oncol 1995 ; 13 : 1632-41.
27) Lubenau H, Sveikata A, Gumbrevicius G, et al. Bioequivalence of two recombinant granulocyte colony-stimulating factor products after subcutaneous injection in healthy volunteers. Int J Clin Pharmacol Ther 2009 ; 47 : 275-82.
28) Lubenau H, Bias P, Maly AK, et al. Pharmacokinetic and pharmacodynamic profile of new biosimilar filgrastim XM02 equivalent to marketed filgrastim Neupogen : single-blind, randomized, crossover trial. BioDrugs 2009 ; 23 : 43-51.
29) del Giglio A, Eniu A, Ganea-Motan D, et al. XM02 is superior to placebo and equivalent to Neupogen in reducing the duration of severe neutropenia and the incidence of febrile neutropenia in cycle 1 in breast cancer patients receiving docetaxel/doxorubicin chemotherapy. BMC Cancer 2008 ; 8 : 332.
30) Gatzemeier U, Ciuleanu T, Dediu M, et al. XM02, the first biosimilar G-CSF, is safe and effective in reducing the duration of severe neutropenia and incidence of febrile neutropenia in patients with small cell or non-small cell lung cancer receiving platinum-based chemotherapy. J Thorac Oncol 2009 ; 4 : 736-40.
31) Engert A, Griskevicius L, Zyuzgin Y, et al. XM02, the first granulocyte colony-stimulating factor biosimilar, is safe and effective in reducing the duration of severe neutropenia and incidence of febrile neutropenia in patients with non-Hodgkin lymphoma receiving chemotherapy. Leuk Lymphoma 2009 ; 50 : 374-9.
32) 長谷川節雄, 三宅順子, 塩井由美子, ほか. フィルグラスチムバイオ後続品TKN732と市販製剤グランとの薬力学比較試験. 薬理と治療 2013 ; 41 : 261-74.
33) 長谷川節雄, 三宅順子, 塩井由美子, ほか. フィルグラスチムバイオ後続品TKN732と市販製剤グランとの薬物動態比較試験. 薬理と治療 2013 ; 41 : 251-60.
34) 佐藤一彦, 雷 哲明, 福間英祐, ほか. 乳癌患者における補助化学療法中の好中球減少症に対するFSK0808の有用性について. 日癌治療会誌 2012 ; 47 : 1254.
35) Sagara Y, Sato K, Fukuma E, et al. The efficacy and safety of FSK0808, filgrastim biosimilar : a multicenter, non-randomized study in Japanese patients with breast cancer. Jpn J Clin Oncol 2013 ; 43 : 865-73.
36) 大坪達弥, 中川ゆかり, 藤田将輝, ほか. 悪性リンパ腫におけるフィルグラスチムバイオ後続品「モチダ」と先行バイオ医薬品の前向きランダム化クロスオーバー比較試験. 医療薬学 2015 ; 41 : 793-8.
37) 大釜陽一郎, 加治良一, 生島一平, ほか. 日本人健康成人男性を対象としたEP2006-300のグランシリンジM300製剤を対照とする無作為化, 二重盲検, 2剤2期クロスオーバー試験：反復皮下投与したときの薬力学（CD34+細胞数）および安全性（免疫原性および局所忍容性を含む）の比較. 臨床医薬 2014 ; 30 : 519-29.
38) 日本癌治療学会, 編. G-CSF適正使用ガイドライン2013年版 ver.3. がん診療ガイドライン. URL: http://jsco-cpg.item/30/index.html（最終閲覧2016年8月29日）
39) Vogel CL, Wojtukiewicz MZ, Carroll RR, et al. First and subsequent cycle use of pegfilgrastim prevents febrile neutropenia in patients with breast cancer : a multicenter, double-blind, placebo-controlled phase III study. J Clin Oncol 2005 ; 23 : 1178-84.
40) Hecht JR, Pillai M, Gollard R, et al. A randomized, placebo-controlled phase ii study evaluating the reduction of neutropenia and febrile neutropenia in patients with colorectal cancer receiving pegfilgrastim with every-2-week chemotherapy. Clin Colorectal Cancer 2010 ; 9 : 95-101.
41) Green MD, Koelbl H, Baselga J, et al. A randomized double-blind multicenter phase III study of fixed-dose single-administration pegfilgrastim versus daily filgrastim in patients receiving myelosuppressive chemotherapy. Ann Oncol 2003 ; 14 : 29-35.
42) Holmes FA, Jones SE, O'Shaughnessy J, et al. Comparable efficacy and safety profiles of once-per-cycle pegfilgrastim and daily injection filgrastim in chemotherapy-induced neutropenia : a multicenter dose-finding study in women with breast cancer. Ann Oncol 2002 ; 13 : 903-9.
43) Holmes FA, O'Shaughnessy JA, Vukelja S, et al. Blinded, randomized, multicenter study to evaluate single administration pegfilgrastim once per cycle versus daily filgrastim as an adjunct to chemotherapy in patients with high-risk stage II or stage III/IV breast cancer. J Clin Oncol 2002 ; 20 : 727-31.
44) Vose JM, Crump M, Lazarus H, et al. Randomized, multicenter, open-label study of pegfilgrastim compared with daily filgrastim after chemotherapy for lymphoma. J Clin Oncol 2003 ; 21 : 514-9.
45) Grigg A, Solal-Celigny P, Hoskin P, et al. Open-label, randomized study of pegfilgrastim vs. daily filgrastim as an adjunct to chemotherapy in elderly patients with non-Hodgkin's lymphoma. Leuk Lymphoma 2003 ; 44 : 1503-8.
46) Zwick C, Hartmann F, Zeynalova S, et al. Randomized comparison of pegfilgrastim day 4 versus day 2 for the prevention of chemotherapy-induced leukocytopenia. Ann Oncol 2011 ; 22 : 1872-7.
47) Loibl S, Mueller V, von Minckwitz G, et al. Comparison of pegfilgrastim on day 2 vs. day 4 as primary prophylaxis of intense dose-dense chemotherapy in patients with node-positive primary breast cancer within the prospective, multi-center GAIN study :（GBG 33）. Support Care Cancer 2011 ; 19 : 1789-95.
48) Burris HA, Belani CP, Kaufman PA, et al. Pegfilgrastim on the same day versus next day of chemotherapy in patients with breast cancer, non-small-cell lung cancer, ovarian cancer, and non-Hodgkin's lymphoma : results of four multicenter, double-blind, randomized phase II studies. J Oncol Pract 2010 ; 6 : 133-40.
49) Yamamoto N, Sekine I, Nakagawa K, et al. A pharmacokinetic and dose escalation study of pegfilgrastim （KRN125） in lung cancer patients with chemotherapy-induced neutropenia. Jpn J Clin Oncol 2009 ; 39 : 425-30.
50) Johnston E, Crawford J, Blackwell S, et al. Randomized, dose-escalation study of SD/01 compared with daily filgrastim in patients receiving chemotherapy. J Clin Oncol 2000 ; 18 : 2522-8.
51) von Minckwitz G, Kummel S, du Bois A, et al. Pegfilgrastim +/-ciprofloxacin for primary prophylaxis with TAC（docetaxel/doxorubicin/cyclophosphamide）chemotherapy for breast cancer. Results from the GEPARTRIO study. Ann Oncol 2008 ; 19 : 292-8.
52) Kasymjanova G, Kreisman H, Correa JA, et al. Does granulocyte colony-stimulating factor affect survival in patients with advanced non-small cell lung cancer? J Thorac Oncol 2006 ; 1 : 564-70.

第13章 癌性疼痛治療薬

横山太郎

ポイント

- Aδ線維が関与すると秒速15mと速く境界が明瞭な鋭い痛みが特徴的である。C線維が関与すると秒速1mと遅く境界が不明瞭な鈍い疼痛が特徴である。
- 体性痛はC線維もあるがAδ線維の割合が多いのに対して，内臓痛はC線維が多い。
- 関連痛は，デルマトームとヴィセロトームを照らし合わせて診断する。
- 神経障害性疼痛には，損傷された神経の支配領域に一致した，刺激に依存しない疼痛と，刺激に依存する疼痛がある。
- 突出痛は，ピークに達するまでが3分程度で，持続時間は15～30分で90％は1時間以内に収まる。

はじめに

癌性疼痛とは実際に何らかの組織損傷が起こったとき，あるいは組織損傷が起こりそうなとき，あるいはそのような損傷の際に表現されるような，不快な感覚体験および情動体験と，国際疼痛学会では定義している。そして，痛みは主観的で，心理社会的，スピリチュアルな要素の修飾を受けるため，客観的な評価が困難である。痛みの診断を的確に行い，診断結果に従って速やかに薬物治療や原因治療を行うことが重要である[1]。

癌患者全体での有病率は53％（95％信頼区間：43-63％），積極的治療中で59％（95％信頼区間：44-73％），終末期で64％（95％信頼区間：58-69％）である。原発巣による差はないといわれている。一方，痛みが初発症状の場合は進行している可能性が高く，予後不良因子となっている[2]。

分類

■病態による分類

侵害受容性疼痛と非侵害性受容性疼痛があり[3]，侵害受容性疼痛には体性痛と内臓痛がある。体性痛には筋肉，腱，骨，関節が原因の深部痛と皮膚や粘膜が原因の表在痛からなる。体性痛は限局しており圧痛を伴うことが特徴だが，深部痛の場合は病巣から離れた部位に痛みを認めることもある。内臓痛は管腔の炎症や閉塞，被膜の急激な伸展が原因で発生する。非侵害性受容性疼痛には神経障害性疼痛と交感神経依存性疼痛がある。これらは混在していることが多い。

侵害受容性疼痛には，Aδ線維とC線維という末梢侵害受容線維が関与している。有髄のAδ線維が関与すると秒速15mと速く境界が明瞭な鋭い痛みが特徴的である。それに対して，無髄のC

線維が関与すると秒速1mと遅く境界が不明瞭な鈍い疼痛が特徴である。体性痛に関与する神経はC線維もあるがAδ線維の割合が多いのに対して，内臓痛はC線維が多い。よって，体性痛は境界明瞭な疼痛が出現後，周辺に曖昧な疼痛が出現し，しばらく持続する。一方，内臓痛は境界不明瞭な鈍い痛みが続く[4]。関連痛は，疼痛の原因部位からの侵害刺激が脊髄に入力されるレベルと同じレベルに入力するほかの臓器や器官に疼痛が出現することを指す。よって，デルマトーム（皮膚が侵害刺激を入力する脊髄レベル）とヴィセロトーム（内臓が侵害刺激を入力する脊髄レベル）[5]を照らし合わせて診断する。また，C線維は普段は機能していないsilent nociceptorであるため，活性化された場合は，強い痛みとなることがあり，関連痛の原因になるともいわれている。

神経障害性疼痛は，体性組織に分布する感覚神経に直接影響を及ぼす損傷や疾患が原因で起きる痛みと定義されている[6]。診断に関しては，① 痛みの範囲が神経解剖学的に妥当，② 体性感覚系の損傷や神経疾患を疑う症状を伴っている，③ 感覚異常などの神経学的所見や神経損傷を示唆する画像所見などの客観的データがある場合に神経障害性疼痛と判断する。

神経障害性疼痛には，損傷された神経の支配領域に一致した，刺激に依存しない疼痛と，アロディニアや痛覚過敏のように刺激に依存する疼痛がある。アロディニアは通常疼痛はないが触ることにより生じる一方，痛覚過敏は通常でも疼痛があり刺激に対する反応が亢進している状態である。神経障害性疼痛は，「ビリビリするような」，「電気が走るような」，「灼けるような」，「熱した鉄棒を突きつけられたような」，「尖ったもので突き上げられたような」と語られることが多い。

これらの訴えの機序は，異所性神経活動，感作，脱抑制の3つの機序が関与している。異所性神経活動は，末梢神経が損傷を受けると神経線維や後根神経節上に電位依存性ナトリウムチャネルが発現し，自然発火を繰り返すことによって痛み刺激がなくても疼痛が出現する。感作には，末梢性感作と中枢性感作がある。末梢性感作は，反復される痛み刺激によって末梢神経の刺激閾値が低下することで疼痛が増悪する。中枢性感作は，末梢神経の感作に伴って中枢側末端にあるカルシウムチャネルが開口することでカルシウムイオンが細胞内に流入し，グルタミン酸やサブスタンスPが放出され，N-methyl D-aspartate（NMDA）受容体の活性化が起こるとより強い痛みが広範囲に発生する。脱抑制は，脳幹から脊髄後角に投射して痛みを抑制する下行抑制系というものがあり，痛みがあると放出されるノルアドレナリンやセロトニンによって活性化されているが強い痛みが持続すると機能低下を生じ疼痛が増悪する。また，脊髄後角のγ-aminobutyric acid（GABA）作動性抑制性介在ニューロンが消失し下行抑制系が抑制されることで疼痛が増悪する。

交感神経依存性疼痛は，受傷や手術などにより，併走しているが線維間の交通がないAδ・Aβ・C線維に交通ができることで生じる疼痛である。「なにもしなくても痛い」が特徴的である。生体の防御系としての意味合いがまったくないため，痛み自体が疾患であると認識されなければならない。癌患者においては，約10%に観察され，痛みの重症度は重く生活の質（quality of life：QOL）を著しく低下させる[7]。

■時間経過による分類

急性痛と慢性痛に分類される。急性痛は，損傷に続いて生じるもので警告信号としての役割がある。持続時間は，短いものの興奮閾値が低下すると慢性痛に移行することがある。慢性痛は，急性疾患の通常経過または外傷の治癒に相当する期間を越えて持続する痛みと国際疼痛学会が定義している[8]。

■原因による分類

癌の増殖や転移による癌による疼痛。手術や化学療法，放射線治療といった癌の治療による疼痛。癌患者に伴う癌とは異なる帯状疱疹や筋骨格系といった癌・癌治療と無関係の疼痛。以上に分

けられる。神経障害性疼痛では，癌の神経浸潤に伴うものが2/3で治療に伴うものが1/3といわれている。

特に化学療法に伴う神経障害性疼痛は，全化学療法患者の3.3％に及ぶといわれている[9]。

■パターンによる分類

持続痛と突出痛に分けられるが，混在していることが多い。持続痛は24時間のうち12時間以上経験される平均的な疼痛と表現され，突出痛は万国共通の定義はないものの，持続痛の有無や程度にかかわらず発生する一過性の痛みの増強と表現されることが多い。特徴としては，ピークに達するまでが3分程度で持続時間は，15〜30分で90％は1時間以内に収まる。8割は持続苦痛と同じ場所が増悪する[10]。

最近本邦では短時間作用型オピオイド（short-acting opioid：SAO）に加えて即効性オピオイド（rapid-onset opioid：ROO）が発売されたため，突出痛の分類を正しくする必要性がでてきた[11)12)]。まずは，突出痛の出現が体動時の骨転移痛のように予測できるものか瘻孔の疼痛のように予測できないものかを判断する。予測できるものに対してはSAOを，予測できず出現したものに関してはROOを検討する。次にSAOの効果発現時間で対応できるのか，逆にROOでは薬剤消失時間が短すぎはしないかを検討し使い分けるようにしている。当初は医療者が先導し，どちらかの薬剤を選択することになるだろう。そのようなときには，患者が表現する疼痛の言葉を分類に当てはめ，患者の言葉をそのまま使用し指示を出すとうまくいくことが多いと感じる（「ずーん」と痛いときはSAO，ぶつけたりして「ガーン」としたときはROOなど）。

鎮痛薬の特徴と実際の使い方

■非オピオイド鎮痛薬

●Nonsteroidal anti-inflammatory drugs（NSAIDs）

作用機序：Cyclooxygenase(COX)を阻害することで，鎮痛作用を呈する。COXには，胃粘膜保護や腎血流維持，血小板凝集に関与する構成型といわれるCOX-1と炎症時のプロスタグランジンを産生する誘導型であるCOX-2がある。NSAIDsによる鎮痛は，主にCOX-2を阻害することで痛みの原因物質であるプロスタグランジンの産生を阻害するために得られる。NSAIDsは，サリチル酸系，アントラニル系，アリール系，コキシブ系があるが，分子量の大きいCOX内のどこをブロックするかの違いで最終的な部位は一緒のため，異なるNSAIDs使用による相加効果や相乗効果は期待できない[13]。

特徴：鎮痛作用に加えて抗炎症作用と解熱作用があり，オピオイドと併用することで相乗効果が得られる。第一選択薬として明確ではなく，副作用を加味して適応を決めていく。

投与経路：内服，座薬，点滴がある。

副作用対策：胃腸障害，腎機能障害，出血傾向がある。胃腸障害の予防に対しては，プロトンポンプ阻害薬や高用量H_2阻害薬，プロスタグランジン製剤を使用する。なお，COX-2選択的阻害薬であっても胃腸障害は無視できるものではない[13]。腎機能障害患者に対しては使用を行わない。また，発生時には中止する必要がある。

処方例[14]：ロキソプロフェン(60)3錠／3×
　　　　　　メロキシカム(10)1.5錠／1×
　　　　　　エトドラク(200)2錠／2×
　　　　　　ナブプロキセン(100)4〜6錠／2×
　　　　　　ジクロフェナクSR(37.5)2錠／2×

●アセトアミノフェン

国際一般名はパラセタモールという。NSAIDs

表1 オピオイドの投与経路

	モルヒネ	オキシコドン	フェンタニル	メサドン	タペンタドール	トラマドール
経口	○	○	×	○	○	○
静注	○	○	○	△	×	○
皮下注射	○	○	○	△	×	×
経直腸	○	×	×	×	×	×
舌下・口腔粘膜	×	×	○	×	×	×
貼付	×	×	○	×	×	×
硬膜外・くも膜下腔	○	×	○	×	×	×

○使用できる，△適応や承認薬がなく使用できない，×投与できない。

と同等の鎮痛や解熱作用をもつ薬剤であるが，COX阻害作用は乏しく抗炎症作用に乏しい。

作用機序：アセトアミノフェンから N-arachidonoylphenolamine となり，中脳中心灰白質にある抑制性介在ニューロンのカンナビノイド受容体を刺激し GABA を抑制する。GABA は脊髄側索に存在するセロトニン作動性下行性抑制系のセロトニン分泌を抑制しているため，セロトニンが分泌されることで神経伝達物質の低下が生じて除痛効果を生じている。吸収は，胃腸管から吸収され効果発現時間は 15～30分，最高血中濃度到達時間は 30～60分，消失半減期は 2～4時間で生体内利用率は90％である。

投与経路：内服，座薬，点滴。

副作用対策：150 mg/kgを超える単回投与や4,000 mg/日を超える投与量で肝障害が出現する可能性がある。症状としては，食欲不振や悪心・嘔吐，右上腹部が出現する。特に長期絶食やアルコール常用者，各種肝硬変，CYP2E1 を誘導する薬物（イソニアシドなど）との併用がある場合にはリスクが高まる。障害が出た場合にはアセチルシステインを投与する[15)16)]。

処方例：1回 300～1,000 mg を経口投与，投与間隔は 4～6時間以上あける。1日最大 4,000 mg とする。

■オピオイド

オピオイドとは，アヘン様の作用を示す化合物である。植物のケシ由来のモルヒネやオキシコドン，体内で合成されるエンケファリン[17)]やエンドルフィン[18)]，ダイノルフィン[19)]（といった内因性オピオイドペプチド，化学的に合成されたフェンタニルと大きく3種類に分類される。また，モルヒネが1960年頃から μ, δ, κ という3種類のオピオイド受容体に作用することが予測された。これらのオピオイド受容体は，GTP結合蛋白質と相同性が高く共役する7回膜貫通型受容体である。そして，臨床的に用いられているモルヒネ，オキシコドン，フェンタニルは μ 受容体に結合して脊髄，視床，大脳皮質近く領域の痛覚伝導を抑制すること，延髄-脊髄下行性疼痛抑制系を賦活することで鎮痛効果を発揮している。

ただし，μ 受容体作動薬の間でも薬効が異なるためスプライスバリアントや多量体化による性質変化が存在するといわれている。

また，モルヒネに関しては下行抑制系の直接的活性化や細胞内情報伝達系を活性化することも知られている[20)]。

●オピオイドの投与経路
オピオイドの投与経路を**表1**に示す。

●オピオイドの作用時間による分類
オピオイドの作用時間による分類を**表2**に示す。

●オピオイドの副作用対策[21)22)]
まず，頻度の高い副作用としては，便秘や悪心・嘔吐，眠気がある。この中で，便秘に関しては，耐性が形成されないため，継続的な対策を考

表2 オピオイドの作用時間による分類

	モルヒネ	オキシコドン	フェンタニル	メサドン	タペンタドール	トラマドール
経口	L S	L S	×	L	L	L
静注	○	○	○	△	×	
皮下注射	○	○	○	△	×	
経直腸	S	×	×	×	×	×
舌下・口腔粘膜	×	×	R	×	×	×
貼付	×	×	L	×	×	×
硬膜外・くも膜下腔	○	×	○	×	×	×

L：long acting opioid, S：short acting opioid, R：rapid onset opiodo, 注射剤は略。

表3 処方例

体動によって増悪するとき	ジフェンヒドラミン 3錠　分3 嘔気が増悪する時間帯に合わせるのがよい。
食事によって増悪するとき	ドンペリドン（10）3～6錠 分3 メトクロプラミド（5）3～6錠 分3　食前 いずれかを選択
1日中継続するとき	プロクロルペラジン（5）3錠 分3 ハロペリドール（0.75）1錠 分1　眠前 オランザピン（2.5）1錠 分1　眠前 いずれかを選択

える必要がある。これらの副作用は，オピオイド受容体が腸・延髄の嘔吐中枢である化学受容器トリガーゾーン（chemoreceptor trigger zone：CTZ）や脳に存在するため生じる。

• 消化器系

悪心・嘔吐：薬剤によってCTZに発現しているμ受容体を刺激しドパミンが遊離しドパミンD_2受容体を活性化させ，嘔吐中枢（vomiting center：VC）が刺激されることによって出現する。また，前庭器に発現しているμ受容体を刺激することでヒスタミンが遊離されることや，消化管運動の抑制により胃内容物の停滞が刺激となりVCやCTZが刺激されて生じている。これらの原因は，複数ある場合もある。CTZの刺激に対してはプロクロルペラジンやハロペリドールが，消化管運動の停滞に対してはメトクロプラミドやドンペリドンが，ヒスタミン受容体刺激に対してはジフェンヒドラミンを使用する。また，ヒスタミン受容体刺激を使用するときには体動時の悪心を訴えることが多い。以上で対応できないときは，オランザピンやコルチコステロイドなどの使用を考慮する。

処方例[23]：表3に示す。

便秘：腸管平滑筋を支配している神経終末のμ受容体の活性化が腸管神経叢に作用し，アセチルコリン分泌が抑制され腸液の分泌が低下し硬便となり，セロトニン分泌が腸管平滑筋肉や肛門括約筋を緊張させ腸管運動が低下して生じる。よって，緩下剤と腸管蠕動の刺激を症状に合わせて調整することが重要である。大腸刺激薬としては，センノシドやピコスルファートを，緩下剤としては酸化マグネシウムを使用する。

終末期の患者は，血管内脱水により腎機能障害を来すことが多い。このような場合に酸化マグネシウムを投与しているとマグネシウムが上昇することがあるため注意が必要である。このような場合には，モルヒネやオキシコドンからフェンタニルに製剤変更することや，小腸上皮細胞に存在するクロールチャネルを活性化することにより腸管内への水分分泌を促進するルビプロストンを検討する[24]。また，酸化マグネシウムが使いにくい症例では，保険適用がないがラクツロースを使用

表4 処方例

分類		薬剤名	1日用法・用量
浸透圧下剤	塩類	酸化マグネシウム	1,000～2,000 mg 分2～3
	糖類	ラクツロース	10～60 ml 分2～3
大腸刺激性下剤		センナ	1～3 g 分2～3
		センノシド	12～48 mg 就寝前・起床後
		ピコスルファートナトリウム	5～30滴 屯用
		ビサコジル	10 mg/回 屯用
浣腸		グリセリン	10～150 ml/回
Cl-チャネルアクチベーター		ルビプロストン	48 μg 分2

(日本緩和医療学会緩和医療ガイドライン作成委員会，編．がん疼痛の薬物療法に関するガイドライン2014年版．東京：金原出版，2010：59より改変引用)

することを検討する(表4)。

● 中枢神経系

眠気：オピオイド導入時や増量を行ったときに生じることが多い。精神刺激薬であるペモリンのみが使用可能であるが，ほかの副作用対策のように積極的に薬剤介入は行わないことが多い。眠気は，数日から数週間で耐性が形成されるため，眠気と疼痛のバランスをみてタイトレーションをすることがほとんどである。また，眠気には不快な眠気とそうでない眠気があることも重要である。眠気が不快な場合は，疼痛がない場合は現在使用しているオピオイドを減量する。減量して疼痛が増悪する場合は，オピオイドスイッチングを検討する。そして，この眠気がオピオイド以外の原因(高カルシウム血症，血糖異常，腎機能障害，脱水，高アンモニア血症，低酸素血症状)ではないか判断することが重要である[25]。

呼吸抑制：用量依存性に延髄の呼吸中枢に作用し，二酸化炭素に対する呼吸中枢の反応が低下するために生じる。初回導入時，スイッチング時，神経ブロック後や脊髄圧迫に対する椎弓切除術後といった疼痛の原因が改善できたとき，水腎症などで腎機能障害が出現したときに生じることがある。呼吸抑制により酸素飽和度の低下を生じ，生命の危機となる場合は，ナロキソンを使用する。

処方例：ナロキソンの使用方法はさまざまなやり方があるがナロキソン(0.2 mg/1 ml)＋生食/10 ml として，0.02 mg を2分ごとに静脈注射を繰り返し，呼吸回数や意識が回復するのを観察する。

注意点：ナロキソンの作用持続時間は30分であるため，一度回復した後に再増悪する可能性がある。よって，しばらく経過観察する必要性がある。一方，ナロキソンを過量に投与した場合は疼痛の悪化や退薬症候群を発症する可能性があるため注意が必要である。

せん妄：癌患者においてはさまざまな要因でせん妄になるため，まずは出現した原因を鑑別することが重要である。薬剤性だったとしても，ベンゾジアゼピン系やステロイド，抗コリン薬，H₂ブロッカーといったほかの薬剤が原因である可能性もある。

処方例：ハロペリドール(0.75)1錠，リスペリドン(0.5)1包，糖尿病がなければクエチアピン(25)1錠を屯用。定期投与を検討する場合は，上記薬剤を提起しようするほかに糖尿病がなければ上記に加えてオランザピン(2.5)1錠，分1，夕～眠前を検討する[26]。

● その他

口腔内乾燥：用量依存的に外分泌腺を抑制することで生じる。進行癌患者の場合は，治療や薬剤の有害事象で唾液分泌の減少や粘膜障害が生じることや，脱水によって30〜97%で出現する高頻度な症状でもある。対策としては，氷の摂取や保湿剤が挙げられる。

掻痒感：硬膜外投与やくも膜下投与ではほかの経路と比べて頻度が高い。対策としては，第一世代のヒスタミン薬が使用されるが，効果は限定的である。オンダンセトロンが有効なことがある。外用薬としては，亜鉛化軟膏やサリチル酸軟膏が検討に上がるが掻痒感が強い場合は，ステロイド軟膏を検討する。ステロイド軟膏の強度に関しては予後や部位を考えて行うべきである。

排尿障害：尿道括約筋の緊張増加や膀胱平滑筋の緊張による攣縮によって頻度は高くないものの高齢の男性を中心にみられる。対策としては，コリン作動薬やα_1受容体作動薬の投与を検討する。

痛覚過敏：機序はわかっていないがオピオイドの投与が痛みを誘発することがある。対策としては，減量や中止，スイッチングを検討する。

ミオクローヌス：四肢がピクッとするなどの不随意運動として現れる。オピオイドの代謝物による神経毒性と考えられている。対策としては，オピオイドスイッチングやクロナゼパム，ミタゾラムを検討する。

● **オピオイドスイッチング**[27]

オピオイドの副作用により鎮痛効果を得るだけのオピオイドを投与できないときや，鎮痛効果が不十分なときに，投与中のオピオイドからほかのオピオイドに変更することをいう。オピオイドの投与経路の変更をオピオドスイッチングに含むときがあるが，日本緩和医療学会のガイドラインでは，薬剤の変更のみをオピオイドスイッチングと定義している。注意点としては，必ずすべてを変更する必要性はない。特に副作用でスイッチングを行うときには，スイッチングの過程で目的であった副作用が改善した場合は，その後の維持に煩雑性がなければ種類の異なるオピオイドの併用をしてもよい。

実際にはまず，現在使用しているオピオイドの投与量が変更するオピオイドではどれくらいの量になるのかを換算表を用いて計算する。オピオイド間の交差耐性が不完全である点や薬物に対する反応の個体差が大きいことから20〜50%に減量して投与することが望ましい。どの程度減量するかの判断基準に対しては高齢者や状態が不安定な患者，肝機能や腎機能が悪化しているような患者では50%近く，状態が安定している場合や投与経路の変更の場合は25%近くで減量してスイッチングする計画を行う[28]（オキシコドンの除法製剤と注射製剤での変更の場合は，肝機能が悪化している場合，注射製剤の効果が強く出ることがあるので注意がより必要である）。また，総投与量が経口モルヒネ換算60mg/日以上のときには，段階的に変更することが推奨されている。変更後に疼痛が増強したら30%増量し，眠気が増悪したら20%減量する。次に先行するオピオイドに準じて新しいオピオイドを開始するタイミングを決定する。12時間の徐放性オピオイドから貼付薬に切り替えるときは内服と同時に貼付し，次回より減量・中止する。注射薬に変更する場合は最終内服の12時間まではレスキュー投与のみとし，12時間後からベースを開始する。24時間徐放性オピオイドから貼付薬に変更する場合は，12時間後に貼付し次回より減量中止とする。オピオイド注射薬から貼付薬に変更する場合は，貼付後6時間で減量中止する[29]。

● **オピオイドと他剤との併用について**

オピオイドとNSAIDs：オピオイド受容体とアラキドン酸カスケードと異なる作用機序であるため，併用することで相乗効果があり，併用することは可能である。

オピオイドとペンタゾジン：ペンタゾジンは，κ受容体のアゴニストで脊髄後角における神経伝達物質放出を抑制して鎮痛効果をもたらすが，μ受容体にはアンタゴニストとして作用する。よっ

て，オピオイド投与時にペンタゾシンを併用するとμ受容体にアンタゴニストであるペンタゾシンが作用するため効果が減弱する。

オピオイドとブプレノルフィン：ブプレノルフィンのμ受容体への親和性は，モルヒネやフェンタニルと比べ高いが，除痛効果は弱いため併用するとブプレノルフィンが作用するため効果が減弱する。

●薬剤
● コデイン

コデインは，オピオイド受容体に対する親和性は低いため鎮痛効果に乏しい。肝臓で代謝されると10％がCYP2D6によりモルヒネとなる。鎮咳作用を有するがこれはコデイン自体の作用である。世界保健機関（World Health Organization：WHO）の分類では弱オピオイドに分類され，中等度までの痛みに使用される。モルヒネの1/6〜1/10の鎮痛作用を有している。日本人の20〜40％はCYP2D6の活性が低いため，鎮痛効果が乏しいことが多い。

処方例
定期投与：リン酸コデイン(20) 4錠　分4。
レスキュー：リン酸コデイン(20) 1錠　1時間あけて内服可能。

● トラマドール

WHOの分類の第2段階群に分類される非麻薬性のオピオイドである。μ受容体のアゴニスト作用とセロトニン・ノルアドレナリンの再取り込み阻害作用によって下行性疼痛抑制系を賦活化することで鎮痛効果を発揮する[25]。よって，神経障害性疼痛にも効果が期待でき，国際疼痛学会のガイドラインでは神経障害性疼痛の第二選択薬となっている。

経口トラマドールの生体内利用率は75％である。薬理活性のあるトラマドールは肝臓でCYP2D6，CYP3A4によって脱メチル化され，薬理作用のあるモノ-O-デスメチルトラマドール(M1)やN-デスメチルトラマドール(M5)に代謝される。腎臓よりトラマソールとして30％が，代謝産物として60％が排出される。また，M1はトラマドールよりμ受容体に対して親和性が高いため，CYP2D6の活性が低い患者においては鎮痛効果が乏しいことがある。

処方例
定期投与：トラマドール(25) 4カプセル　分4。
レスキュー：トラマドール(25) 1カプセル　1時間あけて回復可能。

● モルヒネ

内服の場合は，主に小腸で吸収された後に肝臓でグルクロン酸抱合され44〜55％が鎮痛作用のないアロディニアやミオクローヌスの原因となるmorphine-3-glucuronide(M3G)に，9〜10％がモルヒネの10倍の鎮痛効果があり鎮静作用もあるmorphine-6-glucuronide(M6G)に代謝され，8〜10％が未分化体として尿中に排出される。生体内利用率は，19〜47％とばらつきが大きい。効果発現は，速放性製剤の場合は15〜30分，12時間徐放性製剤の場合は1〜2時間，24時間放性製剤の場合は6〜8時間である。消失半減期は，速放性製剤と12時間徐放性製剤は2〜4時間，24時間徐放性製剤は8〜10時間である。注射薬に関しては，単回投与の場合のTmaxは30分以内で消失半減期は，2時間である。経口薬，座薬，注射薬と剤型が豊富である。血液透析では濾過されるが腹膜透析では濾過されにくい。また，疼痛のほかに鎮咳作用や呼吸困難の緩和作用がある[30]。

処方例
定時投与：徐放性モルヒネ20 mg/日　12時間ごと，もしくは24時間ごと。
レスキュー：速放製剤5 mg/回　1時間間隔で内服可能。

● オキシコドン

アヘンからモルヒネとコデインを生成する際に生じるデバインという物質から合成されるオピオイドでμ受容体に作用する。内服した場合，生体内利用率は60％である。肝臓でN-脱メチル化反応を受けてCYP3A4が関与し主代謝物ではあるが薬理活性はほとんどないノルオキシコドンへ代謝されるほか，O-脱メチル化反応を受けて

CYP2D6が関与しAUCはオキシコドンの1.4%であるが，薬理活性のあるオキシモルホンへ代謝される。多くは肝臓で代謝されるが，5.5～19%が未分化体として腎臓から排出される。速放性経口製剤は約1.7～1.9時間で，徐放製剤は4時間で最高血中濃度に達する。また，オキシコドンは神経障害性疼痛の緩和につながるため，国際疼痛学会のガイドラインでは癌神経障害性疼痛の第一選択薬としている[31]。

処方例
定期投与：オキシコドン徐放製剤(5)2錠　分2　12時間ごと。
レスキュー：オキシコドン速放製剤(2.5)1包　1時間あけて内服可能。

● フェンタニル

フェニルピペリジン関連の合成オピオイドである。μ受容体の選択性が非常に高く完全作動薬として作用し，鎮痛効果はモルヒネの50～100倍である。また，高脂溶性の特徴から注射薬に加えて貼付薬がある。貼付薬の効果発現時間は，12時間で定常状態となるまでは17～48時間かかる。静脈注射した場合，最大鎮痛効果に達するまでは5分であり，ほかのオピオイドに比べて速い。CYP3A4の働きで薬理活性のないノルフェンタニルに代謝され，腎から排出される。よって，腎機能の悪い患者でも使用ができる。また，フェンタニルはμ受容体に作用する。経口投与ができない患者にも使用できるがオピオイド初回例の患者に対していきなり貼付薬は張らないように推奨されている。

■ 鎮痛補助薬

鎮痛補助薬とは，主たる薬理作用には鎮痛作用を有しないが，鎮痛薬と併用することで鎮痛効果を高め，特定の状況下で鎮痛効果を示す薬物である。鎮痛補助薬にはさまざまなものがあるが，抗てんかん薬や抗うつ薬，抗不整脈薬，コルチコステロイドがある。薬剤の選択に関しては，プレガバリンが第一選択薬となっていることが多いが確立したものはない。よって，国際疼痛学会の非癌性神経障害性疼痛における薬物療法の推奨[31]～[33]やさまざまな論文をもとに使用が考慮されている。ただし，これらのガイドラインでは，主に非癌患者が対象であることや欧米の高い薬物依存率などの背景があることを考慮する必要性がある。癌性疼痛に特化したものといえば，National Comprehensive Cancer Network (NCCN)ではオピオイドの併用と明記されている。欧州緩和ケア学会(European Association for Palliative Care：EPAC)や欧州臨床腫瘍学会(European Society for Medical Oncology：ESMO)[35,36]ではまずはオピオイドを適正に利用したのちに効果不十分な場合に併用すると明記されている。以上より癌性の神経障害性疼痛ではオピオイドが第一選択薬となっている。ただし，癌の治療による神経障害性疼痛や癌とは関係のない癌患者の神経障害性疼痛の場合は，鎮痛補助薬を優先させることが多い。癌の治療によるもので多いのは，開胸後疼痛や抗癌薬による末梢神経障害である[37]。また，鎮痛補助薬の多くは適用外使用になり，オピオドのように頻度が高く改善するわけでもない。一部には危篤な副作用も含まれるため，使用する際には1例の効果を得るためにその治療を何人にしなければならないのかを示した治療必要例数(number needed to treat：NNT)と何人の患者を治療すると1例の有害事象が出現するかを示した障害発生必要例数(number needed to harm：NNH)を参考にする。これらを説明して開始する必要性がある。

● 抗てんかん薬

神経細胞膜のナトリウムイオンチャネルを阻害することにより，神経興奮を抑制する。GABA受容体に作用し，過剰な神経興奮を抑制する。興奮性神経の前シナプスに存在する電位依存性カルシウムイオンチャネルの$\alpha_2\delta$サブユニットに結合し，カルシウムイオンチャネルの流入を抑制し，神経興奮を抑える。

抗痙攣薬は薬物相互作用が多い。プレガバリンは肝臓ではほとんど代謝されないため相互作用を

受けにくい。また，一部の薬剤では薬剤性過敏症症候群(drug-induced hypersensitivity syndrome：DHIS)を来すことがあるため，目の周囲が白く抜けるような薬疹が出たときには注意が必要である。

- プレガバリン

興奮性神経の前シナプスに存在するN型電位依存性カルシウムイオンチャネルの$\alpha_2\delta$サブユニットに結合し，カルシウムイオンの流入を抑制し，グルタミン酸やノルアドレナリン，サブスタンスPなどの興奮性神経伝達物質の遊離を抑制することにより神経興奮を抑える。この$\alpha_2\delta$サブユニットは，異常な疼痛があるときのみカルシウムイオンの流入に影響する。よって，$\alpha_2\delta$サブユニットが影響していない場合は効果が得られない。有害事象としては，ふらつき，眠気，霧視，浮腫がある。眠気やふらつきは頻度が高く，強く出ることがあるため，高齢者や全身状態不良患者などでは少量から開始することが望ましい。また，腎機能障害者では，投与量の調整が必要である。

末梢神経障害性疼痛，線維筋痛症に適応があり，癌患者においてもモルヒネ使用中の癌性神経障害性疼痛において疼痛を改善しレスキューを減らした結果が出ている[38]。

処方例

プレガバリン(75)1錠　分1　眠前から開始。

高齢者の場合は(25)1錠　分1眠前から開始。

投与初期には眠気の副作用が出ることがあるがしばらくすると改善することもある。問題なければ朝，眠前の分2での投与に変更しながら300 mg/日まで増量する。間隔は3〜5日ごととしている。プレガバリン(75)2錠　分1　眠前→プレガバリン(75)3錠　分1　朝1錠　眠前2錠→プレガバリン(75)4錠　分1　朝2錠　眠前2錠。

- ガバペンチン

作用機序は，プレガバリンと同様で腎機能によって用量調節が必要あるほか，水酸化マグネシウムではAUCの低下，モルヒネとの投与でAUCが増加する。海外では有痛性糖尿病性神経障害や帯状疱疹後神経痛に適応がある。癌性疼痛においては，灼熱痛や電撃痛に効果があるという報告がある。

副作用には眠気，めまいがある。

処方例

ガバペンチン600 mg/日より開始し，3〜5日ごとに増量し，1,200〜1,800 mg/日を維持量とする。2,400 mg/日までとする。

- カルバマゼピン

心刺激伝導の抑制作用があるため，第Ⅱ度以上の房室ブロック，高度の徐脈である患者では禁忌であるほか，骨髄抑制が生じるため化学療法や放射線治療，著しい骨転移など汎血球減少のある患者での使用は原則として行わない。よって，あまり使用しない。

処方例

カルバマゼピン(200)1錠　分1眠前　3〜5日ごとに眠気に気をつけながら100 mg/日ごと増量していく。600 mg/日まで増量はできる。

- バルプロ酸ナトリウム

肝機能障害，高アンモニア血症を来すため，定期的な採血と意識障害時には血中アンモニア値を測定する。

処方例

バルプロ酸ナトリウム(200)1錠　分1眠前で開始する。3〜5日ごとに眠気に気をつけながら200 mg/日ごと分2にしながら増量していく。800 mg/日まで増量できる。

● 抗うつ薬

中枢神経系のセロトニン・ノルアドレナリン再取り込み阻害薬を阻害し，下行性抑制系を賦活化することにより鎮痛効果を発揮する。鎮痛効果の発現は抗うつ効果が発現する数週単位より短く，1週間以内で発現し，用量に関しても少量で認められることが多い。

- デュロキセチン

セロトニン・ノルアドレナリン再取り込み阻害，モノアミン再取り込み阻害作用とナトリウムチャネル遮断作用により鎮痛効果を発揮する。有

痛性糖尿病神経障害に保険適用がある。有害事象は傾眠，悪心・嘔吐，高血糖，便秘，めまい，尿閉である。また，ほかの抗うつ薬との併用はセロトニン症候群の危険性があるため禁忌である。

処方例

デュロキセチン(20)1錠　分1から開始する。問題なければ3～5日後にデュロキセチン(20)2錠　分1に増量する。効果があり，さらなる増量で期待できるようなときには，デュロキセチン(20)3錠　分1まで増量する。

- アミトリプチン

眠気，口腔内乾燥，便秘，排尿障害，霧視といった抗コリン作用に加えて起立性低血圧やせん妄がみられる。重篤な副作用としては心毒性があるが鎮痛効果を狙う量ではまれであるが，高齢者や多剤併用の場合は注意が必要である。副作用が強く，利用頻度は低い。

処方例

アミトリプチン(10)1錠　分1眠前で開始する。3～5日ごとに10mg/日ごと増量していく。50mgまで増量可能

● 抗不整脈薬

Ⅰb群の薬剤はナトリウムイオンチャネルを遮断するため，鎮痛補助薬として使用される。末梢神経障害が生じた場合は，ナトリウムイオンチャネルの質や量が変性することで神経が過敏になるといわれている。また，C線維からの刺激による活性化する脊髄後角ニューロンの活動性を抑えることで活動電位を抑えるといわれている。

- メキシレチン

重篤な刺激伝導障害のある患者には禁忌であるため，使用前には心電図で評価することが望ましい。そのほかの副作用としては消化器毒性が多い[38]。

処方例

メキシレチン(100) 3錠　分3。

- リドカイン

刺激伝導抑制作用と心筋抑制作用があるため，重篤な刺激伝導障害がある患者には禁忌である。

ほか，CYP3A4で代謝され，その代謝物が蓄積性に神経毒性を生じ，不安，興奮，耳鳴り，振戦，末梢知覚異常，意識消失，全身痙攣といった中枢神経症状が出現することもある。これらの副作用は用量依存性でリドカインの血中濃度が10μg/ml以上で副作用が発現しやすくなる[39]。

処方例

5mg/kgを30分かけて投与する。持続投与をする場合には240～960mg/日で投与する。

● その他

- NMDA受容体拮抗薬(ケタミン)

N-メチル-Dアスパラギン酸(N-methl-D-aspartic acid：NMDA)受容体は中枢性感作やワインドアップ現象[#1]に関わっているためこれらをブロックすることで効果を発揮する。また，オピオイドの鎮痛耐性に拮抗し効果を発揮する。副作用としては，脳圧を亢進するため，脳血管障害や高血圧，脳圧亢進症，重篤な心不全においては禁忌である。副作用としては眠気，ふらつき，めまいであり，幻覚や悪夢が出現することがある。重篤な副作用としては，急性腎不全，痙攣，呼吸抑制がある。

処方例

20mg/日で持続静脈注射もしくは持続皮下注射で投与する。3～5日ごとに50 → 70 → 100 → 120 → 150 → 200mg/日で増量する。有害事象が出現しコントロール不良の場合は中止する。痙攣などの重篤な副作用の場合はすぐに中止する。

- コルチコイド

責任病巣の浮腫軽減，腫瘍縮小，プロスタグランジンやロイコトリエンなどの炎症性サイトカインの低下に伴う侵害受容器の活動性低下によって改善しているのではないかといわれている。作用時間が長く，電解質作用が少ないベタメタゾン，デキサメタゾンが広く使用されている。

[#1] 頻回な痛み刺激により脊髄後角部の伝達物質が増加していきたまってくることで次第に痛みが強くなること。

■新しい試験

●化学療法による末梢神経障害に伴う疼痛・身体機能QOLに対するデュロキセチンの効果[40]

目的：デュロキセチンが化学療法による末梢神経障害（chemotherapy-induced peripheral-neuropathy：CIPN）に伴う痛みを軽減するか評価すること。

主要評価項目：6週目の簡易疼痛質問票（Brief Pain Inventory-Short Form：BPI-SF）で平均的な疼痛。

副次的評価項目：FACT/GOGntxでQOL，BPI-SFの下位項目で身体機能をCTCAE ver3.0で有害事象を評価した。

方法：米国8施設で行われた二重盲検プラセボ対象無作為化クロスオーバー試験，患者の対象は25歳以上のCTCAE ver3.0 grade 1以上の神経痛で，化学療法終了後3カ月以上持続する平均でNRS4/10以上のを神経障害性疼痛とした。当初パクリタキセルとオキサリプラチンのみであったが，その後ドセタキセルとシスプラチンも対象とした。A群は1～5週はデュロキセチン，8～12週はプラセボ，B群は1～5週はプラセボ，8～12週はデュロキセチンを1：1に無作為化に割り付けた。なお，デュロキセチンに関しては30 mg/日から開始し，2～5週は60 mg/日で投与した。セロトニン作動に影響する薬剤の併用は禁止した。

結果：231例がエントリーし，A群115例，B群116例に割り付けた。A群では109例がデュロキセチンを投与され88例が完遂した。B群では111例が実際にプラセボを投与され99例が完遂した。主要評価項目のBPI-SFはA群で1.06（95％信頼区間：0.72-1.40），B群で0.34（95％信頼区間：0.01-0.66）低下し有意差をもってA群で低下していた（p=0.03）。原因薬剤による違いとしては，オキサプラチンでは有意に改善していたが，タキサンでは有意差は認めなかった。副次的評価項目に関してはA群で生活の支障もQOLも改善しており，重篤な有害事象は両群でなく，脱落はA群で11％，B群で1％であった。

コメント：本試験は有痛性のCIPNでありしびれの評価ではない。脱落例が多いことにも注意が必要である。また，国際疼痛学会（International Association for the Study of Pain：IASP）のガイドラインにおいてデュロキセチンの位置づけは，昨今第一選択として格上げされている。

●メサドン[41]

フェニルヘプチルアミンに分類される強力なオピオイドでμ, δ, κ受容体に作用するほかにNMDA受容体拮抗作用やセロトニン・ノルアドレナリン再取り込み阻害作用があるため，神経障害性疼痛に効果がある。経口製剤の生体内利用率は約85％である。効果発現時間は30分，肝臓でCYP3A4とCYP2D6によって代謝され，不活性体である2-ethylidene-1, 5-dimethyl-3, 3-diphenyl-pyrrolidine（EDDP）となる。ほとんどが肝臓で代謝されるが，約21％が未分化体として代謝されるため，腎機能が悪化した患者では排出が遅れる。脂溶性の高い塩基性化合物であることから分布容積が大きく臓器移行性が高く消失半減期が30～40時間と長い。また，メサドン自体にCYP3A4の自己誘導作用があるため，投与初期と定常状態では消失半減期が異なるため，血中濃度の安定には1週間ほどかかり，予想が難しい。CYP3A4の阻害作用のある薬物との併用は血中濃度を上昇させる可能性が高い。

副作用としては，一般的なオピオイドの副作用に加えて重症なQT延長，Torsades de pointesが発生するため，定期的な心電図検査が必要である。以上から，本邦では中等度から高度の痛みに用いるオピオイドで難渋する場合に切り替えて投与するというように限定して使用すべき薬剤とみなされている。また，投与量の変更に関しても血中濃度安定から投与量変更後，1週間は空ける必要性があり，緩徐に上げていく必要性もある。

処方例

目安としては，モルヒネ換算60～160 mg/日の場合はメサドン15 mg/日，161～390 mg/日まで

は30 mg/日，それ以上では45 mg/日とする。

コメント：タイトレーションや管理がほかのオピオイドと異なる。タイトレーションに関してもさまざまな意見があるため，慎重に使用することが望ましい。

● タペンタドール[42]

主にμ受容体に作用して鎮痛効果を発揮するが，脊髄後角におけるノルアドレナリン再取り込み阻害作用もあるため，神経障害性疼痛にも効果が期待できる。経口の除法製剤の生体内利用率は約32％である。肝臓でグルクロン酸抱合により代謝され，薬理活性のないタペンタドール-O-グルクロニドとなる。約70％が抱合体，3％が未分化体として尿中に排出される。血漿蛋白結合率は約20％であり，消失半減期は4～5時間である。

処方例

定期投与：タペンタドール(25)2錠　分2　12時間ごと。

レスキュー：オキシコドン速放製剤(2.5)1包　1時間あけて内服可能。

モルヒネ速放製剤(5)1包　1時間あけて内服可能。

コメント：海外でのエビデンスの多くは，非癌性疼痛によるものである。よって，慢性疼痛と癌性疼痛における差について今後検討が必要だと判断する。

● 骨転移に対する疼痛に対して緩和的放射線療法を行う患者におけるプレガバリン効果を確認する二重盲検下比較試験[43]

目的：骨転移による疼痛を伴い放射線治療を受ける患者において，プレガバリンが有効かを評価した。

主要評価項目：オピオイドをはじめとしたほかの鎮痛薬を変更せずに治療開始時と比べて4週後の疼痛がNumerical Rating Schale(NRS)で2以上改善した割合。

副次的評価項目：疼痛の平均，突出痛，気分，QOL，有害事象。

選択基準：18歳以上の骨転移を有し，放射線治療が可能な患者，2カ月以上の余命の人，NRSで4以上の疼痛がある患者。

除外基準：クレアチニンクリアランス60 ml/min未満，照射部位が複数の場合，化学療法を受ける患者。

方法：day 1は150 mg/日，day 2は300 mg/日，day 15は450 mg/日，day 22は600 mg/日。

結果：1,970人がスクリーニングされ，的確基準となった233人がプレガバリン群116人，偽薬群117人に割り付けられた。プレガバリン群は32名が脱落し，偽薬群は24名が脱落した。主要評価項目に関してはプレガバリン群で45人(38.8％)であったのに対して偽薬群は47人(40.2％)であり，odd ratio 1.07，95％信頼区間0.63-1.81，p=0.816で有意差はなかった。副次的評価項目に関しても疼痛の平均，QOLは有意差なく，気分(p=0.031)，突出痛の期間(p=0.037)という結果であった。

コメント：プレガバリンの追加効果は認めないことになるが，本試験では1，2，3，4週での疼痛評価がされている。その場合1～2週においてはプレガバリン群で改善がみられているため，疼痛の出現のタイミングでは有効なのかもしれない。

■現在行われている試験

①癌疼痛へのオピオイド治療に対するバイオマーカーを用いたランダム化比較試験

目的：COMT遺伝子rs4680のGG群，Non-GG群のそれぞれにおいて，モルヒネ群とオキシコドン群の群間で高用量オピオイド使用症例の割合をモルヒネ換算量で比較する。

主要アウトカム評価項目：day1投与時の高用量オピオイド使用症例の割合。

選択基準：一次登録は直近24時間の疼痛NRS2以下でオピオイド初回例の患者。二次登録は非ステロイド性抗炎症薬(non-steroidal anti-inflammatory drugs：NSAIDs)やアセトアミノフェンを常用量内服中で疼痛NRSが3以上で，登録前2週間以内にオピオイドによる治療歴がない症例。化学療法後2週間以上経過している症例。プロトコール中に化学療法施行のない症例。

②フェンタニル速放製剤と短時間作用型オピオイド併用療法における安全性の検討

目的：癌疼痛患者を対象に，ROOとSAOを併用投与し安全性と有効性を前向きに検討する。

主要アウトカム評価項目：鎮痛効果(NRS, Support Team Assessment Schedule日本語版：STAS-J)副作用率。

副次アウトカム評価項目：有効率。

介入：突出痛に対してフェンタニル速放製剤とSAOを併用してタイトレーションする。

選択基準：癌性疼痛で持続痛がコントロールされている患者で同意が得られた患者。

コメント：フェンタニルの速放製剤が発売され，内服困難の突出痛として使われている場合とSAOとの効果発言時間の違いで使われている場合があると判断する。このような際，SAOとROOをともに併用することが有効である可能性はある。ただし，その際には，突出痛がベースの投与量についての評価を正しく行うことが必要である。今後は突出痛の評価と個人の目標のバランスをみた疼痛管理が必要な時代になったと感じる。

③オキシコドンの嘔気に対するプロクロルペラジンの予防効果の無作為化比較試験

目的：癌性疼痛に対してオピオイド(オキシコンチン)を開始する患者を対象に，プロクロルペラジンが嘔気の予防に有効であるかを検証する。

主要アウトカム評価項目：プロトコール治療開始後7日間でM.D. Anderson Symptom Inventory (MDASI)のRS(0〜10)で測定された1日の最も強い嘔気の最悪値。

副次アウトカム項目：プロトコール治療開始後7日間で嘔吐があった回数，嘔気によってオキシコドンが継続できなかった患者の割合，プロトコール治療の開始後7日間でMDASIのNRS(0〜10)で測定された1日で最も強い痛み，眠気，倦怠感，睡眠の障害および食欲不振の最悪値，制吐薬の使用割合，プロクロルペラジンによる有害事象。

④癌患者の神経障害性疼痛に対するデュロキセチンの有用性：探索的無作為化二重盲検プラセボ比較試験

目的：オピオイドおよびガバペンチン誘導体(ガバペンチンまたはプレガバリン)不応もしくは不耐の癌患者の神経障害性疼痛(国際疼痛学会の診断基準で判定)に対する，デュロキセチンの効果をプラセボと無作為化で評価する。

主要アウトカム評価：day10の疼痛NRS(BPI-item4：直近24時間平均NRSの群間比較)。

副次アウトカム評価：hospital anxiety and depression schale(HADS)，Short-Form McGill Pain Questionnaire-2(SF-MPQ2)，EORTCQLQ-PAL，破局的思考尺度，有害事象，レスキュー回数・量，ガバペンチン誘導体不応例，不応例でのday10の疼痛NRS。

介入：デュロキセチン群は20〜40 mgのデュロキセチンを10日間毎朝1回内服する。

選択基準：癌と診断されIASPの診断基準で神経障害性疼痛と診断され，オピオイドが投与されている入院および外来患者。ガバペンチン誘導体の不応患者(プレガバリン 300mg/dl以上，ガバペンチン 1,800mg/dl以上)もしくは副作用などで不耐となった20歳上のHADS<20，NR4以上の患者。

コメント：オキサリプラチンの有害事象ではデュロキセチンがよいという報告があるが[40]，鎮痛補助薬として慢性疼痛のガイドラインで推奨されている作用部位の異なるデュロキセチンとプレガバリンもしくはガバペンチンの使い分けははっきりしていないのが現実である。ここが明らかになることを期待する。

⑤COPDの呼吸困難に対するモルヒネの有効性についての前後比較試験(JORTC PAL 07)

目的：呼吸困難を有するCOPD患者に対してモルヒネ内服の呼吸困難改善効果を検討する。

主要アウトカム評価：モルヒネ内服2日目の夕方の安静時呼吸困難のNRS減少度。

副次アウトカム評価：day 1～2朝の安静時呼吸困難NRS減少度，day 1夕の安静時呼吸困難NRS減少度，呼吸数・血圧・脈拍・SpO_2，呼吸困難による睡眠障害，嘔気・眠気・食欲不振のNRS，悪心・便意の有害事象共通用語基準（Common Terminology Criteria for Adverse Events：CTCAE），Richmond Agitation-Sedation Scale（RASS）による鎮静，Confusion Assessment Method（CAM）によるせん妄の有無。

介入：モルヒネは1回3mg内服，ただし，体重40kg・80歳以上・結成クレアチニン1 mg/dl以上では1回2 mgとした。

コメント：COPD領域におけるモルヒネの有効性を確認していくと同時に，呼吸困難の治療に当たる医師が，癌性疼痛と慢性疼痛におけるオピオイドの使用方法が異なることを理解し，適切な使用が行われることを期待する。

⑥間質性肺疾患の呼吸困難に対するモルヒネの安全性に関する第Ⅰ相試験（JORTC PAL 05）

目的：間質性肺炎疾患の呼吸困難に対するモルヒネの安全性と推奨用量を評価することである。

主要アウトカム評価：呼吸抑制（治療前の呼吸数から30％以上の低下があり，かつ治療前の$PaCO_2$から10Torr以上の上昇があった場合），低血圧（治療前の収縮期血圧から20％以上の低下があり，ふらつきやめまいがありそれが血圧の低下によると判断した場合），CTCAE grade 3以上の有害事象。

副次的アウトカム評価：プロトコール治療前後の呼吸困難のNRSの変化，プロトコール治療前後の脈拍，プロトコール治療前後のPaO_2，プロトコール治療前後の$PaCO_2$，嘔吐回数，せん妄の有無，鎮静，プロトコール治療60分～24時間の有害事象

コメント：間質性肺炎に対するモルヒネ皮下注射の有効性を評価した試験はないため，この試験の結果が出てくると間質性肺炎に対するモルヒネの効果有害事象が明らかになる。癌患者における呼吸困難と比べて有害事象がどうなるのかが興味深い。

介入：的確基準；1人以上の放射線科医，2人以上の呼吸器内科医によって，臨床経過，胸部CT，肺機能検査などから間質性肺疾患と診断されている入院患者，改善可能な要因に対する治療を行っているにもかかわらず，安静時に呼吸困難を有する患者，主要臓器の機能が保たれている20歳以上で予後が1カ月以上と予想される患者，意識生命で認知障害がなくコミュニケーションが可能な患者。

利益相反なし。

●文献
1) 日本緩和医療学会緩和医療ガイドライン作成委員会，編. がん疼痛の薬物療法に関するガイドライン2014年版．東京：金原出版，2014：18.
2) van den Beuken-van Everdingen MH, de Rijke JM, Kessels AG, et al. Prevalence of patients with cancer：a systematic review of the past 40 years. Ann Oncol 2007；18：1437-49.
3) Reddy SK. Causes and mechanisms of pain in palliateive care patients. Textbook of palliative medicine. Bruera E, Higginson I, von Gunten CF, editors. London：Hodder Arnold, 2006：67-379.
4) Meyer RA, Ringkamp M, Campbell JN, et al. Perhipheral mechanisms of cutaneous nociception. Wall and Melzack's textbook of pain 5th ed. McMahon SB, Koltzenburg M, editors. Philadelphia：Elsevier, 2006：3-34.
5) 的場元弘, 冨安志郎. 見つけよう！がんの痛みと関連痛. 東京：春秋社, 2004：5-6.
6) Treede RD, Jensen TS, Campbell JN, et al. Neurepathic pain：redefinition and a grading system for clinical and research purpose. Neurology 2008；70：1630-5.
7) 丸山一男. 痛みの考えかた：しくみ・何を・どう効かす. 東京：南江堂, 2014：295-302.
8) Merskey H, Bogduk N, editors. Classification of chronic pain：description of chronic pain syndromes and definition of pain terms, 2nd ed. Seattle：IASP Press, 1994：212.
9) Garcia de Paredes ML, del Moral Gonzalez F, Martinez del Prado P, et al. First evidence of oncologic neuropathic pain prevalence after screening 8615 cancer patients. Result of the On study. Ann Oncol 2011；22：924-30.
10) 日本緩和医療学会緩和医療ガイドライン作成委員会，編. がん疼痛の薬物療法に関するガイドライン2014年版．東京：金原出版，2014：23.
11) Kosugi T, Hamada S, Takigawa C, et al. A randomized, double-blind, placebo-controlled study of fentanyl buccal tablets for breakthrough pain：efficacy and safety in Japanese cancer patients. J Pain Symptom Manage 2014；47：990-1000.
12) Takigawa C, Goto F, Tanda S, et al. Breakthrough pain

management using fentanyl buccal tablet (FBT) in combination with around-the-clock (ACT) opiods based on the efficacy and safety of FBT, and its relationship with ATC opioids from an open-label, multi-center study in Japanese cancer patients with detailed evaluation. JJCO 2015;45:67-74.
13) 丸山一男.痛みの考えかた:しくみ・何を・どう効かす.東京:南江堂,2014:157-70.
14) McNicol E, Strasseis S, Goudas L, et al. Nonsteroidal anti-inflammatory drug, alone or combined with opioids, for cancer pain:a systematic review. J Clin Oncol 2004;22:1975-92.
15) 丸山一男.痛みの考えかた:しくみ・何を・どう効かす.東京:南江堂,2014:170-71.
16) 日本緩和医療学会緩和医療ガイドライン作成委員会,編.がん疼痛の薬物療法に関するガイドライン2014年版.東京:金原出版,2014:76-7.
17) Lord JA, Waterfiled AA, Hughes J, et al. Endogenous opioid peptides:multiple agonists and receptors. Nature 1977;267:495-5.
18) Li CH, Chung D. Isolation and structure of an untriakontapeptide with opiate activity from camel pituitary gland. Proc Natl Acad Sci U S A 1976;73:1145-8.
19) Goldstein A, Fischli W, Lowney LI, et al. Porcine pituitary dynorphin:complete amino acid sequence of the biologically active heptadecapeptide. Proc Natl Acad Sci U S A 1981;78:7219-23.
20) 日本緩和医療学会緩和医療ガイドライン作成委員会,編.がん疼痛の薬物療法に関するガイドライン2014年版.東京:金原出版,2010:42-3.
21) 日本緩和医療学会,編.専門家を目指す人のための緩和医療学.東京:南江堂,2014:74-5.
22) 日本緩和医療学会緩和医療ガイドライン作成委員会,編.がん疼痛の薬物療法に関するガイドライン2014年版.東京:金原出版,2010:57-63.
23) 木澤義之,森田達也,新城拓也,ほか,編.3ステップ実践緩和ケア.東京:青梅社,2013:44-5.
24) Ford AC, Brenner DM, Schoenfeld PS. Efficacy of pharmacylogical for the treatment of opioid-induced constipation:systematic review and meta-analysis. Am J Gastroenterol 2013;108:1566-74.
25) 木澤義之,森田達也,新城拓也,ほか,編.3ステップ実践緩和ケア.東京:青梅社,2013:40-1.
26) 木澤義之,森田達也,新城拓也,ほか,編.3ステップ実践緩和ケア.東京:青梅社,2013:42-3.
27) 日本緩和医療学会緩和医療ガイドライン作成委員会,編.がん疼痛の薬物療法に関するガイドライン2014年版.東京:金原出版,2010:49-50.
28) Caraceni A, Hanks G, Kassa S, et al. Use of opioid analgesics in the treatment of cancer pain:evidence-based recommendations from the EPAC. Lancet Oncol 2012;13:e58-68.
29) 木澤義之,森田達也,新城拓也,ほか,編.3ステップ実践緩和ケア.東京:青梅社,2013:124-5.
30) Ben-Aharon I, Gafter-Gvili A, Paul M, et al. Interventions for alleviating cancer-related dyspnea:a systematic review. J Clin Oncol 2008;26:2396-404.
31) Garassino MC, Piva S, La Verde N, et al. Randomized phase Ⅱ trial (NCT00637975) evaluating activity and toxicity of two different escalating strategies for neuropathic pain in cancer patients. PLoS One 2013;8:e59981.
32) Dworkin RH, O'Connor AB, Backonja M, et al. Phamacologic management of neuropathic pain:evidence-based recommendations. Pain 2007;132:237-51.
33) Dworkin RH, O'Connor AB, Audette J, et al. Recommendation for the pharmacylogical management of neuropathic pain;an overview and literature update. Mayo Clin Proc 2010;85:S3-14.
34) Finnerup NB, Attal N, Haroutounian S, et al. Pharmacotherapy for neuropathic pain in adults;a systematic review and meta-analysis. Lancet Neurol 2015;14:162-73.
35) Caraceni A, Hanks G, Kaasa S, et al. Use of opioid analgesics in the treatment of cancer pain:evidence-based recommendations from EAPC. Lancet Oncol 2012;13:e56-68.
36) Ripamonti CI, Santini D, Maranzano E, et al. Management of cancer pain:ESMO clinical practice guildines. Ann Oncol 2012;23:vii139-54.
37) 新城拓也.患者から早く死なせてほしいと言われたらどうしますか？東京:金原出版,2015:63-75.
38) Sloan P, Basta M, Storey P, et al. Maxiletine as an adjuvant analgesic for the management of neuropathic pain. Anesth Analg 1999;89:760-1.
39) Sharma S, Rajagopal MR, Palat G, et al. A phase Ⅱ pilot study to evaluate use of intravenous lidocaine for opioid-refractory pain in cancer patients. J Pain Symptom Manage 2009;37:85-93.
40) Smith EM, Pang H, Cirrincione C, et al;Alliance for Clinical Trial in Oncology. Effect of duloxetine on pain, function, and quality of life among patients with chemotherapy-induced painful peripheral neuropathy. JAMA 2013;309:1359-67.
41) Weimer MB, Chou R. Research gaps on methadone harms and comparative harms:finding from a review of the evidence for an American Pain Society and College on Problems of Drug Dependence clinical practice guideline. J Pain 2014;15:366-76.
42) Mercadante S, Porzio G, Gebbia V. New opiods. J Clin Oncol 2014;32:1671-6.
43) Fallon M, Hoskin PJ, Colvin LA, et al. Randomized double-blind trial of pregabalin versus placebo in conjunction with palliative radiotherapy for cancer-induced bone pain. J Clin Oncol 2016;34:550-6.

索引

数字・英文

5HT₃受容体拮抗薬　119, 120, 122, 123, 124, 127

A〜G

Ad線維　144
amrubicin（AMR）　10
ASPIRATION　35
AVAiL　67, 69
BIM多型　40
*BRAF*遺伝子変異　57, 58, 60
CBDCA＋nab-PTX　5
CBDCA＋PEM　4
CBDCA＋PTX＋BEV　5
CBDCA＋S-1　5
CDDP＋PEM　4
cetuximab　74
clinical PD　36
clinically meaningful outcomes　3
CTLA-4　83
C線維　144
DELTA　35
DTX単剤　5
ECOG4599　66, 67
EGFR-TKI　26
*EGFR*遺伝子変異陰性　34
*EGFR*遺伝子変異　26
*EML4-ALK*融合遺伝子　45
extensive disease（ED）　10
FACS　1
FASTACT-㊁　39
FLEX　74, 75
FN発症リスク　131
FN発症率　130
G-CSF　130
G-CSF一次予防的投与　134
G-CSF治療的投与　137
G-CSF二次予防的投与　136
G-CSFバイオシミラー　138

I〜N

I-CAMP　28
immunerelated response criteria（irRC）　83
IMPRESS　36
IPASS　28
irinotecan（CPT-11）　11
JCOG1404/WJOG8214L　41
JO19907　66, 67
JO25567　42
LC-SCRUM　56, 61, 6, 63
limited disease（LD）　10
liquid biopsy　39
LUX-Lung3　31
LUX-Lung6　31
LUX-Lung7　31
LUX-Lung8　35
MASCC　133
MEK阻害薬　58, 59
nedaplatin＋DTX　5
NEJ002　29
NEJ005/TCOG0902　40
NEJ009　41
NEJ026　43
nivolumab　20
NK-1受容体拮抗薬　119, 120, 127
nogitecan（NGT）　10
nonsteroidal anti-inflammatory drugs（NSAIDs）　146
non-synonymous mutation　91
*NTRK*融合遺伝子　60

O〜W

OK-432　109, 110, 111
pembrolizumab　21
precision medicine　51, 63
programmed cell death-1 ligand-1（PD-L1）　81
prophylactic cranial irradiation（PCI）　15
PS不良例　34
quality of life（QOL）　31
RAF阻害薬　58, 59, 59
RANKL　98
rapid-onset opioid（ROO）　146
RAVEL　72
re-challenge療法　12
RECIST PD（PFS1）　36
refractory relapse　10, 12
*RET*融合遺伝子　52, 53, 54, 55
*ROS1*融合遺伝子　52, 55, 56
sensitive relapse　10, 12
short-acting opioid（SAO）　146
SN-38　14
SQUIRE　75, 77
Src阻害薬　104
*T790M*遺伝子変異　37
TAILOR　35
topotecan（TOP）　12
UGT1A1　14
WJOG5108L　33
WJTOG3405　29

和文

あ〜お

アセトアミノフェン　146
アファチニブ　31
アプレピタント　120, 122, 124, 125, 126
アムルビシン　10
アレクチニブ　47, 53, 54, 61
イピリムマブ　21
イリノテカン　10, 11
エクソン19欠失／L858R　33
エトポシド　10
エルロチニブ　31
塩化ラジウム223　102
嘔吐　116, 117, 118, 119, 121, 123, 124, 125, 126, 127
嘔吐中枢　117, 118, 119, 120
オキシコドン　151
オシメルチニブ　37
悪心　116, 120, 121, 124, 126, 127
オピオイドスイッチング　150
オピオイドと他剤との併用　150
オピオイドの投与経路　147
オピオイドの副作用対策　147
オランザピン　119, 120, 124, 125, 126, 127
オンダンセトロン　124

か〜こ

化学受容器引き金帯　118
顎骨壊死　99
カボザンチニブ　54, 56, 104
顆粒球コロニー刺激因子　130

間質性肺炎　93
癌性胸膜炎　109
肝代謝・胆汁排泄　18
急性嘔吐　118, 119, 120, 122, 123, 125
急性痛　145
共刺激シグナル　82
グラニセトロン　120, 124, 126, 127
クリゾチニブ　45, 55, 56, 57, 60, 62
クリニカルシーケンス　61, 63
軽度催吐性　120
血管新生阻害薬　42
ゲフィチニブ　31
限局型　10
抗CTLA-4抗体　21
抗EGFR抗体　74
抗VEGFR抗体　71
抗VEGF抗体　66
交感神経依存性疼痛　144
抗体薬　65
好中球減少症　130
高度催吐性　120, 124, 127
高齢者　33
呼吸抑制　149
骨関連事象　96
骨修飾薬　97
骨髄抑制　131
コデイン　151
コンパニオン診断薬　89

さ〜そ

最小催吐性　120
シスプラチン　112, 113
次世代シークエンサー　51, 62
小分子化合物　65
ショートハイドレーション　112, 113, 114
侵害受容性疼痛　144
神経障害性疼痛　144
腎障害　112, 113
進展型　10
腎排泄　18
深部痛　144
ストロンチウム89　101
スパイダープロット　84
生活の質　31
セツキシマブ　74
セリチニブ　47
セロトニン受容体　118, 119, 120
相対用量強度　135
ゾレドロン酸　97

た〜と

第三世代EGFR-TKI　37
第三世代抗癌薬　1
耐性機序　37
体性痛　144
タルク　109, 110, 111
遅発性嘔吐　120, 121, 122, 123, 125
治療強度　135
鎮痛補助薬　152
低カルシウム血症　100
デキサメタゾン　124, 125, 126, 127
デノスマブ　98
突出性嘔吐　119, 123
ドパミン受容体　118, 119, 123
トポイソメラーゼⅠ阻害薬　12
トポイソメラーゼⅡ阻害薬　12
トポテカン　12
ドライバー遺伝子　51, 52, 55, 57, 60, 61, 62, 63
ドライバー遺伝子異常　25
トラマドール　151

な〜の

内臓痛　144
ニボルマブ　20, 85
ニューロキニン-1受容体　118
ネシツムマブ　76
ネツピタント　127
ノギテカン　10

は〜ほ

バイオシミラー　138
バイオマーカー　88
発熱性好中球減少症　130
発熱性好中球減少症(FN)ガイドライン　133
パロノセトロン　120, 122, 124, 125, 126, 127
ハロペリドール　118, 123
バンデタニブ　52, 53, 59, 62
非侵害性受容性疼痛　144
ヒスタミン受容体　118, 119, 120
ヒストリカルコントロール　61
表在痛　144
フィルグラスチムバイオシミラー　138
プラチナ療法　39
ブリガチニブ　49
ペグフィルグラスチム　139
ベバシズマブ　42, 66
ベバシズマブ継続投与　70
ベンゾジアゼピン　120
便秘　148
ペンブロリズマブ　21, 85
放射性医薬品　101
放射線療法　137

ま〜も

マイナー*EGFR*遺伝子変異　34
マルチプレックス診断薬　62
慢性痛　145
ミオクローヌス　150
ムスカリン受容体　118, 119, 120
無熱性好中球減少症　137
メトクロプラミド　119, 123, 124
免疫関連有害事象　87
免疫チェックポイント阻害薬　20
モルヒネ　151

よ〜ろ

予期性嘔吐　123
予防的全脳照射　15
ラムシルマブ　43, 71
ロシレチニブ　37
ロラゼパム　120, 122, 123
ロラピタント　127
ロルラチニブ　49, 56

呼吸器疾患—最新の薬物療法—　1. 悪性腫瘍　　〈検印省略〉

2016年10月1日　第1版第1刷発行
定　価（本体5,500円＋税）

編　集　　江口研二，川名明彦
編集協力　　関　順彦，副島研造
発行者　　今井　良
発行所　　克誠堂出版株式会社
　　　　　〒113-0033　東京都文京区本郷3-23-5-202
　　　　　電話　03-3811-0995　　振替　00180-0-196804
　　　　　URL　http://www.kokuseido.co.jp/

印刷・製本：株式会社シナノパブリッシングプレス

ISBN 978-4-7719-0470-5 C3047　￥5,500E
Printed in Japan ©Kenji Eguchi, Akihiko Kawana, 2016

- 本書の複製権・翻訳権・上映権・譲渡権・公衆送信権（送信可能化権を含む）は克誠堂出版株式会社が保有します。
- 本書を無断で複製する行為（複写，スキャン，デジタルデータ化など）は，「私的使用のための複製」など著作権法上の限られた例外を除き禁じられています．大学，病院，診療所，企業などにおいて，業務上使用する目的（診療，研究活動を含む）で上記の行為を行うことは，その使用範囲が内部的であっても，私的使用には該当せず，違法です．また私的使用に該当する場合であっても，代行業者等の第三者に依頼して上記の行為を行うことは違法となります．
- JCOPY 〈（社）出版者著作権管理機構　委託出版物〉
本書の無断複写は著作権法上での例外を除き禁じられています．複写される場合は，そのつど事前に（社）出版者著作権管理機構（電話 03-3513-6969, Fax 03-3513-6979, e-mail：info@jcopy.or.jp）の許諾を得てください．